U0240924

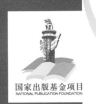

国家出版基金项目
NATIONAL PUBLICATION FOUNDATION

1949—1979年
中国地方中草药
发展史研究

"十三五"国家重点出版物出版规划项目

国家出版基金资助项目

新中国
地方中草药
文献研究
（1949—1979年）

张瑞贤　张　卫

刘更生　蒋力生

主编

北京科学技术出版社

图书在版编目（CIP）数据

新中国地方中草药文献研究：1949—1979年.1949

—1979年中国地方中草药发展史研究 / 张瑞贤等主编

.—北京：北京科学技术出版社，2020.9

　ISBN 978-7-5714-0856-5

　Ⅰ.①新… Ⅱ.①张… Ⅲ.①中草药—地方文献—研

究—中国—现代 Ⅳ.①R28

　中国版本图书馆CIP数据核字(2020)第048905号

策划编辑：侍　伟　尤竞爽
责任编辑：侍　伟　尤竞爽　李兆弟　白世敬　吴　丹　陈媞颖　杨朝晖
责任校对：贾　荣
封面设计：蒋宏工作室
责任印制：张　良
出 版 人：曾庆宇
出版发行：北京科学技术出版社
社　　址：北京西直门南大街16号
邮政编码：100035
电　　话：0086-10-66135495（总编室）　0086-10-66113227（发行部）
网　　址：www.bkydw.cn
印　　刷：北京捷迅佳彩印刷有限公司
开　　本：787mm×1092mm　1/16
字　　数：312千字
印　　张：19.75
版　　次：2020年9月第1版
印　　次：2020年9月第1次印刷
ISBN 978-7-5714-0856-5

定　　价：198.00元

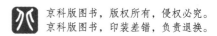

参加编写人员名单

主　编

张瑞贤　张　卫　刘更生　蒋力生

副主编（按姓氏笔画排序）

王玉兴　王家葵　邓家刚　华碧春　李　剑　郑怀林　胡晓峰　袁秀荣
曹东义　常章富　梁　飞　虞　舜　蔡永敏　廖　果

编　委（按姓氏笔画排序）

于莉英　王　丽　王力男　王玉兴　王丽丽　王河宝　王家葵　王嘉伦
仇　伟　邓家刚　叶明花　叶春林　白　洁　朱世哲　朱胜君　任娟莉
华碧春　刘冬梅　刘更生　刘桂缺　孙大鹏　杜省乾　李　剑　李　健
李　颖　李珍娟　杨　坤　杨克卫　杨丽娟　杨锦惠　邱　浩　佟晓杰
张　卫　张　蕾　张汉宜　张瑞贤　张毅之　陈　鹏　陈焕娜　陈冀慧
卓　实　郑　琪　郑怀林　郝强收　胡晓峰　胡颖翀　段荣蓉　袁秀荣
贾润霞　郭双庚　郭秀珍　黄　颖　黄永秋　曹东义　曹春雨　曹晓芸
常章富　崔利锐　章德林　梁　飞　彭　赞　彭青鹤　蒋　森　蒋力生
蒋维昱　虞　舜　鲍　燕　鲍晓东　蔡永敏　廖　果　潘成学

编辑委员会人员名单

主任委员

章 健

委 员（按姓氏笔画排序）

尤竞爽 白世敬 吕 艳 严 丹 李兆弟 杨朝晖 吴 丹 张 洁
陈媞颖 侍 伟 董桂红

序 一

中药资源是指在一定空间范围内可供作为中药、民族药及民间草药使用的植物、动物及矿物资源，是中医药事业发展的物质基础。几千年来，伴随着以中医理论为指导的医疗实践活动，更多的中药资源被人类所认知，中药资源经历反复的临床验证、补充或淘汰，得到不断的积累与丰富。

我国医生自古就有总结、著录中药资源的传统。东汉时期编著的我国现存最早的本草专著《神农本草经》中收录了 365 种药物（包括植物、动物、矿物药），在一定程度上总结了当时全国的中药资源状况。唐代《新修本草》是第一部由中央政府组织、地方参与编写的"中国药典"，也是一次对当时全国中草药资源状况的调查与总结，书中收载了 850 种药物，并配有药图。其后自宋代一直延续至民国时期成书的，或由中央政府组织编写的《开宝本草》《嘉祐本草》《本草图经》《本草品汇精要》等，或由民间医生独立撰写完成的《本草纲目》《植物名实图考》等，都是在对当时全国的中药资源进行全面调查研究的基础上完成的，都在祖国医学发展史上有着举足轻重的地位。

中华人民共和国成立后，我国仍然十分重视对中药资源的调查和汇总。1949 年至今，国家先后组织开展了 4 次全国范围的中药资源普查工作，目前正在进行的由国家中医药管理局牵头的第四次全国中药资源普查工作，采用数据库技术、空间信息技术等现代技术方法，汇总了全国 1.4 万多种野生药用资源、736 种栽培药材，发现了 63 个新物种。虽然最新一次的资源普查能够更加全面地记录我国中药资源现状，但作为前期的工作基础，中华人民共和国成立以来的诸次中药资源普查工作也具有重要的历史意义及参考价值，尤其是 1966 年开展的迅速遍及全国各省、自治区、直辖市的中草药运动。在此次中草药运动中，涌现出大量"中草药手册"，这些书籍具有范围广、地域性强、原创性高、真实可靠等特点，在当地中草药资源应用研究、中医临床实践等方面均有宝贵的参考价值和借鉴意义。然而，这些书籍，或由于当时出版业缺乏管理，出版不规范，印刷质量欠佳，未受到足够的重视；或由于并未进入图书馆馆藏系统，相当一批文献资料散落于民间；或由于图书馆管理不当，有些已经成为孤本，甚至散佚，造成了无法弥补的损失。

为了挽救这些蕴含我国各地方中草药资源第一手资料、具有浓郁的地方中药和民族

1949

新 中 国
地 方 中 草 药
文 献 研 究
(1949—1979年)

1979

药物特色的中医药书籍，填补这段历史时期中草药文献研究与历史研究的空白，以中国中医科学院专家为首的全国专家团队，共同编写了《新中国地方中草药文献研究（1949—1979年）》丛书。专家们历时10年，通过寻访全国各大图书馆、旧书市场、私人藏书家等途径，搜集到这一时期中草药书籍共1920余种（包括献方书籍），并从中精选出资料严谨翔实、记述科学准确、原创成果突出、实用价值较高、文献意义重要的492种进行影印出版，且还撰写了一部《1949—1979年中国地方中草药发展史研究》，与之互为辅翼。作为能够反映中华人民共和国成立后前30年中医药重大成就的代表性著作，本丛书具有高度权威性、专业性、代表性，具有重大的文献价值与学术价值。

当前，中医药振兴发展迎来了天时、地利、人和的大好时机，我们要传承精华、守正创新，把中医药继承好、发展好、利用好，要让记载在古籍中的中医药健康养生智慧、健康理念和知识方法生动起来，让书中的内容"活起来"，从而为中医药学术传承服务，为全国中药资源普查服务，为中医药整体发展服务，为增进人民群众健康福祉服务。

中国工程院院士
中国中医科学院院长

序 二

文以载道，文献是记载和传承学术的重要载体。《新中国地方中草药文献研究（1949—1979年）》丛书具有重要的文献价值。中华人民共和国成立以来，广大医务工作者深入全国各地区，通过调查研究和临床实践，编写了众多中医药类书籍。这些书籍承载了古今人民群众的智慧和运用中草药治病的经验教训，是对中医药学知识的探索与实践，具有鉴古通今、触类旁通的价值。学习中医的重要方法是边学习、边临证。我在临床工作时也会参考这些书籍，其中很多内容都有重要的临床价值。比如，我在临床上治疗肝病喜欢用鸡骨草，这味药在当时的书籍中就有记载，是民间治疗肝病的常用草药。它在临床上，可以抗肝炎病毒，提高机体免疫力，在治疗肝炎、肝硬化方面具有较好的效果。当时中国中医科学院中国医史文献研究所设有单验方研究室，我兼任室主任，从事民间单验方的研究工作。在20世纪60年代，中国中医科学院曾向全国征集涉及多种中草药的单方、秘方、验方，在数以万计的方剂、药物中，院领导让王雪苔、费开扬和我主编2种全国性的单方、秘方、验方选集。我们所编之书于1970年由人民卫生出版社刊行于世，其中的《常见病验方选编》印数竟达50万册之多。

近些时，我看到《新中国地方中草药文献研究（1949—1979年）》丛书初稿时，深感该书作者在整编过程中，突出了这段历史时期中草药的普选和精选，力求著成全方位、历史性的方药专编。本套丛书收录了大量临床实用的简、便、验、廉、效的宝贵医方，这是在普查全国药用植物、动物、矿物资源的基础上完成的。本套丛书的编成，对保护和研究中药资源，具有十分重要的作用。这种抢救性、有明确思路和方法的中草药著作收集与整理，是方药传承、弘扬的基础，其实际贡献不可估量。

以史为鉴，能知古今。我国现存历史上第一部经典药物专著——《神农本草经》即将药物分为上、中、下三品。其在临床应用方面，讲究药物配伍中的"七情"，冀以增效、减免毒副作用。故《证类本草》云："药有阴阳配合……有单行者，有相须者，有相使者，有相畏者，有相恶者，有相反者，有相杀者……不尔，勿合用也。"这是我们医生在诊疗中选方用药时必当遵循与重视的原则。之后历代名医名著又陆续增加药物品种，不断深化药物配伍研究，使各类中药研究进入了一个崭新的历史阶段。

1949

新 中 国
地 方 中 草 药
文 献 研 究
(1949—1979年)

1979

傅斯年说："近代史学只是史料学。"该课题组的主要专家们有相当可信的史学功底，他们对于这段时期的史料进行了全面详尽的搜集，不但重视对文字史料的搜集，而且重视采用口述史采集的方法获得鲜活的一手资料。课题组在全面搜集史料、研究史料的基础上，保持严谨、冷静的态度，较为客观地编撰了《1949—1979年中国地方中草药发展史研究》，"成就写够，错误写透，评价公正"，使更多的人能了解这一时期科研工作者与群众的智慧、成果，真正做到以史为鉴。是为序。

首届全国名中医
中国中医科学院荣誉首席研究员 余瀛鳌

前　言

中华人民共和国成立之后的前 30 年间，中医药的发展历程中出现了两次具有鲜明特色的运动，即 1949—1965 年的"献方""采风"运动和 1965—1978 年的"一根针、一把草"中草药运动。这两次在全国范围内开展的中医药运动极大地推动了我国中医药事业的迅速发展。

早在延安时期，陕甘宁边区政府副主席李鼎铭就号召中医工作者公开各自的秘方。1955 年 3 月，全国卫生科学研究委员会第一届第四次会议提出"整理和发扬祖国医学遗产"，强调加强对中医中药知识和中医临床经验进行整理和研究、搜集和整理中医中药书籍（包括民间验方、单方），拉开了 20 世纪 50—60 年代全国范围的中草药"献方"运动的序幕。1955—1958 年，在召开全国中医中药工作会议之前，全国已有江苏、福建、山西、河北、辽宁、黑龙江、云南、四川、河南、广东、广西、山东、陕西、吉林、安徽、贵州、青海等 19 个省及自治区开展了中医药验方的搜集整理工作，并编写了各省、自治区验方集。1958 年 11 月，全国中医中药工作会议在河北省保定市召开。会后，人民卫生出版社出版了有 9 个分册的《全国医药卫生技术革命展览会资料选编》，河北人民出版社出版了有 15 个分册的《十万金方》，其内容涵盖临床各科。其中，以中医外科（包括皮肤科）用方数量最多、疗效最好；其他如寄生虫病、虫兽咬伤、跌打损伤、骨折、癫痫和急性传染病等病证的用方也较为丰富，且效果明显。在当时艰苦的医疗条件之下，"献方"运动在一定程度上解决了基层缺医少药的问题。这一时期，广大民间中医表现出极高的觉悟和奉献精神，他们无私献出的不仅仅是几个方子、几点经验，而是从来秘不示人的家传之宝、家族世代维持生计的依靠、救死扶伤的灵丹妙药。全国中医中药工作会议之后，轰轰烈烈的"献方"运动在全国范围内开展起来。献方书籍大量涌现，且从 1958 年前的由省级单位组织编写，发展到 1958 年后的由市级、县级甚至卫生队组织编写。据统计，当时全国范围内编写的献方书籍有 830 余种，这充分体现了"献方"运动范围之广、影响之深。

随着"献方"运动的广泛开展，人们开始关注组成献方方剂的药物品种和资源，并因此触发了对药用植物、药用动物以及中草药资源的考察和研究，这成为中草药运动的

1949

新 中 国
地 方 中 草 药
文 献 研 究
(1949—1979年)

1979

源头。1965年6月26日，毛泽东同志发出了著名的"六·二六指示"——"把医疗卫生工作的重点放到农村去！"这一指示拉开了"中草药群众运动"的序幕。20世纪60—70年代，许多中药工作者（包括临床医生），特别是生药专业的科研工作者，深入各地考察药材资源。有些地区的卫生部门也组织开展了当地的中草药资源普查。此外，科研工作者对一些民间流传的有丰富使用经验的药物品种进行了深入研究，筛选出一批疗效确切、安全可靠的草药，丰富了中药品种。在调查研究和临床实践后，他们编写了大量具有地方特色的中草药类书籍。据不完全统计，此类中草药著作数量约有1080种。这些书籍的内容，有的偏重于地方性中草药资源普查，有的偏重于中药炮制，有的偏重于中药栽培、鉴定，有的偏重于中药制剂，有的偏重于资料汇编，有的偏重于中药的临床应用，还有的偏重于民间的土单验方，不一而足。此期间出现的集大成著作，就是科研工作者主持编写的《全国中草药汇编》和《中药大辞典》。1977年版《中华人民共和国药典》增加的大量草药新品种，都是这个时期中草药资源调查、民间草药经验收集研究的成果。

这一时期编写的中医药书籍，无论是献方书籍还是地方性中草药书籍，都具有宝贵的"原创性"，承载了当时人民群众的智慧和经验教训，是对中药学知识的探索与实践，具有范围广、地域性强、真实可靠、简便廉验等特点，对研究总结中草药应用的宝贵经验，进而促进中草药的普及、推广、发展，起到了巨大作用。

然而，当时书籍的出版印刷很不规范，这些中医药书籍既有由出版社正式出版的，又有没有正式出版，而由单位、团体自行印刷的。这些书大量流散，寻觅不易。有的存在于旧书摊或古董市场中，在全国图书馆中没有编目；有的因为是手抄本或油印本，印刷数量少；有的因所用的纸张简陋，书页脱落或文字不清晰，而被图书馆淘汰。由于未得到足够的重视，这些书籍大多处于濒临绝迹的困境。本课题针对这一时期所编写的中草药验方、地方性中草药书籍，首次进行抢救性文献搜集整理，在全国范围内展开广泛的搜集与征集工作。课题组人员经过近10年的不懈努力，通过深入主要省、市、自治区的80余家图书馆和各地旧书市场，实地调研，拜访私人藏书家，共搜集到这一时期的中草药书籍1920余种，此次出版精选了其中492种。在此基础上，课题组人员进行书籍目录和提要的编写工作，并对全部书籍进行扫描影印，以便于完好地保留这批具有重要学术价值和文献价值的珍贵资料。

这一时期的合作医疗制度、农村三级医疗保健网和"赤脚医生"一度被认为是中国农村医疗服务的"三大法宝"，曾经惠及多数农村居民，被世界卫生组织和世界银行给予高度评价，被誉为"以最小投入获得了最大健康收益"的"中国模式"。本课题组试图通过不同来源史料的对比和研究，尽可能还原这段时期的历史事实。多年来，课题组对当时的一手材料——"两报一刊"（《人民日报》《解放军报》、《红旗》杂志），以及正式出版发表的相关著作、文章（如《人民画报》《中华人民共和国医药大事记》《中医年鉴》《中药年鉴》，中国知网收录的论文等）等进行了全面的搜集与整理。此外，课题组采用口述史的方法，对90余名医疗工作者和科研工作者进行了采访，并汇总成口述史采访资料，形成35万余字的基础书稿。课题组在综合研究分析上述资料的基础上撰写了《1949—1979年中国地方中草药发展史研究》，从史学角度分析其中的经验与教训，以为今日中医药学发展乃至当今的医疗改革提供借鉴和参考。

我们虽然能力有限，同时在科研工作中也面临着经费掣肘、当事人年迈甚至已经作古的难题，但仍不懈努力，希望通过自己的绵薄之力，使这一时期中医药科研工作者与群众的智慧、成果、缺憾、不足能够被更多的人所了解，一方面能启迪后人，真正做到以史为鉴；另一方面，更希望其学术价值和文化价值能薪火相传、惠及后世。

另外，由于时代久远，本套书中提到的部分人名已无法确认，故本书采用音译的方式进行体现。

编者

2019年5月

目 录

·上 篇·
"中草药群众运动"

1949

新 中 国
地 方 中 草 药
文 献 研 究
(1949—1979年)

1979

1949

新 中 国
地方中草药
文 献 研 究
(1949—1979年)

1979

·下 篇·
口述纪实

·上 篇·

"中草药群众运动"

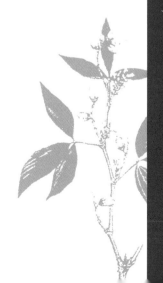

1949

新 中 国
地 方 中 草 药
文 献 研 究
(1949—1979年)

1979

第一章　引语

　　运动，一般是指政治、文化、生产等方面有组织、有目的、声势较大的群众性活动。

　　"中草药群众运动"，以"三土""四自"等中草药医疗活动为特点，以"赤脚医生"和"合作医疗"两个新生事物为依托，以"备战、备荒、为人民"为战略方针，是一场先由下而上、后由上而下的全国性的医疗卫生运动。不计其数的医疗卫生工作者、各级政府和绝大多数农民群众为这场运动倾注了大量的心血，其参与人员之多、涉及范围之广、持续时间之长、影响程度之深，令所有经历过、了解过这段历史的人们都深为感叹。

一、"中草药群众运动"与党的卫生工作方针一脉相承

　　卫生工作与群众运动相结合，是中国共产党通过多年的实践总结出的宝贵经验。

　　卫生工作与群众运动相结合的历史，可追溯至井冈山革命根据地时期。1933年，毛泽东同志《长岗乡调查》一文就指出："发动广大群众的卫生运动，减少疾病以至消灭疾病，是每个乡苏维

埃的责任。"

1949 年中华人民共和国成立之时，百废待兴，医药卫生的落后更是不堪回首。协和一类的大型医院实属凤毛麟角，全国绝大多数地区缺医少药，卫生条件十分恶劣。医药卫生工作急需统筹安排，统一思想。1950 年 8 月 7 日，中央卫生部和军委卫生部在北京联合召开第一届全国卫生会议，通过了"关于健全和发展全国卫生基层组织的决定"，确定了"面向工农兵、预防为主、团结中西医"的三大原则（方针），毛泽东同志为大会题词："团结新老中西各部分医药卫生工作人员，组成巩固的统一战线，为开展伟大的人民卫生工作而奋斗。"中央人民政府政务院第 49 次会议批准了这次卫生会议的报告。

1952 年 12 月，第二届全国卫生会议召开，总结了爱国卫生运动的经验；指出爱国卫生运动不仅粉碎了美国的细菌战，而且贯彻了以预防为主的方针，是防止危害人民最大的疾病、除四害、讲卫生的一个好形式。会议期间，周恩来同志指出，要使爱国卫生运动坚持下去、达到普遍深入和经常化，必须与群众运动相结合；卫生工作原有的三大方针应增加"卫生工作与群众运动相结合"一项。大会接受了此项建议，卫生工作的四大方针从而确立下来。自此，"卫生工作与群众运动相结合"的口号正式提出，并在日后成为我国卫生工作的一条根本方针。

1953 年 1 月 4 日，《人民日报》发表社论《卫生工作必须与群众运动相结合》，写道："第一届全国卫生会议曾经提出了'面向工农兵''预防为主'和'团结中西医'三项卫生工作原则。三年来我国卫生工作的成绩证明这三项原则是正确的。然而，这三项原则虽然已经指出了卫生工作者所应取的立场，卫生工作所应有的重点和卫生部门所应团结的力量；但是还没有说明全面地推行卫生工作所应采取的方法。爱国卫生运动的经验告诉我们：卫生工作与群众运动相结合才是推行卫生工作的最有效的方法，才是贯彻'面向工农兵''预防为主'和'团结中西医'等项原则（方针）的唯一正确路线。第二届全国卫生会议根据周总理的指示，决定在三项卫生工作原则之外，增加'卫生工作与群众运动相结合'这一原则，是这次会议的一个最重要的收获……开展群众性的卫生运动绝不是一个临时的措施。我们不仅有继续粉碎敌人细菌战的任务，而且有继续加速我国人民卫生事业发展的任务……我们必须根据中央人民政府政务院的

1949

新中国
地方中草药
文献研究
(1949—1979年)

1979

指示，毫不松懈地继续努力，坚决在一九五三年更普遍更深入地开展这一运动，争取新的更大的胜利。"

二、20世纪50年代的献方群众运动

（一）全国中医中药工作会议的政策指引

中华人民共和国成立初期，卫生部个别领导对中医工作缺乏正确认识，给中医的发展带来了一定的不良影响，毛泽东同志及时纠正了这一错误。1958年11月17日，全国中医中药工作会议在河北省保定市召开，主要目的是进一步端正思想，更好地贯彻中医政策。出席这次会议的有来自各省、市、自治区卫生厅（局），各药材公司，药政局（处），各高等医药院校和研究单位以及各大医院的负责人共300余人。

被誉为"贯彻中医政策的一面红旗"的河北省为了配合这次会议的召开，在当时的省会保定市同期举办了"河北省中医中药展览会"，向全国中医中药工作会议汇报本省贯彻党的中医政策的情况。本次展览会共分"红旗""采风""回春""卫星""神农"5个馆，有展牌1491块，展出实物1388件、验方16万余张。"红旗馆"宣传党的领导，倡导政治挂帅，论述了贯彻中医政策的工作方法，介绍了"十大运动"等中医界社会活动的大好形势；"采风馆"分为民间验方秘方的收集、单方土法治大病和采风汇集等内容，全面体现了"三献运动"（献技术、献经验、献一技之长）的轰轰烈烈；"回春馆"展示了多种治疗方法的临床效果，百家争鸣、各有所长，彰显了祖国医学的博大精深；"卫星馆"提倡深入研究中医学术，大力破除迷信，号召继续攻坚以解决各种疑难病证；"神农馆"介绍了南药北植、野药家种家养、制剂改革等中药相关内容，并对河北省中药资源做了细致深入而广泛的描述。

河北省贯彻党的中医政策，开展了"十大运动"，分别是：①发动全省卫生人员学习中医政策运动；②贯彻党的团结中西医政策，开展中西医团结运动；③普遍开展西医学习中医运动；④发动群众大搞中医研究运动；⑤发扬祖国医学遗产，开展普及针灸运动；⑥依靠群众，大办中医教育运动；⑦大办中医业余学校，开展中医温课运动；⑧贯彻党的中医政策，普遍开展访贤求贤运动；⑨开展全民采风运动；⑩开展群众性药材生产、收购运动。访贤求贤运动是"十大运动"的核心内容之一。从1956年3月开始，省委抽调33名干部，组成3个中医拜访团，跋涉2500余千米，深入3个市，116个县，拜访中医784人。继省中医拜访团后，各专、市、县，也相继组成了中医拜访团，由县长亲自率领，分别深入本地区各乡镇对当地中医进行访问。在贯彻落实党的中医政策之后，涌现出许多感人的事迹。如石家庄专区老中医刘玉冲，原是栾城县的一位名医，从前不开会、不出诊，每天只治5个人，多者不治；栾城县牛县长亲自登门拜访，向刘老先生讲解党的中医政策，令刘老先生大为感动；从此，这位年已72岁的中医，有求必应，积极服务群众，废寝忘食，不辞辛苦，还将自己40余年的经验，无私地贡献出来，介绍给大家。又如阳原县的一名老中医，祖上流传下一件"紫霞杯"，由珍珠、琥珀等十数种名贵的中药制成，可以贮酒，能祛病，已珍藏三世，向来秘不示人；在全省拜访中医的运动中，老先生深受感动，遂将此杯献给了党和人民。类似的事例数不胜数，在新社会、新气象的感染下，许多中医界人士都积极地贡献出自己的珍藏。

"采风馆"中展示的民间单方、秘方和验方十数万张，可谓百家齐放、蔚为大观，生动翔实地展示了河北省采风运动的成果。自1958年10月"人人献计""个个献宝"的采风运动开展以来，地委书记亲自挂帅，全民动员、全民动手，逐级布置、层层发动，人人献技术、个个献经验，大家争献一技之长，迅速掀起了采风高潮。这十数万张单方、验方和秘方，都是我国劳动人民在同疾病的长期斗争中积累下来的宝贵经验。如阜平县城关乡医院王凤明的中药验方，治疗流行性感冒500例，治愈率达100%；献县中医肖福昌用龙虎三胆散治疗食管癌30余人，均使之痊愈；河间县卫生局赵光杰，用中药八宝丹治疗顽固性骨结核27例，均有效；承德专区中医张乐平治疗肺结核咯血200余例，均有效；宁

1949

新 中 国
地 方 中 草 药
文 献 研 究
(1949—1979年)

1979

津县中医张振元用挑割背部瘀血点的土方法，治疗瘰疬（淋巴结结核）22例，治愈率达100%，其具体操作是在病人脊椎骨旁开约2寸、上至肩胛骨下至腰椎尽处的背部皮肤处，由下而上用手指轻擦皮肤，待出现明显的小红血点后，在皮肤上消毒，并用消过毒的针具挑破红点使血液和淋巴液流出，7～10天后如前法另找红点再挑，如此直至瘰疬痊愈；石家庄中医学校附属医院胡东樵以百合冬虫草汤治疗肺结核40余例，效果良好，其中5例肺空洞已获痊愈；用中药舒肝化瘀汤治急慢性肝炎，也取得了一定成果。类似的报道层出不穷、令人振奋。"卫星馆"与"回春馆"也展示了中医的突出疗效，如石家庄中医郭可明治疗流行性乙型脑炎，疗效显著；承德名医盛子章的清血搜毒丸、三仙丹，治疗梅毒有奇效，轰动全国，为消灭梅毒做出了巨大贡献。[1]

从现代医学研究的角度看来，当时报道的临床疗效缺乏标准，数据可信度值得商榷；治疗方法过于简陋，科学性、技术性不强。但不能否认，当时的中医运动，有力地将人民群众发动起来，尤其是调动了广大民间中医的热情；在当时艰苦的医疗条件之下，通过献方的形式，在相当程度上解决了基层缺医少药的问题。这一时期，广大民间中医表现出极高的觉悟和奉献精神，他们无私献出的不仅仅是几个方子、几点经验，更是从来秘不示人的家传之宝、家族世代维持生计的依靠、救死扶伤的灵丹妙药。

在这次全国中医中药工作会议上，卫生部就今后中医中药工作的安排提出了七点意见：①开展西医学习中医的群众运动；②大力培养中医新生力量，一方面广泛发动中医带徒弟，另一方面努力办好中医学院和中医学校；③开展群众性采集秘方、验方的运动；④大力改革医院工作；⑤加强中医药研究工作；⑥大力发展中药生产，加强中药经营管理工作；⑦对民族医也应予尊重

---

[1] 发掘祖国医学伟大宝库——河北省中医中药展览会简介[J]. 中国防痨杂志，1958(6)：6-7.

和重视，做认真的挖掘和发扬工作。其中明确提出了开展群众性采集秘方、验方的运动。有了政策上的支持，以及河北省的示范作用，全国性的采风献宝群众运动迅速展开并掀起了高潮。

1959年，《人民日报》发表社论《采集民间验方，发掘中医宝藏》。文章指出："民间的单方、秘方、验方和医疗技术之所以有价值，就是在于它们都是几千年来广大人民与疾病做斗争的经验积累"，这些珍宝"大部分还流传在民间，必须很好地把它挖掘出来加以研究整理"；"从医学研究工作来说，很多中医民间药方蕴藏有很多尚未被发现的理论和规律，具有很大的科学价值，为祖国医学科学研究工作提出了探索的方向，并提供了丰富的资料。大量地掌握这些资料和历代医学家的经典著作，就有条件创造出我国的新医学"；"凡是献出秘方和医疗特技的人，根据他们对社会主义建设事业的贡献，应该得到各地人民政府在政治上物质上的适当鼓励"；"为保证这一工作逐步深入地展开，在全面挖掘、全面接收的前提下，及时处理已搜集的药方，是一项很重要的工作。必须组织人力把这些民间药方分门别类地加以整理，并进行研究和鉴定。因为这些药方都是专治一病的，而人们起病的原因不同，轻重不同，病人的各种具体情况不同，因此用药和用药的分量也不同。有的药方经几代秘传，可能失实或错漏，或者（有）以讹传讹的地方。有的药方治烈性疾病，毒性很大，错服了就会伤人性命。还有某些药方，本身还有不尽合理、不尽科学之处；有的药方并无实际疗效，甚至有的还夹杂了某些有害的迷信成分。如果不经过研究整理和实际验证，就大力推广，是不妥当的。我们必须一边把试用有效的药方先行推广，同时对另一些药方，进行去粗取精和去伪存真的研究工作，才是负责到底认真推广的态度。这一工作做得及时，做得好，可以巩固和提高群众情绪，也可以立竿见影地发挥这些药方支援建设的作用，河北省进行'边搜集，边整理，边研究，边推广'的方法是很好的，他们还把一些有效的药方分类整理刊印成册，让广大群众在推广中去加以验证，也是很必要的"。[1]

在鼓励搜集单方、秘方、验方的同时，有关部门已经认识到对单方、秘方、验方进行进一步研究的迫切性。《健康报》1959年3月18日发表社论《认真整

---

[1] 采集民间验方，发掘中医宝藏 [J]. 中药通报，1959，3（2）：37-38.

1949

新　中　国
地 方 中 草 药
文　献　研　究
(1949—1979年)

1979

理研究，慎重推广使用》，指出："各地在开展采风运动中，对收集到的验方、秘方，首先须有计划、有组织地聘请有一定临床经验和理论知识的老中医加以初步的整理、鉴定，弄清这些药方的药性、作用、适应证、禁忌证等使用原则，在中西结合下重点进行临床试用，经临床证实对某些病证确有疗效并无危害，总结出临床运用的经验后，才应推广应用。因而各地在继续广泛开展采风运动的同时，应该迅速地把验方及秘方的整理、鉴定、试用和推广工作抓起来，以使采集到的验方、秘方更好地发挥应有的作用。"

1959 年 6 月，卫生部又专门发出《关于整理研究推广秘方验方的通知》[（59）卫中医字第 65 号]，指出："自去年（1958 年）全国中医中药工作会议以后，全国各地广泛开展了收集秘方验方的采风运动，已取得很大的成绩，目前对秘方验方及时地进行整理研究，使确有实际医疗效果的秘方验方在消灭疾病保卫人民健康上发挥更大的作用，是我们卫生部门一项很重要的工作。希望各地对尚蕴藏在民间有卓越疗效的秘方验方仍继续积极发掘，但不要追求数字；特别对现在已经收集到手的秘方验方，必须组织中医药研究机构切实进行整理。现在全国已收集的'秘方验方'多至千万计，其中重复以及不尽合理的不少。因此，必须去粗取精、去伪存真，有选择有重点地进行整理，采取走群众路线的工作方法，深入访问献方的来源和治验病例，对药物的名称、品种、配制方法、服用剂量，以及禁忌、反应等，都要摸清情况，必要时进行重点的临床观察，肯定疗效，明确其适应证的范围和研究其治疗的规律，以认真负责的态度推广应用，对具有特殊医疗价值的秘方验方应注意保密，对一般经过审查鉴定认为有效无害的秘方验方亦应分门别类地整理成册，以便在群众的医疗实践中使用推广。"[1]

---

[1] 卫生部. 关于整理研究推广秘方验方的通知 [G]. 中医工作文件汇编（1949–1983 年），1985：162.

（二）各地献方运动掀起高潮

自全国中医中药工作会议之后，全国范围内开展了轰轰烈烈的献方运动。

如1958年，《江西医药》《江西中医药》都报道江西省中医积极献方献宝的事迹。《全省献方运动形成高潮》一文指出："全省中医师献方献宝运动，正形成一个波澜壮阔的高潮。每县献方数目都是成千上万首。例如，于都县在四天内共献出秘方一千八百多个，验方五千一百多个和草药标本四百六十多件。南昌铁路管理局在'苦战二十天，一万二千方'口号下，共搜集秘方、验方、土方二万六千八百七十七个。还有许多中医把验方、著作等献给省中医药研究所。例如，赣县中医朱启海将自己常用秘方验方抄录成册，吉安刘露颁老中医将麻疹的著作，新建老中医熊惠生将经验著作都送交省中医药研究所等，这些事例说明了我省中医社会主义觉悟空前提高，把技术交给党和人民已经成为我们最大的光荣和愉快了。"[1]

福建省以河北省为榜样，开展了更大规模的采集"百万锦方"运动，"河北有'十万锦方'，我们不能落后"。《福建中医药》载文记录了当时的情景。

"全省（福建省）、医药卫生界'采风'、献方运动获重大成果，到（1958年）11月底不完全统计，各地共收集到中医单方、验方、秘方70多万件，古本、手抄本医书600余册。其中有许多祖传几代、有很高疗效的秘方。""今年（1958年）10月初，省卫生厅、省中医学院等单位即组成拜访团，150多人分头下乡上山访老问贤，采风掘宝，并随带针灸器材和中药，为群众治病、传授技术。拜访团到各地后，在当地党委和卫生行政部门指导下，广泛向群众宣传发掘祖国医学宝库、促进中西医合流重要意义，发动人人献计，个个献方。厦门市医务工作者立即行动，在一个多月中共献出单方、验方、秘方34万多件。厦门中医院68岁的林孝德，以平生经验、心得，献方3000多件；厦门制药厂郭金全，把祖先开药店传了300多年的一本手抄秘方验方献了出来，其中有在南洋各地闻名的珠珀散等良方制法；福鼎玉塘乡79岁老大娘张红妹，行医20多年，有专

[1] 全省献方运动形成高潮 [J]. 江西中医药，1958（12）：16.

1949

新 中 国
地 方 中 草 药
文 献 研 究
(1949—1979年)

1979

门处理产妇胎盘不下的良方，她曾治疗2000多病例，有效率在95%以上。1955年当地卫生部门曾登门拜访，她不肯传授，今年年初也访问过，都不肯。这次又三度上门求教，并用轿子接到县城，老大娘深受感动，终于献出良方。她说，现在老了有养，又不愁后事，应该拿出来为人民服务。其他如崇安农民吴启发献出的祖传五代的喉科秘方，古田魏爱兰献出的正骨脱臼秘方以及长乐献出的胃癌验方，经有关部门鉴定，有很大研究和推广价值。"[1]

"本省（福建省）自召开了以贯彻党的中医政策为中心的第九届卫生行政会议后，大部分县、市卫生系统都相继召开了各种会议进行贯彻……为了将运动推向高潮……省卫生厅特组织工作组分赴龙岩、龙溪、晋江、南平、福安等专区各县以及厦门、泉、漳、南平等市进行检查，推进中医药工作的整风补课，大搞群众运动，进行'采风'、访贤和除害、灭病、开展卫生教育等工作。工作组由卫生厅中医处、省中医研究所、省中医学院、省人民医院等单位的主要干部20余人组成，由左英厅长，李惠、王灼祖副厅长，中医处刘清源处长等分别率领。他们已于本月中旬先后出发，在各地党委统一领导下进行工作。"[2]

《中药通报》亦刊登了相关报道："在采风活动中，群众献出的验方、秘方，在临床上有很高疗效……长汀一个中医以'鹅不食'草药治百日咳，这种单方献出后，正值当地有几十个百日咳病人，经过试验，有效率达100%，其他如治胃癌、喉痛、癫狂症等的秘方，经有关部门鉴定，也都有很大的研究和推广价值。""福建省中医研究所、福建省人民医院等机构，正在把这些锦方选择归类，印成'福建民间单方、秘方、验方'快报，发往各地研究；并采取'就地取材，就地试用'的办法，由各地试用一个时期后，再

[1] 郭济隆. 本省采风献方运动深入城乡，采集锦方七十余万[J]. 福建中医药, 1958（9）: 封底.

[2] 郭济隆. 大力贯彻中医政策，省卫生厅组织工作组深入各地检查[J]. 福建中医药, 1959（1）: 44.

总结、提高、推广。"[1]

此部分提到的报道有受到历史因素影响的可能，但当时献方运动的规模由此可见一斑。

（三）献方的特点和疗效

民间收集到的药方数以万计，涵盖临床各科。以中医外科（包括皮肤科）用方数量最多、疗效最好，其他如寄生虫病、虫兽咬伤、跌打损伤、骨折、癫痫和急性传染病等病证的用方也较为丰富且疗效明显。根据卫生部《关于整理研究推广秘方验方的通知》，各地有关部门对部分献方进行了疗效、毒性、适应证等的鉴定。

如据《江苏中医》报道，江苏省灌南县汤沟72岁伤科老中医冯锦洲先生具有治疗骨伤科的丰富经验，持有祖传秘方，治疗过数千例病人，具有良效。江苏省灌南县人民医院、灌南县医学科学研究所曾对冯锦洲先生所献祖传秘方进行临床观察，并就其治疗骨折、扭伤、撞伤、脱臼等的实际效果进行了检验。冯老先生的具体治疗方法是：采用砂袋热敷法，在砂袋内放置药物，所放药物据祖传原方为麝香、虎骨、雄黄、冰片、官粉（无官粉滑石可代替）。临床试验因麝香、虎骨价格昂贵，购买不易，而只用了后3种药物，比例为1：2：3，"将上药研末调匀，放入砂土袋中混合，砂袋大小不定，一般为长26～33厘米，宽20～26厘米，每袋装砂土半袋，上药研末，一钱二分共分放5～8砂袋，砂袋缝合封闭，备用。治疗前将砂袋放锅中蒸……治疗时将砂袋放于损伤的四周，不靠近皮肤，距离以病人没有感到烧灼痛为度，以后逐渐向皮肤移近，最后贴紧皮肤，再上覆以1～2层热砂袋……里层砂袋变凉时，将上层热的砂袋紧贴皮肤，外层再换以刚从锅中拿出来的热砂袋，如此反复……持续治疗5～8小时为一疗程。治疗时应忌酒、辣，以及防止烫伤"。冯锦洲先生将方献出后，灌南县人民医院聘请他到该院骨科，自1959年至1960年6月共收治了34例骨折，95例扭伤、撞伤，6例脱臼，经治疗，撞伤、扭伤一般2～3小时疼痛减轻，

---

[1] 新华社. 福建省开展采集"百万锦方"运动［J］. 中药通报，1959，3（2）：38-39.

1949

新　中　国
地方中草药
文献研究
(1949—1979年)

1979

一个疗程后疼痛消失，平均治疗 1.72 个疗程肿胀显著消退；骨折 3～4 小时疼痛消失，2～3 个疗程后完全消肿；脱臼与骨折相似。从此临床研究得出的结果是：①有显著疗效；②砂袋散热慢，可保持局部皮肤强烈刺激，增强血液循环，使浅层血管扩张，促进渗出液的吸收，起到消炎退肿止痛作用；③疗效为一般外科方法所不及。结论：该方法疗效肯定，治疗机制需进一步探讨。[1]（根据相关法规规定，虎骨等野生动物制品现已弃用。）

福建尤溪管前公社蛇医郑大德，藏有祖传三代秘方，治疗毒蛇咬伤十分有效。但在旧社会里，这是其全家维持生计的一项重要手段，因而秘而不传。中华人民共和国成立后，在党的正确领导下，郑大德同志思想觉悟大大提高，贡献出祖传三代秘方。此蛇药秘方的组成为：醉鱼草、一点红、蕺菜、一枝黄花、丝瓜叶、苦瓜叶、黄鹌菜、蟛蜞菊各一两。此为一剂药量。将上药合捣烂，在局部肿处由上而下擦 10 余次，然后将渣敷于伤口，一天换药 1 次。忌酒、鱼及一切腐烂之物，并禁房事。福建省医学院经过鉴定试验，认为其效果显著。[2]

贵阳医学院在拜访民间中医的过程中，发现贵阳市居民芦老太太有六代家传秘方治疗"肿半截"。根据芦老太太经验，该方可医腹部以下肢体水肿。该院党委负责同志亲自三次拜访芦老太太，希望求得该秘方。由于在中华人民共和国成立后，芦老太太全家在党和政府的关怀下全都参加了工作，生活上有了很大提高，又通过总路线的学习，解放了思想，为了感谢党和政府的关怀，她将此祖传六代秘方献出，并亲自传授制作方法，为伤、病员服务。本秘方消肿作用十分显著，又通过消化系统排出水分，不丢失蛋白，不良反应十分轻微，同时价格低廉（每剂 5 角）。[3]

[1]　灌南县人民医院，灌南县医学科学研究所. 冯锦洲老先生祖传秘方治疗骨折、扭伤、撞伤、脱臼的临床观察［J］. 江苏中医，1961（8）：19-21.

[2]　陶春生. 草药治疗蛇伤 62 例［J］. 福建中医药，1960（6）：24.

[3]　中药通报编辑部. 芦老太太献六代祖传秘方［J］. 中药通报，1958（11）：382.

　　这一时期，还涌现出一批有特殊贡献的民间医生，如江苏省南通县的季德胜、陈照和陈鸿宾三位医生，分别在治疗蛇伤、瘰疬和肿瘤疮疡方面名扬海内。河北省的盛子章医生，更是当时草药医的杰出代表。盛子章1894年生于承德，1915年拜热河名医武凤詹为师，深造中医，研制出专治梅毒的秘方。梅毒是旧中国遗留下来的具有严重危害的性传播疾病，许多病人因得不到及时、有效的治疗而被夺去了生命。盛子章的药方疗效神奇，挽救了许多生命；他本人被当地群众尊称为"神医"，闻名遐迩。1956年，隆化县防疫站于海波在台吉营进行灭梅试点，听闻盛子章的秘方疗效神奇，便登门拜访，并拨专款进行了50例临床试验，效果甚好。其后，为能早日治愈隆化县的梅毒病人，1957年正月初五，于海波、徐振锋冒雪再次拜访盛子章，请求盛子章将秘方贡献出来。盛子章深深地感受到社会的巨变，于是慷慨地将清血搜毒丸、三仙丹、漱口灵三个治疗秘方，全部无偿地捐献给了国家。不久，隆化县的梅毒病人得到治愈，盛子章的名字不胫而走。1957年9月，河北医学院和中央皮肤性病研究所派出医生到隆化县来进行检验，证实了秘方的奇效。其后，卫生部将盛子章的秘方印发全国，大力推广，收到了显著效果，受益群众不计其数，经盛子章亲自指导治愈的病人就达5万余人。各省、市、自治区经过6年的艰苦奋斗，终于有所成效。

　　类似的验证还有很多。

　　除了疾病治疗的单方外，还收集了众多的用于防疫、灭虫等其他方面的草药方。如《江西中医药》曾刊登征集"除七害、灭六病"方法的通告："最近（1958年），中共江西省委成立除七害、灭六病总指挥部，负责领导全省除净钉螺、苍蝇、蚊子、老鼠、麻雀、蟑螂、臭虫和灭尽血吸虫病、钩虫病、丝虫病、疟疾、性病、头癣的防治工作。毫无疑问，我省1959年卫生工作将以此为纲……为此，本刊（《江西中医药》）从本期（1958年11期）起特辟专栏，并将各地行之有效的民间草药、验方和有关病例报告等，连续刊出，为进行防治工作提供参考资料……欢迎各地中西医药工作者，结合技术革命的献方献宝运动，把自己宝贵经验和研究成果，写成书面材料，惠寄本刊编辑部，进一步充实其内容，更好地为保障人民健康而服务。"该杂志在1958年第11期中就详细介绍了辣蓼草、青蒿、野艾、烟叶、江柴根、竹叶椒、小藜、山苍子、马钱子等中草药

1949

新 中 国
地 方 中 草 药
文 献 研 究
(1949—1979年)

1979

以及各种防治"六病"的验方。[1]

20世纪50年代的献方运动，由于数目众多，绝大多数的所献之方并没有得到医疗机构的临床鉴定。但不可否认，民间所献的大部分药方确实解决了当时医疗卫生方面诸多亟待解决的问题，为人民群众的健康做出了不可磨灭的贡献。在此，不得不提到民间所谓的走方医。中医医生在中医药漫长的发展历程中，由于行医模式的不同逐渐分化为两类，即坐堂医和走方医。中医界历来以坐堂医为主流，他们多出身儒门，博学多识，理论功底深厚，临床经验丰富，既坐堂应诊，又著书立说，或声震一方，或留名史册。此外，民间还分布着大量的走方医或称草泽医，他们或因家传，或由经验，或遇异人而拥有了一两个能治疗某些疑难杂症的奇效良方，以走乡串户、摇铃卖药为生；多未习儒业，中医理论水平浅薄，且其中杂有不少江湖骗子，因而历来遭到坐堂医的蔑视和抨击；但多数走方医确实身怀绝技，其所珍藏的方药功效卓著、立竿见影，甚至能轻易治好坐堂医束手无策的疑难怪症；因此，秘方验方是走方医的为生之本，绝不轻易示人，更不用说贡献出来了。然而，献方运动期间，众多的民间走方医心甘情愿地将自己世代相传、赖以为生的秘方验方贡献给了祖国和人民。

（四）献方运动期间的中医药研究

随着献方运动的深入，许多地方已经不再停留于秘方等的收集，而是开始了更深层次的医疗卫生运动。

如福建省就同时开展了中医诊断方法的收集工作。福建省中医研究所向下属各专、市、县中医研究所（室）下发了《关于开

---

[1] 江西中医药编辑部. 为加速除七害、灭六病而奋斗［J］. 江西中医药，1958（11）：23-28.

展以收集民间诊断经验为内容的采风运动的通知》："从 1958 年我省（福建省）开展以收集单秘验方为主要内容的采风运动以来，陆续发现不少民间诊断经验，其特点是通过某些证候的观察，对症状尚未明显的病做出早期诊断、鉴别诊断，有的尚能判别预后转归而及时预防逆转。因此，民间诊断方法不仅具有很大的临床实用价值，而且将给医学科研提供宝贵的材料。采集这方面的经验有利于灭病防病，有利于整理发扬祖国医学，创造我国新医药学派。开展采集民间诊断经验的群众运动，给我省采风运动增添了新的内容，是采风运动的深入和发展。最近中央卫生部号召我们开展这一工作。为此，要求各专、市、县中医研究机构在当地党委和卫生行政主管部门直接领导下，根据过去收集单秘验方和医案医话的'采风访贤'的经验，结合除害灭病、科研活动，组织和发动群众，积极地将这分散在民间的宝贵经验收集起来，采取边收集、边试用、边整理、边提高的做法，及时编印成册。同时上报本所，以便综合各地材料进行汇编。希望你们迅速行动起来，大力收集整理，为除害灭病，为贯彻党的中医政策，做出新的贡献。"[1]《福建中医药》载文介绍了许多确实有效的民间诊断经验："（福建）省中医研究所胡友梅所长，在民间搜集了很多诊断经验，例如用手扪外耳轮是否发热来鉴别麻疹、天花的前驱期，屡试不爽。'观眼识伤''望眼辨痔'法，用来检查各种内外伤和内痔核，经实验具有很高的准确性。民间诊疗经验还往往用谚语来表达，例如'嚼豆不嫌生，疯狗毒上身'，就是说用生大豆给被狗咬过的人咀嚼，如果不感到生味就说明他是被狂犬咬了并且毒性发作了。"[2]

湖南省则将献方运动和群众性卫生运动结合起来，结合除害灭病工作广泛开展群众性的中医中药采风运动，广大中医献出秘方、验方、民间单方、孤本、遗著数十万件，在消灭四种寄生虫及扑灭季节性急性传染病、地方病等方面，起到了重大的作用。《中医杂志》报道："使祖国医学遗产，在消灭四种寄生虫及其他地方病、季节性急性传染病等工作中充分发挥其积极作用，省委除害

[1] 福建省中医研究所. 关于开展以收集民间诊断经验为内容的采风运动的通知 [J]. 福建中医药，1960（4）：31.

[2]《福建中医药》编辑部. 采风运动的新内容、新阶段 [J]. 福建中医药，1960（4）：31.

1949

新 中 国
地 方 中 草 药
文 献 研 究
(1949—1979年)

1979

灭病领导小组提出：在中西并举、土洋结合的原则下，大力采用土方土法，广泛收集和挖掘散在民间的和广大中医手里的单方、验方、秘方等，先后在去年11月召开的地、县、市委除害灭病会议上和10月份的岳阳技术革新现场会议及年底的全省除害灭病电话会议上做了具体部署……在省委除害灭病工作会议提出'全党动员、全民动手，在一切可能的地方基本上除净五害，灭尽四病，向建国十周年献礼'的号召后，各地的中医一马当先，纷纷献出自己的祖传秘方、验方、单方来消灭疾病，驱走瘟神。汉寿县70岁高龄的余小春老中医写出一首感怀诗：'千方百计卫群生，交宝献宝笔不停，送走瘟神快动手，红旗插遍白衣人。'接着彭畅楚中医师也写了一首律诗：'万方卫星听召唤，解放思想劲冲天，锦囊千计谁敢后，腊梅一枝我争先……'在党的中医政策鼓舞下，各地献方献宝已蔚为风气。短时间以来，常德专区献方约十万件，岳阳县献出二万余方。"[1]

　　20世纪50年代的献方运动是空前的。在这场运动中，广大领导干部亲自挂帅，各级卫生部门积极配合，他们走乡串户、访贤探宝；而广大人民群众怀着对共产党、毛泽东同志的感恩心情，将祖传秘方献给了国家，在当时及日后为我国的人民医疗卫生事业做出了卓越的贡献。在之后的几年中，献方运动并没有得到合理、有序的深入；但在当时，确实起到了发动群众的作用，并为"中草药群众运动"提供了宝贵的经验。

[1] 湖南省卫生厅中医科. 湖南省结合除害灭病开展中医中药采风运动〔J〕. 中医杂志，1959（4）：22

第二章 "中草药群众运动"的前奏

一、"六·二六"指示

所谓"六·二六"指示，是指 1965 年 6 月 26 日毛泽东同志做出的"把医疗卫生工作的重点放到农村去"的指示。

卫生部对"六·二六"指示做出了积极的响应，"毛泽东同志此次谈话总的精神和出发点都是好的。就是：卫生部门要坚持为大多数人服务的方向，把医疗卫生工作的重点放到农村去，大量的人力物力都要投向农村，培养医生和防治疾病的方法也要适合农村，尽快改变广大农村缺医少药的面貌，更好地为广大贫下中农服务。这就是'六·二六'指示的基本精神，是'六·二六'指示的核心内涵。这个精神无疑是正确的。所以，我们更应该从积极的方面去理解，去实践，坚定不移地去贯彻落实"。卫生部党委（卫生部党组于 1965 年 6 月 7 日改为卫生部党委）十分重视，态度坚决，行动迅速，采取了一系列措施落实"六·二六"指示。[1]

据原卫生部医政司张自宽回忆："'六·二六'指示记录稿传送到卫生部后，卫生部党委极为重视，认真学习、领会其精神实质，并研究制定了一系列贯彻落实的具体措施，坚决贯彻执行。而且许多具体措施，都是在中央领导同

---

[1] 张自宽. 亲历农村卫生六十年——张自宽农村卫生文选［M］. 北京：中国协和医科大学出版社，2011.

1949

新 中 国
地方中草药
文 献 研 究

(1949—1979年)

1979

志周恩来、刘少奇乃至毛泽东同志的亲自指导下确定的。例如，1965年7月17日，刘少奇同志约卫生部的几位领导同志谈话，对几位部长到农村蹲点提出了非常明确的要求。他说：你们部长、副部长……要把一个县的卫生工作搞好，包括防病治病、药品供应、医务人员培养、积肥和水的卫生、农村卫生运动、农村卫生组织等全面卫生工作。7月24日，周恩来约卫生部部长、副部长谈话，着重研究如何进一步组织城市医务人员下农村和为农村培养医生问题。他说：大批城市医药卫生人员下到农村办医疗与教育，这样农村的医疗卫生工作就加快了。教育改革，目前就是要大量培养农村医生，尤其是有条件的地区和单位都可培养。要多培养些'半农半医'。8月2日，毛泽东、刘少奇、周恩来、朱德4位中央领导集体约见卫生部部长钱信忠和2位副部长，听取卫生部的汇报，采取边听汇报、边问边答、边做指示的方式，研究了关于城市医疗队下乡，培训'半农半医'和不脱产的卫生员，整顿农村基层卫生组织，医学教育改革和医学科研工作，以及城乡兼顾，在把重点放到农村的同时也要搞好城市和工矿的医疗卫生服务等问题。这次接见结束前，毛泽东同志主动问钱信忠：'最近政治局不是要讨论卫生工作吗？你们的报告写得怎么样了？写好，送政治局。'他还同意钱信忠提出的建议，由中央召开一次农村卫生工作会议。在毛泽东、刘少奇、周恩来、朱德等中央领导同志的亲自关怀和指导下，中共卫生部党委完成了《关于把卫生工作重点放到农村的报告》，并于1965年9月3日上报毛泽东同志和党中央。党中央于9月21日以中发（65）580号文件批转了这个报告。党中央的批语是：'面向工农兵，是社会主义卫生工作的根本方针。我国百分之八十以上的人口是农民，如果不认真解决广大农民的医药卫生问题，社会主义卫生工作的方针就会落空。必须把卫生工作的重点放在农村，认真组织城市卫生人员到农村去，为农民服务，培养农村卫生人员，建立和健全农村基层卫生组织，有计划、有步骤地解决农村医药卫生问题；同时大力改革城市医疗卫生工作，把城市卫生工作的革命化和建设农村卫生工作结合起来，使这两方面的工作相互促进。'党中央的批语肯定了中华人民共和国成立以来卫生工作的成绩，并强调指出：'把卫生工作重点放到农村，逐步改变我国农村卫生工作的落后面貌，是一个长期的艰巨的任务，各级党委必须加强对卫生工作的领导。各级卫生部门应继续深入调查研究，通过试点，总结经验，逐步推广。'……钱信忠、贺彪、崔义田各带一个农村卫生工作队，分赴北京市通县、湖北省麻城县、江苏省句容县蹲点。农村卫生工作队的主要任务是：通过调查和研究农村防病治病的实践，把一个县的卫生工作整顿、建设好，总结经验，认真解决农村卫生工作中一系列重大问题，以便更好地指导全国农村卫生工作，为广大农民服务。在一个县蹲点的时间，原计划为 2 年，不达目的，决不收兵。当时，根据周恩来同志'卫生部要搞机关工作革命化'的要求，部机关各业务司（局）约有 2/3 的人员参加农村卫生工作队下乡蹲点，或深入各地进行以上的调查研究。……卫生部还组织了 6 个农村卫生调查团，由副部长和司（局）长带领分赴 6 个大行政区进行面上的更为广泛的调查研究，以便摸清全国各地农村卫生工作的实际情况，制定新的加快农村卫生发展的政策和措施，为党中央召开全国农村卫生工作会议做准备。"[1]

为响应毛泽东同志的号召，地方卫生部门也积极采取了行动。

1965 年 8 月 20 日，上海市卫生局召开大会，传达毛泽东同志"六·二六"指示，宣布全市每年组织 1000 名医务人员下乡，县医院抽调 1/3 的医务人员轮流下公社。9 月 2 日，中共中央批转上海市委《关于巡回医疗队下乡进行防病治病的情况报告》，指出："今后医药卫生工作必须改变主要为城市服务的状况，必须动员和组织大部分力量开展农村卫生工作，为我国最大多数的劳动人民也就是农民群众服务。"上海市第一所为农村培养医生的半农半读医学专科学校 8 月 26 日开学，学制 3 年。第一期 100 名学生来自郊区 10 个县、88 个公社。

《人民日报》1965 年 10 月 6 日报道："在'六·二六'指示的指导下，甘肃、

---

[1] 张自宽. "六·二六"指示相关历史情况的回顾与评价 [J]. 中国农村卫生事业管理，2006，26（9）：9–12.

1949

新 中 国
地方中草药
文 献 研 究
（1949—1979年）

1979

安徽、贵州等省纷纷派巡回医疗队深入农村、牧区，为当地人民治疗疾病。这是自'六·二六'指示发出后，较早的深入农村进行治疗疾病的医疗队。1966年3月14日，中医研究院（现中国中医科学院）在山西省稷山县农村建立了一所专门研究农村疾病的研究所。其通过开展农村卫生工作，培养农村卫生人员，搜集、整理和研究农民同疾病斗争的经验，开展防治农村疾病的研究工作。"文中提及的中医研究院农村疾病研究所，是经卫生部6月8日批准设立的，工作人员共89人，占地面积17310平方米。[1]

但不久之后，卫生部的各项措施相继废止。

"六·二六"指示直接推动了"卫生革命"的兴起，由此而产生的"合作医疗""赤脚医生"等新生事物则成为推动"中草药群众运动"蓬勃发展的直接动力。

二、医疗队巡回下乡

落实"六·二六"指示，卫生部首先采取的行动就是派遣医疗队深入农村巡回医疗。早在1949年中华人民共和国成立之时，医疗队就曾奔赴疫区、边远地区和少数民族聚居地。之后，巡回医疗活动逐步成熟，成为我国医疗卫生界的优良传统。

据张自宽回忆，在1965年1月，钱信忠接任李德全成为卫生部部长，他抓的第一件事情就是贯彻落实毛泽东同志关于组织城市高级医务人员下农村和为农村培养卫生人员的指示。1965年1月上旬，卫生部邀请了出席"两会"的卫生系统的代表、委员共40余人召开座谈会，着重讨论了卫生工作如何面向农村，更好地为广大农民服务的问题。与此同时，卫生部党组还向中共中央上报了《关于组织城市医疗队下农村，配合社会主义教育运动，

[1] 见中国中医科学院档案。

进行防病治病工作的报告》。该报告提出："城市卫生人员到农村防病治病，开展巡回医疗，今后应该像干部参加劳动一样，作为一种制度。凡主治医师以上的高级医药卫生技术人员，除年老体弱多病者外，都应该分期分批轮流参加。"该报告还对如何为农村培养医生和不脱产的卫生员，提出了具体方案。此后不久，卫生部即发出《组织巡回医疗队有关问题的通知》，对医疗队的组成、任务、工作方法、注意事项、经费开支等问题，均做了明确规定，并附有《关于培训农村不脱产卫生员的意见》，对培养对象、培训要求、培训方法等均提出了明确要求。[1]

卫生部党组的报告全文如下。

中央：

根据主席、总理最近对卫生部指示精神，我们当前正在重点抓两项工作。一是多快好省地为农村培养医生和不脱产的卫生人员。正在拟订方案，待后再报。一是组织巡回医疗队下农村，配合社会主义教育运动，进行防病治病工作。现将组织医疗队有关问题报告如下。

一、城市卫生人员到农村防病治病，开展巡回医疗，今后应该像干部参加劳动一样，作为一种制度。凡主治医师以上医药卫生技术人员，除年老体弱多病者外，都应该分期分批轮流参加。医疗队应该首先去开展社会主义教育运动的重点县，配合运动，为贫下中农及一切病人服务。

二、各地应该根据具体条件和特点，组成中、小型巡回医疗队，人员要精干，技术要熟练，并要包括有关医护技术人员，以便互相配合进行工作。医疗队人数多少由各省、市自行掌握，但每队必须配备政治领导干部，以加强政治思想工作。

医疗队最好有几个知名的高级医务人员参加，以加强技术业务指导力量。对五十岁以上的年老专家，在生活上应给予必要的照顾，体力劳动可以酌情安排。

三、医疗队受所在县的四清工作团或队统一领导，分配在进行社会主义教育运动的公社、生产队，配合当地基层卫生医疗组织进行工作。工作时间

---

[1] 张自宽. "六·二六"指示相关历史情况的回顾与评价[J]. 中国农村卫生事业管理，2006，26（9）：9-12.

1949
新中国
地方中草药
文献研究
(1949—1979年)
1979

一般规定为三至六个月，可根据情况有组织、有计划地分期分批轮流调换。

四、医疗队除进行防治和调查农村多发病、常见病，帮助培训基层卫生人员外，并应适当地组织他们深入贫下中农群众，参加四清运动中的重要会议，以便受到教育，逐步提高社会主义觉悟和阶级感情，以促进卫生人员思想的革命化。

五、医疗队为群众治病时，应按当地合理收费标准收取费用。贫下中农出不起医药费的可以减免。减免费用，应当首先在社、队公益金中解决。社、队公益金中解决不了的，经过工作团审批，在工作团掌握的社会救济费中解决；非重点社教地区，由民政部门掌握的社会救济款内开支。

六、医疗队的医疗器械由组织医疗队的单位抽调，药品由当地医药公司负责供应；差旅费等，由卫生部和各省、自治区、直辖市掌握的卫生事业费开支。

七、我部直属单位和北京市已在组织医疗队，积极做好思想、组织等准备工作，春节后即下农村。上海、天津及其他大城市亦可先走一步，以便总结经验，逐步推广。

以上意见如无不妥，请批转各省、市、自治区参照执行。

卫生部党组

一九六五年一月十九日 [1]

中央的批示全文如下。

各中央局，各省、市、自治区党委，中央各部委，国家机关和人民团体各党组、党委，军委总政治部：

中央同意卫生部党组关于城市组织巡回医疗队下农村配合社会主义教育运动进行防病治病工作的报告，现转发给你们，请参照执行。这项措施是当前卫生工作适应社会主义革命需要，促进

---

[1] 卫生部党组关于城市组织巡回医疗队下农村配合社会主义教育运动进行防病治病工作的报告. http://www.china.com.cn/guoqing/2012-09/06/content_26747524.htm.

卫生队伍革命化的一条有效途径。这样做，有利于帮助提高农村医疗技术质量，培训农村卫生人员，更好地为农业生产服务；也是为农村文教卫生事业的建设创造条件。各地可选择几个大、中城市，先行试点，并应重视总结这方面的经验，使之逐步完善。

中央

一九六五年一月二十七日 [1]

张自宽回忆：卫生部的通知发出后，各地行动很快。北京市医疗队于2月初即组建完成。2月6日，卫生部为欢送医疗队下乡，专门举行座谈会，部长钱信忠和几位副部长，以及北京市副市长崔月犁均到会祝贺。2月9日，春节刚过，北京市第一批农村巡回医疗队出发，其中包括中国医学科学院、北京医学院（现北京大学医学部）、中医研究院（现中国中医科学院）、友谊医院、同仁医院、北京中医医院等12个队共112人，分别到湖南省湘阴县和北京郊县开展巡回医疗。部长钱信忠亲自为之送行。许多著名医学专家均自愿报名参加了巡回医疗队，其中包括外科学家黄家驷、吴英恺、曾宪九，内科学家张孝骞、钟惠澜、吴朝仁、王叔咸、刘士豪，妇产科学家林巧稚，儿科学家周华康，眼科学家张晓楼，耳鼻喉科学家徐荫祥，皮肤科学家胡传揆、李洪迥，公共卫生学家叶恭绍，著名老中医朱颜、赵炳南等。

在首都医疗界的带动下，全国各地纷纷响应，迅速掀起了声势壮阔的城市医疗队下乡的高潮。到4月初，全国各地有1500多个医疗队，近2万名城市医务人员下到农村。到1965年末，全国有15万城市医务人员下乡为农民服务，形成了卫生支农的空前壮举。

上述情况，卫生部党组都适时地向党中央、国务院做了汇报。党中央和毛泽东同志均予以肯定。例如，1965年1月27日至2月6日的10天内，中央曾两次下发文件转发卫生部党组关于组织巡回医疗队下农村问题的报告和毛泽东同志1月21日"同意照办"的批示。1月27日的党中央文件指出："这项措施是当前卫生工作适应社会主义革命的需要，促进卫生队伍革命化的一项有效途

---

[1] 卫生部党组关于城市组织巡回医疗队下农村配合社会主义教育运动进行防病治病工作的报告. http://www.china.com.cn/guoqing/2012-09/06/content_26747524.htm.

1949

新 中 国
地 方 中 草 药
文 献 研 究
(1949—1979年)

1979

径。这样做，有利于帮助农村提高医疗技术力量，培训农村卫生人员，更好地为农业生产服务；也是为农村文教卫生事业建设创造条件。各地可选择大、中城市先行试点，并重视总结这方面的经验，使之逐步完善。"2月6日，党中央再次下文指出："最近毛泽东同志对组织城市高级医务人员下农村和为农村培养医生问题，做了重要指示。现将卫生部党组为此向主席的报告和主席的批示印发给你们。这是卫生工作面向工农兵必须走的道路。希遵照执行，并在实践中注意总结经验。"

在党中央于10天内两次下发文件的同时，周恩来同志于2月11日约卫生部部长钱信忠和几位副部长商谈卫生工作，做出了以下八点指示。①要搞好防病治病。预防工作要早抓，特别要搞好副霍乱的防治。②要搞好卫生运动。要"除两害"，即苍蝇、老鼠；搞好"两个卫生"，即管好水、粪。③卫生工作要面向农村，支援农业。现在组织医疗队下乡是个好的开始，以后每年都要有15%的城市卫生人员下去，除老弱有病者外，80%的人要在5年内轮流下去一次。这项工作要搞个规划，先行试点，并注意总结经验。④加速为农村培养卫生人员。医学教育要改革，中级卫校要多办一些，可办2年制、3年制的，招高中生或初中生，也可以办"半农半医"短训班。⑤要解决大众用的药品器械，便于下农村。当前主要是普及。⑥卫生部门要提倡锻炼身体，增强体质，这是预防和减少疾病的重要一环。⑦计划生育工作应先搞城市，农村要有重点地结合"社教（即社会主义教育）"来搞。要避免强迫命令，不能过急。⑧加强思想政治工作。要学习毛泽东思想，这是个总纲。要反对洋教条，要结合我国的实际情况，搞出一套适合我国的卫生工作。此外，周恩来同志还说：中西医结合问题，中医、西医都有长处，虽然学术见解不同，能治病就应发挥其作用。不要强迫西医学中医或中医学西医，应让他们自愿自觉地去学。要号召中西医团结合作，共同防治疾病。周恩来同志的这次谈话，符合当时我国卫生工作的实际情况，既对卫生部的工作给予了肯定，又提出了前进的方向，是正确的。[1]

1965 年 6 月，毛泽东同志做出"六·二六"指示，更加推动了全国的巡回医疗活动，大批医务工作者下乡与农民同吃、同住、同劳动，深入农民家中或田间地头看病。很多知名的专家也纷纷下乡，在为群众看病的同时，手把手地辅导农村卫生人员，提高他们的技术水平。据姚力《"把医疗卫生工作的重点放到农村去"——毛泽东"六·二六"指示的历史考察》[2]统计，截至 1975 年，全国城市和解放军医务人员先后有 110 万余人次下农村巡回医疗，有十几万城市医务人员在农村安家落户。高等医药院校毕业生 70% 以上分配到农村。

[1] 张自宽. "六·二六"指示相关历史情况的回顾与评价 [J]. 中国农村卫生事业管理，2006，26（9）：9–12.
[2] 姚力. "把医疗卫生工作的重点放到农村去"——毛泽东"六·二六"指示的历史考察[J]. 当代中国史研究，2007，14（3）：99–104.

1949

新 中 国
地 方 中 草 药
文 献 研 究
(1949—1979年)

1979

第三章 "中草药群众运动" 的兴起和发展

"中草药群众运动"的说法，最早是由谁提出的，出处在哪里，当时的具体背景是什么……这些问题的明确答案，我们并没有查到。1969年9月的《人民日报》使用了"群众性的草药草医运动"这一说法，这是我们所查到的最早的"中草药群众运动"的官方提法。当时的《人民日报》代表的是中共中央、毛泽东同志的声音，传播最广、影响最远，是当时的"两报一刊"（《人民日报》《解放军报》和《红旗》杂志）之一。

我们在研究中还发现，与"中草药群众运动"相关度最为密切的是"赤脚医生"和"合作医疗"，其次还有"知识青年上山下乡""五七干校"，医学院校和科研单位的"开门办学（开门办科研）"，等等。

一、"中草药群众运动"的提出

1968年12月8日，《人民日报》以"关于农村医疗卫生制度的讨论（一）"为主题，提出"充分挖掘有效的土方、偏方，发挥针灸的作用""可以采集使用当地出产的药材，以节约医药费"

等。从此以后,《人民日报》开始了关于合作医疗制度的整版讨论。随着合作医疗制度的发展,这一讨论日渐深入,一直持续到1976年。合作医疗制度要发展必须依靠当地的中草药资源,从这一时期起"中草药运动"便逐渐兴起。

1969年9月19日,《人民日报》第4版在"关于农村医疗卫生制度的讨论(十八)"中贯以通栏大标题"中西医结合,开展群众性的草药草医运动",该版头条是署名"广州部队后勤部卫生部、海南部队卫生部联合调查组"的文章《开展中草药防治疾病的群众运动》。文章主要介绍了以下内容。

海南部队卫生人员依靠群众,走中西医结合的道路,充分利用海岛天然药源防病治病,开展了发掘祖国医药学宝库的群众运动;在部队和广大农村,普及中草药知识,使"土医生"大批成长,"土药厂"遍地开花,不仅有效地防治了常见病、多发病,还治好了一些多年久治不愈的"老大难"疾病,有效地保障了部队和群众的健康……巩固和发展了农村合作医疗制度。

海南岛当时还是欠发达地区,农村缺医少药。面对是依靠少数专业人员,还是依靠群众、发动群众发掘祖国医药学宝库这个意义重大的导向性问题,经过深思熟虑,部队各级领导和卫生人员坚定地选择了后者。他们组织派出了大批医疗队,深入到连队、黎村苗寨,鼓励群众献方献药,很快就掀起了运动高潮。他们虚心向老中医和民间老草医学习。某部卫生科通过办8个县的中草药医学习班,一次就征集了200多个验方、秘方。琼中县有位苗族老草医,懂得近千种草药,知晓上百个药方,在军医的动员下,一次就献方86个。通过向当地群众学习,部队掌握了700多种草药,他们还亲自进行试验,搞清草药的毒性。某部队为了弄清一种防治疟疾的草药的有效安全剂量,医生、卫生员多次自己试服。他们还用土法,生产加工膏、丹、丸、散等90多种成药。通过群众性中草药运动的开展,不少医务人员都掌握了数百种中草药的应用方法,可以就地取材、治病救人;广大群众也了解了很多治病防病的简易方法。海南部队通过群众性中草药运动逐渐开辟出一条群防群治的道路,并且加强了对常见病、多发病的防治。这一时期,应用中草药预防疟疾、痢疾、感冒和流行性脑脊髓膜炎,取得了明显的效果。

图3-1至图3-5表现出了广州部队开展中草药防治疾病的群众运动的场景。

1949

新 中 国
地 方 中 草 药
文 献 研 究
(1949—1979年)

1979

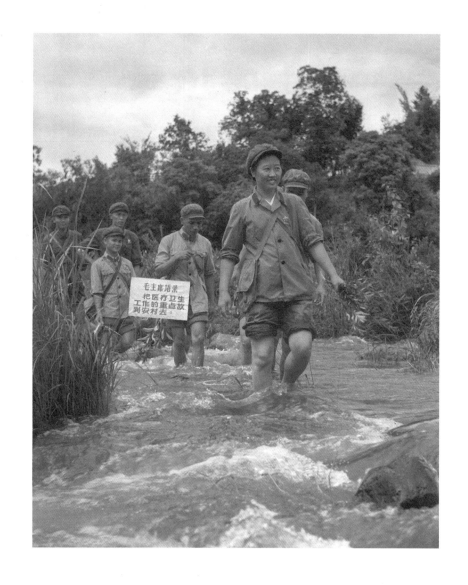

▲ 图 3-1　　　　　　广州部队把医疗卫生工作的重点放到农村去

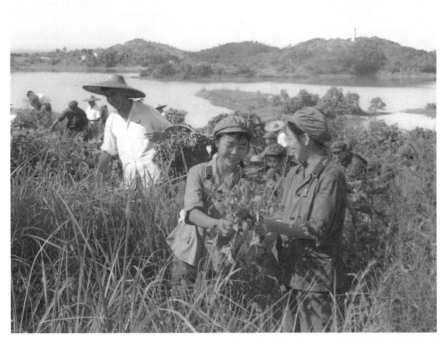

▲ 图 3-2　　　　　　　　　　广州部队开展群众性的采药活动

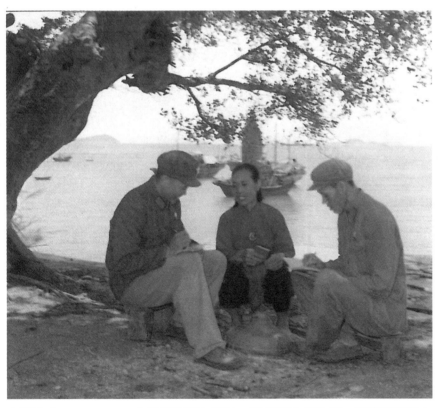

▲ 图 3-3　　　　　　　广州部队深入农村，拜贫下中农为师，搜集民间药方

1949

新 中 国
地 方 中 草 药
文 献 研 究
(1949—1979年)

1979

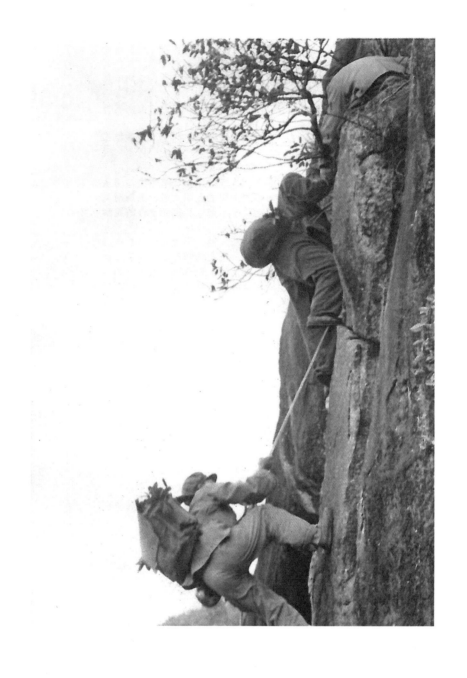

▲图 3-4　　　　广州部队医务人员不怕苦，不怕累，踏遍高山峻岭，
采集珍贵药材

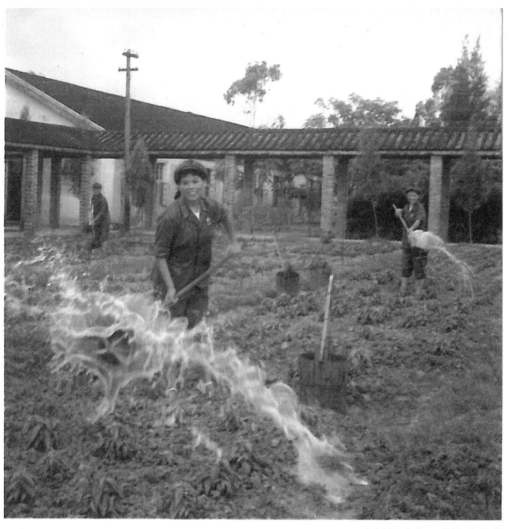

▲ 图 3-5   广州部队自己种植中草药

　　另外，报纸还刊登了江西省兴国县南坑公社的文章《做好调查研究，推广草医草药》，文中介绍了兴国县南坑公社开展群众性的草医草药运动的经验，他们的做法是：①开办学习班；②举办中草药展览会；③组织草医草药队伍；④鼓励使用草医草药治病。当地群众在草医草药运动的开展中大为受益，当地卫生保健水平显著提高。

　　之后的若干期《人民日报》，均以"中西医结合，开展群众性的草药草医运动"为大标题进行大规模宣传报道。

　　江西省德兴县是当时全国开展"中草药群众运动"的先进单位，当地从1968 年冬季即展开了群众性的中草药运动；1969 年 10 月 18 日《人民日报》在"关于农村医疗卫生制度的讨论（十九）"中，以"中西医结合，开展群众性

1949

新 中 国
地 方 中 草 药
文 献 研 究
(1949—1979年)

1979

的草药草医运动"为通栏大标题，于头条刊登了上饶专区、德兴县联合调查组的关于江西省德兴县的调查报告《开展草医草药运动好得很——江西德兴县的调查报告》。该文对当地运动的具体情形做了详细报道：德兴县开展"中草药群众运动"1年来，全县123个大队都办起了"土医院"，培养了中草药医务人员361名，全县294名西医医务人员也都学会了一些中医中药知识，并逐步实行了中西医结合诊疗；他们认为开展中草药群众运动的好处在于有利于巩固和发展合作医疗制度，有利于备战、备荒，有利于贯彻执行"预防为主"的方针，有利于继承和发扬祖国的医药遗产。1975年12期《新医药学杂志》（即《中医杂志》）曾发表江西省上饶地区报道组的文章《坚持群众运动正确方向——德兴县巩固和发展中草药运动成果的调查报告》，对当时的情形做了简要说明：德兴县从1968年冬季开始，开展了群众性的中草药运动。1969年10月《人民日报》曾报道了德兴县中草药运动所取得的成果。1971年1月党中央领导同志接见参加全国卫生工作会议的德兴县代表，表彰了该县开展中草药运动的成绩，鼓励德兴县人民继续前进，为发展祖国医药学贡献力量。

1969年10月31日，《人民日报》以"关于农村医疗卫生制度的讨论（二十）"为主题，以"中西医结合，开展群众性的草药草医运动"为大标题，刊登了广东省琼中县的文章《依靠群众，发掘祖国医药学宝库》，中国人民解放军某部野战医院报道组的文章《家家采草药，社员当医生》，江苏射阳县黄尖公社调查组的文章《我们推广土方草药的经验》等，对当时各地的运动形势进行了及时的报道。

琼中县位于海南岛五指山区，是一个天然的中草药宝库，广大黎族、苗族人民历来有使用中草药防治疾病的习惯。他们开展草医草药的群众运动主要采用三种办法：①大办有西医、中草医、"赤脚医生"、社员骨干参加的学习班，学习毛泽东同志有关卫生工作的指示，开展献方、采药活动，学习中草药知识，层层培养骨干，1年半时间内共办了127期学习班，有2900多人次参加学习；②组织"六·二六"医疗队，深入黎村苗寨，宣传毛泽东同志对卫生工作的一系列指示，在开展防病治病的同时拜社员为师，学习群众采用中草药防治疾病的经验，收集民间秘方、土方；③县、社、队层层举办中草药展览，组织群众参观、学习，普及中草药知识。通过广泛、深入的宣传发动，从六七岁的小孩到白发苍苍的老人，从行政干部、职工家属到师生，都行动起来了。他们有方献方，懂药采药，不懂就学，出现了一个群众性献方、采药、运用中草药治病的热潮。太平公社贫农草医邓文兴，一次就把祖传三代的100多种验方全部献出来。长安公社社员王大祥带领一家大小五口，利用空隙时间上山采药780多斤。与此同时，广大干部和群众遵照毛泽东同志团结新老中西医的教导，将全县140多名草医吸收到公社卫生院、大队卫生所和生产队，从事防病治病工作，落实了党的政策。全县280多名医务人员，640多名"赤脚医生"，都懂得运用中草药防病治病，初步形成了一支以贫下中农为主体的中西医结合的医疗卫生队伍。

广西壮族自治区宜山县在解放军某部驻军和县医院的帮助下，广大社员学习新针疗法和中草药知识。在学习中草药时，采取互教互学的方法。懂得草药的社员利用下田劳动、上山割草打柴的机会，就地教不懂的社员学习。晚上，把大家采的草药集中起来，由卫生员和老草医统一上课。由于坚持了群众路线，参加学习的社员大都掌握了14种常见病的简单而又安全的新针疗法和中草药疗法。福禄大队80%的家庭都有"社员医生"，家家有草药，户户有银针。为了进一步充实中草药，大队还开展了"采一把草药"的群众活动，号召社员收工、学生放学时顺手采一把草药送交生产队。福禄等5个生产队已能自制六神水（即十滴水），自己熬膏药。每个生产队都可以自己制造消炎止血粉。做到了"小病不出家，吃药不花钱"，大大节约了合作医疗基金。

江苏省射阳县黄尖公社开展中草药运动后，发掘和利用土方202个，采集中草药117种，改变了当地缺医少药的状况，节省了医疗经费，巩固了合作医疗。他们的经验是3个"三结合"：①干、群、医三结合；②献、传、学三结合；③采、种、制三结合。

《人民日报》"中西医结合，开展群众性的草药草医运动"的大标题前后刊行了6期，陆续报道了各地的运动形势和实践经验。从这些报道中，我们能

1949

新 中 国
地 方 中 草 药
文 献 研 究

（1949—1979年）

1979

深切地感受到，当年的中草药运动，在全国各地都如火如荼地开展起来，深受广大人民群众的欢迎。之后，《人民日报》"关于农村医疗卫生制度的讨论"专题一直持续进行，并将副题固定为"把群众性的医疗卫生工作办好"，直到1978年8月31日。

二、从"半农半医"到"赤脚医生"

合作医疗和"赤脚医生"，被认定为落实毛泽东同志"六·二六"指示、改变农村缺医少药面貌的重大措施。从实际考察中我们了解到，不论是"赤脚医生"，还是合作医疗，其实都并非此时才出现的。

在毛泽东同志"六·二六"指示的指引下，广大医务人员在医院和有关部门的统一领导下组成各种医疗队，纷纷下乡巡回医疗。但仅仅依靠城市医疗队的巡回医疗无法解决广大农村缺医少药的难题，而且城市医院本身也有繁重的医疗任务。因此，城市医疗队巡回时就承担起一项重要的任务，即培养地方的"半农半医"，这也是毛泽东同志医学革命卫生路线的重要组成部分。

（一）毛泽东同志批示的一篇调查报告

1968年夏，上海《文汇报》发表了一篇调查报告，首次提到"赤脚医生"这个名词，并定义为"不拿工资，帮助种地，亦工亦农，赤脚行医"。同年第三期《红旗》杂志和9月14日出版的《人民日报》相继全文转载了这篇调查报告。据说，毛泽东同志看完《人民日报》转载的这篇报告后，即在报纸上批示"赤脚医生就是好"。从此，"赤脚医生"成为"半农半医"的乡村医生的特定称谓。

一经毛泽东同志支持，这篇调查报告迅速传遍全国，引起了强烈反响。各地纷纷仿效，"赤脚医生"如雨后春笋般在各地涌现出来，即使是地处边疆的新疆、西藏、云南和内蒙古等地也都培养出了自己的"赤脚医生"。一时之间，"赤脚医生"遍地开花。

认真阅读这篇调查报告，我们可以了解到：第一，"赤脚医生"早在1958年就开始出现，只是上上下下，几经波折；第二，"赤脚医生"平时参加劳动，生产大队对他们的补贴不多，社员群众养得起、留得住他们；第三，"赤脚医生"是农民选出来的，农民信任他们；第四，培养"赤脚医生"的途径有两种，一种是公社卫生院集训，另一种是在实践中加以培养。

近年来，回忆和探讨、研究"赤脚医生"的相关文章非常丰富，虽有不少抨击、指责的文字，但绝大多数文章都表达出对"赤脚医生"的关注和支持。我们认为，对一个事件、一种事物的评价，决不能脱离相关的时代背景，必须以联系的、全面的、发展的观点来辩证分析。

高考恢复后的77级、78级医学院校的大学生中，当年的"赤脚医生"占据了相当的比例；正是当年在广大农村田间地头进行的热火朝天的医疗实践，使他们热爱上了医生这一个救死扶伤的光荣职业。本课题研究期间，我们采访了很多当年的"赤脚医生"。访谈中，无论是当时的"赤脚医生"，还是经历过那个年代的农民群众，都对当时的情景有着极为亲切和温暖的回忆，有的人甚至有刻骨铭心的感怀。

图3-6至图3-11体现出当时的"赤脚医生"的工作场景。

事实上，当时的"赤脚医生"，无论是理论层次，还是技术水平，都较为有限，而且农村的医疗卫生条件更是非常的简陋。"赤脚医生"的许多医疗操作，在接受过正规医学教育的人看来，是有很大的危险性的。但对于经历过那个时代背景、那种环境条件的人来说，这一切就是那么合理而妥当；广大的社员群众就是那么信任他们，哪怕是出现了医疗事故也能够宽容和原谅他们。医患之间的关系是那么融洽和谐，社员群众需要他们、离不开他们，而赤脚医生也无法离开培育他们的这片土地和人民。

在此，我们着重讨论"赤脚医生"与中草药的相关问题，对于其他方面的内容不做过多的讨论和评价。

1949

新 中 国
地 方 中 草 药
文 献 研 究
(1949—1979年)

1979

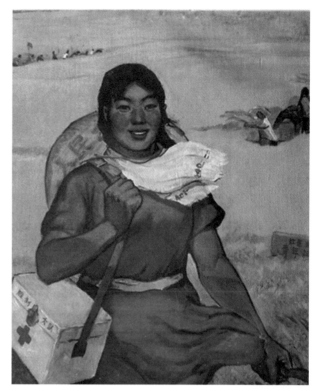

▲图3-6 　　　　　　　　　　　　半农半医（一）

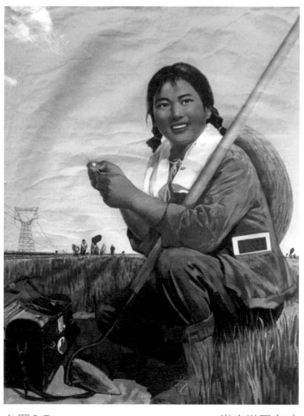

▲图3-7 　　　　　　　　　　　　半农半医（二）

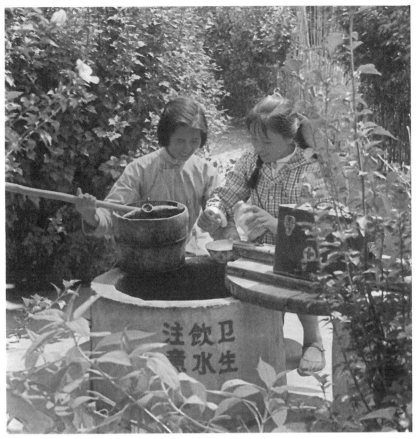

▲ 图 3-8　　"赤脚医生"是改变农村卫生状况的尖兵。道新大队的"赤脚医生"（右）和贫下中农一起大搞粪水管理和饮水消毒

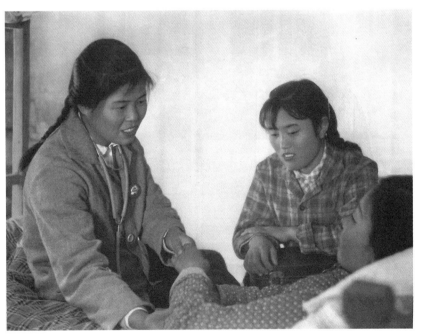

▲ 图 3-9　大队"赤脚医生"和医务工作者为患病的社员建立了家庭病床

1949

新 中 国
地方中草药
文 献 研 究
(1949—1979年)

1979

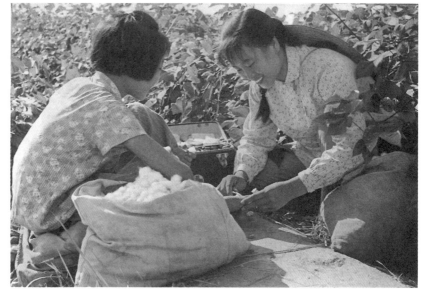

▲ 图 3-10　　　　　　　　　　　"赤脚医生"金云娣在田头医疗

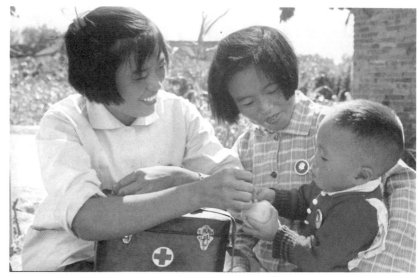

▲ 图 3-11　　"赤脚医生"张大新（左）在探望 2 年前被她抢救过来的
孩子

（二）"赤脚医生"的来源

"赤脚医生"多数由回乡青年担任，比较规范的培养方法是：大队党支部或全体社员召开会议，研究确定哪些青年可以担任赤脚医生工作；派遣被选上的青年到公社卫生院参加短期培训；这些青年培训结束后再回到村里，一边下田劳动，一边给社员看病，遇到大的疾病则送到公社卫生院处理。

图 3-12 和图 3-13 体现出"赤脚医生"下田劳动的场景。

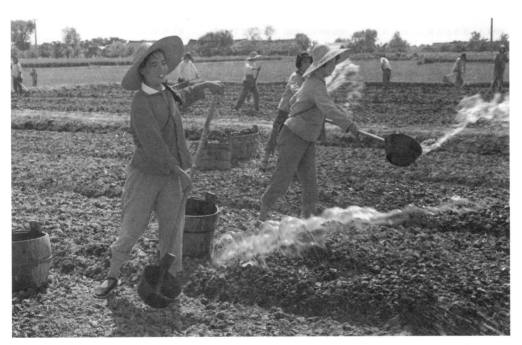

▲ 图 3-12　　"赤脚医生"平时有一半左右时间参加劳动。这是"赤脚医生"俞林娣（左）和社员一起施肥

1949

新 中 国
地 方 中 草 药
文 献 研 究
(1949—1979年)

1979

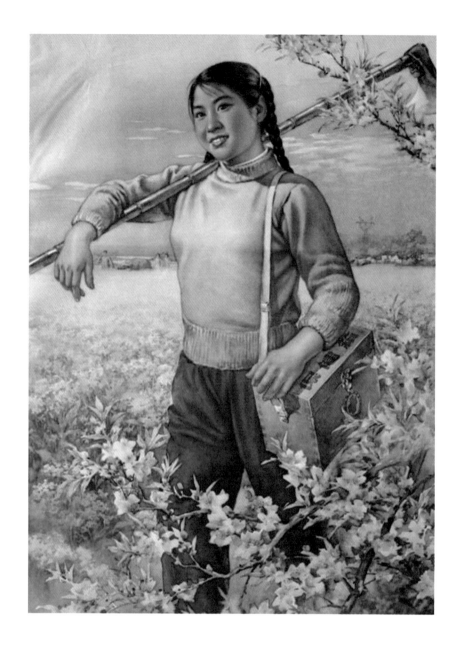

▲图 3-13

田头卫生员

（三）"赤脚医生"的培训与教育

培训，大队一般是没有主动权的，都是由公社卫生院等上级安排，有指标地进行培训。公社卫生院是大队合作医疗的直接上级领导，其主要工作就是培养赤脚医生，提高其医疗技术。1972 年 6 月 16 日，《光明日报》发表广东省湛江地区报道组、化州县报道组的文章《培训赤脚医生是公社卫生院的一件大事》，其主要内容介绍如下。

广东省化州县南盛公社卫生院党支部在帮助公社办合作医疗的过程中，注意培训"赤脚医生"，着重抓好三个环节：一是联系医疗实践中碰到的问题，有重点地提高"赤脚医生"治疗常见病、多发病的技术，如图 3-14；二是大力推广和使用中草药（这是节约合作医疗资金、巩固和发展合作医疗的重要一环）；三是摸清农村疫病流行的规律，帮助"赤脚医生"学会防病的知识，做好预防工作。此外，由于在应用中草药治病的过程中，有时效果不显著，有的"赤脚医生"对采集和使用中草药不够积极大胆，为增强"赤脚医生"的信心，南盛公社卫生院做了几方面的工作：第一是带领"赤脚医生"到群众中去，登门拜访老社员、老草医，虚心学习他们用中草药防病治病的经验，收集民间秘方、验方进行整理应用；第二是定期召开"赤脚医生"业余学习会，交流使用中草药的经验，如图 3-15；第三是组织"赤脚医生"到使用中草药成绩突出的先进单位参观学习。通过上述方法，"赤脚医生"大胆应用中草药防治常见病、多发病，收到了较好的效果。

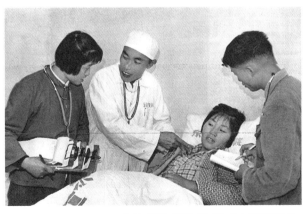

▲ 图 3-14　　　　公社医院医生带领"赤脚医生"
进行临床实践

1949

新 中 国
地 方 中 草 药
文 献 研 究
(1949—1979年)

1979

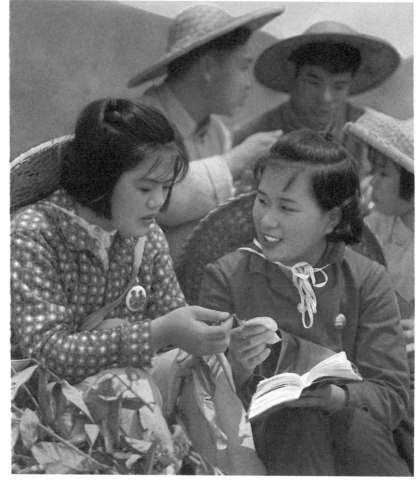

▲图3-15   互帮、互教、互学

公社卫生院之外的其他许多部门都主动地参与了"赤脚医生"的培训和教育工作，这些部门包括巡回医疗队、当地医院、中医学院、卫生学校、医药公司和解放军医疗单位，等等；他们的培训不存在隶属关系，没有上下级之分，多属不定期的，但水平往往要高于公社卫生院的培训。当然，也有部分"赤脚医生"根本没有经过任何培训，仅凭一两本《赤脚医生手册》，自学成才。

1. 巡回医疗队培训

毛泽东同志做出"六·二六"指示后，许多医疗单位自发组成了巡回医疗队，到农村去为社员群众防治疾病。在这个过程中，巡回医疗队还主动担当起对"赤脚医生"的培训和教育工作。

陕西中医药大学（原陕西中医学院）的康兴军教授当年就是

"赤脚医生"。在参加农村"赤脚医生"培训班以前，他曾参加过解放军巡回医疗小分队的培训。据他回忆，毛泽东同志"六·二六"指示发表后不久，各级医疗单位均响应号召下基层巡回医疗。解放军某部医疗小分队（主要进行针灸治疗）一行三人巡回到康兴军所在的郭杜公社，在进行医疗工作的同时，还对当地部分知识青年结合针灸的临床实践进行培训。康兴军就积极参加了培训。医疗队给他们每个人发了一本很简易的针灸防治小册子，还有针刺用的针具，又讲解了诸如"头面合谷收，腰背委中求"等简便易记的针灸穴位歌诀，以及简单的消毒技术。之后，巡回医疗人员结合具体病例进行指导，接受培训的学员们当天就开始了医疗实践工作，1～2天后便随医疗小分队开展针灸医疗工作。巡回医疗时，医疗小分队和学员们每到一处，社员们都非常热情，又是端茶送水，又是准备饭菜。医疗小分队和学员们经过询问病情和简单临床检查后就开始治疗。接受治疗的病人很多，很多病人首次接受针灸治疗后病情就有明显减轻，这令医疗小分队和学员们感到十分高兴。就这样，学员们跟着医疗小分队一共工作学习了1个星期。

2. 城市医院培训

毛泽东同志在"六·二六"指示中严肃批评了卫生部"把医疗工作的重点放在城市、只为占人口15%的人服务"的做法，培养医生的方式也只适合城市，而不适合农村。毛泽东同志的指示震动了卫生部门各级单位，城市医院除派医疗队到农村巡回医疗外，也主动承担了培训"赤脚医生"的任务。1968年12月6日上海《文汇报》发表《城市医院改革的尝试》一文，描写上海市徐汇区中心医院改革的情况。医院要求培养"工人医生""赤脚医生"，并要求医务人员"亦医、亦护、亦工，一专多能"。此后，全国各医院就实行所谓"医、护、工，一条龙"，即医生把看病、打针、打扫卫生的工作全做了。由于对用"一根针、一把草"治病的"赤脚医生"的大力宣传，社会上就把原来的"中药"普遍称为"中草药"了。同时，行走在民间的草医大量收集中草药，全国各地到处收集土方、单方、秘方、验方，并整理、编印、发行，甚至于各省地区之间互相赠送，这种运动当时在全国开展得如火如荼。

3. 中医学院培训

各地中医学院在开门办学中都承担了培训"赤脚医生"的任务，他们的培

1949

新中国
地方中草药
文献研究
(1949—1979年)

1979

训多数不是针对从零开始的"赤脚医生",而是对已经有一定实践经验的"赤脚医生"进行深造,属于比较高级的培训。各中医学院的培训形式多样,或是办班,分配听讲名额给有关单位;或是应邀为某些单位培训;或是深入基层开门办学(图3-16)。

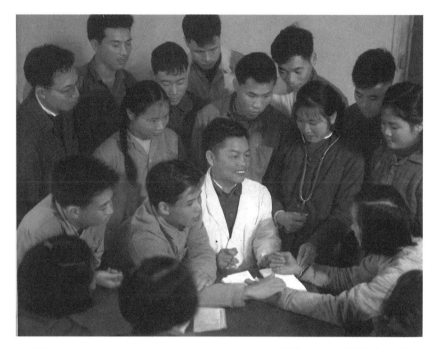

▲ 图3-16　　　　　　　　　　　　　　　　师生向有经验的中医学习

　　上海中医药大学(原上海中医学院)叶显纯教授当年就参加过多种形式的"赤脚医生"培训工作。上海中医学院曾在上海市郊区的川沙、南汇、江镇、奉贤等地开办"赤脚医生"高级培训班,多是一二十人一班,3个月一期。最初的培训没有教材,都是结合当地草药讲授中草药知识,且不仅讲授应用知识,还讲授理论。参加培训的"赤脚医生",大部分在公社卫生院培训过(卫生院有定期培训任务),都有一定的基础,是来上海中医学院继续深造的;他们学过以后就回到乡村,努力工作,在当地很有名气,不少人后来还到卫生院工作,成为有编制的国家干部。上海中医学院后来成立的南汇分院、奉贤分院等,基本招收的都是"赤脚医生"。上海中医学院还在吉林延边开门办学,深入到珲春、龙井等几个县,分期派教师前往;还给部队培训过"赤脚医生"——

卫生员。其实上海中医学院最早培养的就是部队的卫生员。

"赤脚医生"的课程，不仅涉及草药，也涉及少量西药。因为条件限制，草药还是主要的治疗手段，因为农村的医疗问题不依靠草药很难解决。在草药方面，"赤脚医生"常常比中医学院的教授还熟悉，因此，他们互相学习，教学相长。当时，师生同吃、同住、同劳动，学员生病，师生还共同参与治疗。一次，叶显纯在江镇讲课，3天的时间，要把中药学课程全部讲完，上午、下午、晚上连轴转，最后讲得喉咙肿痛发炎，说不出话来。他自己用白萝卜治好了，用实践又给"赤脚医生"上了一课。还有一个"赤脚医生"急性阑尾炎发作，用芒硝外敷，内服中药治好了。还有一个学员月经量多，吃了1付药就好了。教学过程中出现的一个个鲜活的医疗实践例子，使学员们认识到，中医不是空口说白话，而是切切实实有效的。

叶显纯在南汇县中心卫生院实习期间，还遇到过一位小便不通的农民病人。该病人先后在公社卫生院做过几次导尿术，但术后即复发。南汇县中心卫生院诊断为急性尿潴留，病因待查，将其收于观察室，给予导尿并建议中医会诊。叶显纯带领"赤脚医生"学员同往诊视，认为是湿热内蕴，膀胱气化失司所致，当清化湿热，温运膀胱气化，以通利小便，方用滋肾通关丸合五苓散，并改用汤剂加减。当时一位有经验的"赤脚医生"建议配合针灸治疗，于是选择气海、关元、三阴交诸穴针灸。次日调整处方，3日后病人基本恢复正常，投以补气为主的保元汤扶正。这件事情给叶显纯留下了很深的印象，后来出版的《叶显纯论方药》一书中就收录了这一病案。

4．医学院校和卫生学校培训

除中医学院外，以西医教学为主的医学院校也积极参与"赤脚医生"的培训工作，而且所教授的内容也是以中医内容为主。

如当年的《皖南医学院学报》曾登载了皖南医学院培训"赤脚医生"的经验。皖南医学院曾在安徽省东至县昭潭区举办为期5个半月的大队"赤脚医生"培训班，这次培训的目的是：提高"赤脚医生"的医疗知识、技能，特别是中医、中草药的知识，以坚持中西医结合的方向，贯彻预防为主的方针，用"一根针、一把草"为群众服务，为巩固和发展合作医疗服务。培训班根据农村医疗卫生工作的实际需要，贯彻了"少而精"和理论联系实际的教学原则，安排

1949

新 中 国
地方中草药
文 献 研 究
(1949—1979年)

1979

了政治学习（每周半天）、生产劳动（每月 1～2 次），开设了中医基础理论、中草药（包括制剂）、针灸及新医疗法等课程，举办了中医临床、农村外伤、战伤救护、农村急救药、农村卫生和计划生育等方面的讲座，使学员在德、智、体诸方面都得到发展。通过 5 个半月的培训，绝大多数学员能够认识和运用中草药 100～150 种，学会了制作丸、散、酊、膏、丹等制剂，能掌握针灸穴位 100 个左右；对于农村常见病、多发病，如胃溃疡、风湿病、关节炎、支气管炎、肠炎、细菌性痢疾、感冒、哮喘、头痛、贫血、高血压等，能够初步独立按中医理论运用四诊八纲明确诊断，开出处方；对一些急症，如急性阑尾炎、小儿高热、急性黄疸型肝炎、胆道蛔虫病、大叶性肺炎、小儿肺炎等也能进行诊断和处理；在开展农村卫生工作、开展水管粪管的处理工作和开展卫生预防工作方面，也掌握了一定的知识。5 个半月中，培训班学员在教师带领下，以中医中草药共治病 3000 余人次，针灸 1300 余人次。[1]

　　卫生学校属于医学中等教育，更适合进行"赤脚医生"的培训。1975 年 12 月 11 日，《人民日报》刊登了陕西省神木县半农半读卫生学校党支部的文章《面向农村，深入开展教育、卫生革命》。神木县半农半读卫生学校建于 1959 年，培养了 684 名"赤脚医生"。文中介绍了他们的 4 种做法，其中第四种是从农村实际出发改革教学。通过实践，他们将学制由 3 年改为 8 个月和 1 年，专业课由 20 多门改为 5 门。他们曾组织师生深入农村进行调查研究，查清本地常见病 130 多种，其中多发病约 60 种，同时收集土方、单方、验方 2000 多个，摸清当地产的 170 多种中草药的分布、性能和用途。在此基础上，他们编写出中西医初步统一的，基础与临床、预防与治疗结合的《常见疾病防治学》《常用诊疗技术

[1] 本院赴东至县昭潭区小分队. 认真培训赤脚医生，办好合作医疗 [J]. 皖南医学院学报，1974（2）：8-9.

学》《药物学》3种专业教材和《神木土、单、验方汇集》《神木地产药材介绍》2种辅助教材。

5. 医药公司培训

有些地方的医药公司也主动加入培训"赤脚医生"的工作中，而他们的培训内容明显是以中草药知识为主。如1974年2月9日《人民日报》刊登了新华社的电讯《庄河县医药公司积极培训制药骨干——帮助农村社队采种、自制中草药》。辽宁省庄河县医药公司积极为农村培训制药骨干，帮助基层发展药材生产，促进了合作医疗事业的巩固和发展。1966年以来，庄河县医药公司面向农村，不断改进药品供应业务，除了在全县各公社普遍设立批发点，实行送药、收款到门外，还先后为大队卫生所举办中草药学习班11期，培训制药骨干170多人。由于学会了制药，许多大队卫生所办起了"土药厂"，自采、自种、自制中草药，从而降低了医药费用，也广泛利用了自然资源。庄河县医药公司还供应药种1000多斤，帮助全县大队卫生所栽植各种中药材270多亩。此外，他们还收集许多民间验方，提供给各大队卫生所，作为制药、用药上的参考。

6. 解放军医疗单位培训

解放军各级医院、卫生所等在"赤脚医生"的培训中也起到了积极的作用。

1976年1月30日，《人民日报》刊登了《解放军医院热情扶植新生事物》一文，介绍湖北省军区某部156医院积极为群众防病治病和培训"赤脚医生"的事迹。156医院贯彻毛泽东同志的"六·二六"指示和"为全体军民服务"的方针，派出医疗队，热情地为社员群众防病治病，帮助农村培训"赤脚医生"。1970年以来，他们帮助公社知识青年点建立了卫生室，帮助驻地的生产大队建立并巩固了合作医疗站。他们采用"赤脚医生"训练班等形式，为农村培训"赤脚医生"1000多人。仅1975年他们就在院内外办了7期"赤脚医生"培训班。

图3-17至图3-22，体现了当时的一些情景。

1949

新 中 国
地 方 中 草 药
文 献 研 究
(1949—1979年)

1979

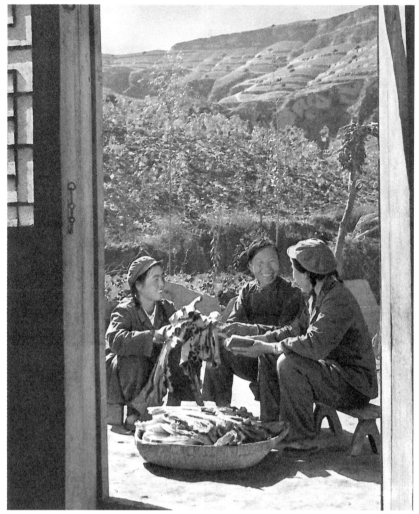

▲图 3-17 穿军装的"赤脚医生"（一）

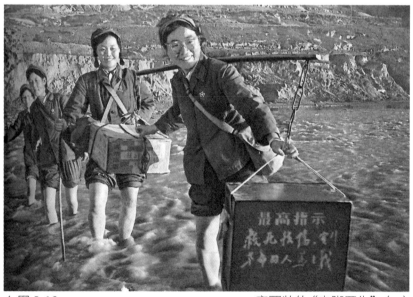

▲图 3-18 穿军装的"赤脚医生"（二）

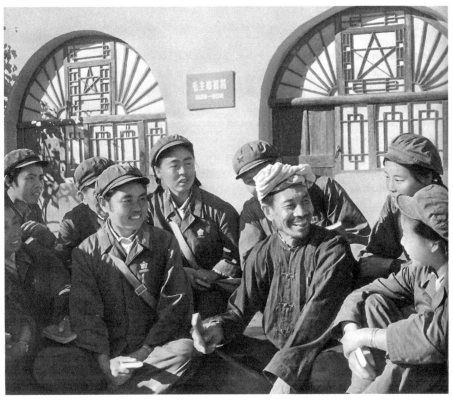

▲ 图 3-19　　医疗队的同志来到延安。他们在毛泽东同志住过的窑洞前，听枣园大队老贫农讲述毛泽东同志的伟大实践

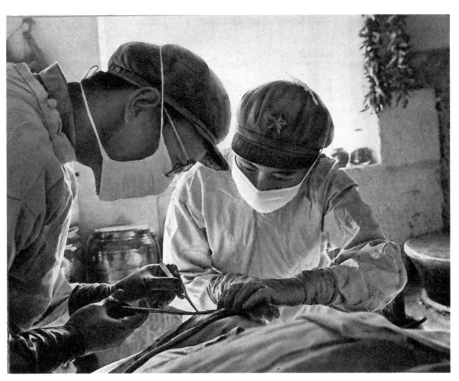

▲ 图 3-20　　　　　　　　　　在炕头上为患病社员做手术

1949

新 中 国
地 方 中 草 药
文 献 研 究
(1949—1979年)

1979

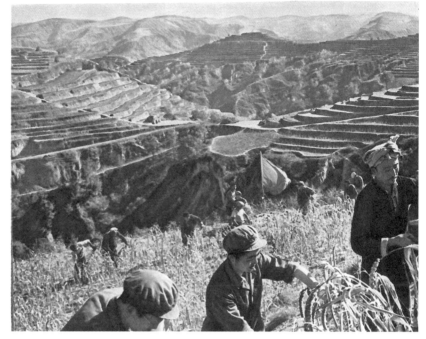

▲图 3-21　　　　　　　　　　　　　　和贫下中农一起收割庄稼

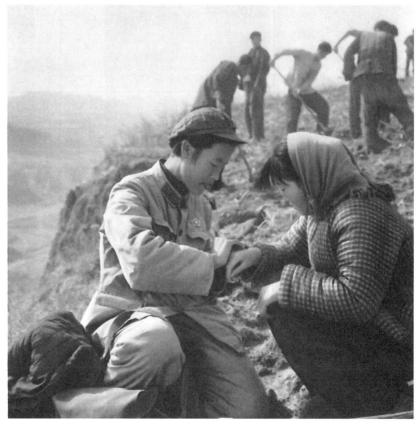

　　▲图 3-22　　　　　　　　　　　　　　　　　巡回在田头

7．其他培训方式

1975 年 8 月 25 日，《人民日报》刊登了《组织赤脚医生和城市医务人员定期交流》一文，介绍了培养"赤脚医生"的经验，并加了编者按："沈阳市第五人民医院为贯彻执行毛泽东同志的'六·二六'指示，组织城市医务人员和'赤脚医生'定期交流；这种做法，对于巩固发展合作医疗，培养'赤脚医生'，推动城市深入开展卫生革命，逐步缩小'三大差别'，有很大的意义。"从前一年（1974 年）开始，沈阳市第五人民医院先后组织了 57 名医务人员分两批到农村生产大队当"赤脚医生"；同时请当地 40 名"赤脚医生"到医院进修医疗技术。"赤脚医生"可以到城市医院来学习，城市医生也可以到农村教"赤脚医生"，我们将这种做法也作为"赤脚医生"的培训方式之一。

中医古籍出版社的伊广谦当年在辽宁省营口市第二人民医院工作，就亲身体会了这种交流，被派往内蒙古自治区伊克昭盟当"赤脚医生"，且一待就是 8 年。在那里，城市医生受到了当地社员群众的热烈欢迎和尊重，很快就和群众打成一片；他们教给当地"赤脚医生"常见病的防治方法和中医药常用知识技术，也从"赤脚医生"那里学会了辨认许多草药，大家互相取长补短，共同进步。伊广谦回忆说：

"我 1970 年去内蒙古，当时辽宁省一次派出 5 个医疗队到内蒙古做战备医疗。沈阳市派出 1 个医疗队，叫 103 医疗队，去翁牛特旗旗政府所在地乌丹镇。大连市派出 3 个医疗队，分别是 111 医疗队，去赤峰县初头朗公社；112 医疗队，去敖汉旗四家子镇公社；110 医疗队，去宁城县。营口市派出 1 个医疗队，叫 113 医疗队，去喀喇沁旗那儿村，就在当地王爷府所在地。我当年在营口市第二人民医院，参加了 113 医疗队，整个医院一共派出 100 人左右，做战备医疗。我们直接入住喀喇沁旗的王爷府，王爷府内有现成的房子，稍加装修，就用作医院。医院的级别很高，是归盟里的卫生局直接管理的。

"当地的医疗状况很差，药物匮乏，医护人员少，医疗人员的技术也不高。我们去那里一是为了备战，二是为了提高当地的医疗水平。因为是作为战备医院，所以医院外科实力比较强。我在内科，记得当时治疗的主要疾病有地方病——克山病，还有慢性气管炎。我们还参与了中西医结合治疗急腹症、慢性肾炎、小儿肺炎、肝硬化腹水、溃疡、结核性腹膜炎、急性肾炎、小儿舞蹈症、尿潴

1949

新 中 国
地方中草药
文 献 研 究
(1949—1979年)

1979

留等。记得当时我用三子养亲汤治疗痰湿蕴肺型气管炎，用麻杏石甘汤治疗肺热型小儿肺炎，都取得了良好的效果。这个医院在当地属医疗水平很高的医院，治疗效果也好，因此，不仅是喀喇沁旗的病人，其他旗的病人也大老远地赶过来治病。

"空余时间我也和当地的一些药农到附近的山上采收中草药，柴胡、升麻、白鲜皮、贯众、甘草、小檗、麻黄、穿山龙、玉竹、黄精、沙参、地榆、瞿麦、萹蓄、车前、大蓟、小蓟等都是当地比较常见的药材。

"我1970年到内蒙古工作，当时只有二十几岁，而且一干就是8年。直到1978年我才又回到营口。后来我考取了中国中医研究院（现中国中医科学院）的研究生到了北京。我把我最宝贵的青春都奉献给了这片美丽的大草原。"

自学者在"赤脚医生"中也占有一定比例。在一些边远地区，不少"赤脚医生"没有机会参加公社卫生院培训，也没有赶上其他学习的机会，但为成立合作医疗站就先行上马了，这在当时叫"在干中学"。陕西省中医药研究院的研究员郑怀林就是一个例子。当年他在合作医疗站，从抓药、制药、做医助开始，经过了3个月时间的勤奋学习，熟练地掌握了中草药柜中的二三百种中药的形态、质地、炮制、功用、配伍宜忌等基本知识和技艺。除了常请教和主动配合调剂的老药工之外，他还时常抽空到医疗站隔壁的杜城药材店向老药工请教，看他们如何蜜炙、土发、麸炒中药。老药工向他传授了许多经验：蜜丸或蜜炙，炼蜜要达到"滴水成珠"的状态，否则不算到火候；切原果槟榔，要泡软之后，用铁夹夹住，否则最容易造成刀伤，甚者会切断手指；黄芩切前只需漫浸些清水，以湿水的麻袋蒙盖，万不可大水泡，因为这样会减药性，且须在晴天中午太阳暴晒时切片，并及时晾晒，如此则黄芩的颜色正黄，若阴天或早晚切黄芩则其色泽铁青。老药工还告诉他，老鼠越偷吃巴豆越精神，而人则不能，过去用的通关散中就有巴豆霜，当药一下咽，人很快就得跑步入厕；内服巴豆不宜超过1

分，即不宜超过 0.3 克，如果过量，则可能中毒；服用巴豆不宜食热饭、热汤，以免腹泻不止，而凉水可缓解巴豆毒；大黄与巴豆都是泻药，但大黄性寒而巴豆性热，腑病多热者宜用大黄，脏病多寒者宜巴豆。老药工还讲，青化有一位姓杨的老中医，善用攻下法，认为"有病没病，先把肚子打折净"，好用酒军，即黄酒九浸九蒸大黄，其性较缓，药效也好。然而县城中的一位"小儿王"则好用巴豆霜，大凡小儿咳喘、食积、便秘，必用巴豆霜，见泻饮凉水一盏，泻即止，病已去大半。郑怀林虚心向老药工学习，学会了很多用药和制药经验。白天，郑怀林认真学习打针、包扎、取药、炮制药物；晚上，他结合白天所见、所闻和所想，翻阅医书。当时他主要看的是《乡村医生手册》《赤脚医生手册》，其中有许多中草药知识。有一位曹老师原来打算学医，后来因故放弃，就将一箱中医书送给了郑怀林；郑怀林还从大队红卫兵收缴的图书中拣回了《笔花医镜》《伤寒舌镜》《药性四百味》《诊脉法》，从朋友那里得到了《医学三字经》等书。在当时那种知识贫乏的环境中，拥有如此丰富的中医书籍，实属难得，他如饥似渴地学习着。郑怀林自学还有一个很重要的条件：他们医疗站在老于家祠堂，前身曾是杜城联合诊所所在地，留有大量的中药处方存根。那时，由于纸张缺乏，药房的老药工就用旧的处方存根来包药。郑怀林意识到这些处方存根保存了当地疾病谱的资料、老医生的治疗方案和思想，就在空暇时间翻看，一页一页、一本一本地看，白天一有空闲就看，晚上往往一直看到深夜，甚至夜里醒来想起这些处方存根就拉开电灯继续翻阅；看到一定阶段，他逐渐琢磨出其中的味道，于是就把特殊的、有共性的、有地方特色的东西记下来，这就奠定了他日后使用中草药配方的思维基础。

从上述资料中不难看出，把中草药知识技术传授给"赤脚医生"是培训工作的重点。事实上，无论是西医还是中医，速成的培训方法都难以造就真正的大医。但中医药比西医具有明显的优势：中医药知识可以结合当地实际情况，较为迅速地被"赤脚医生"掌握和应用；大多数中草药毒副作用小，不至于像某些西药一样容易出现危险；用中草药治病可以少花钱，甚至不花钱，这也是它最大的优势。

1949

新中国
地方中草药
文献研究
(1949—1979年)

1979

（四）"赤脚医生"的服务对象

"赤脚医生"是社员群众选拔出来的，其服务对象无疑是社员群众。"赤脚医生"不脱离农业生产劳动，和社员群众是"你中有我、我中有你"的关系。大多数"赤脚医生"对农村、对社员有着深厚的感情，他们不是未出五服的亲戚，就是抬头不见低头见的邻居。知识青年"赤脚医生"虽是外来的，但也是来接受贫下中农"再教育"的，社员如此信任他们，他们也常常对社员怀有深厚的情感。在这种绵绵的情感助力下，他们往往能自觉地利用各种机会学习钻研医疗技术，许多"赤脚医生"都有在自己身上试针、自己试服验方的经历，这种事情在现在很多人心目中是无法理解的，但在当时人们却认为这是天经地义的，是自觉自愿的。他们在治病过程中可以体贴入微，也可以嬉笑怒骂，但都是那么随意得体，因为他们是自己人。作为病人的社员群众对于"赤脚医生"也满怀信任，因为他们是"邻家大侄子""东屋小妮"，社员群众看着他们长大，知道他们的为人，即使是外来知识青年，也是经过考验的。因此，我们发现偶尔的医疗事故在信任的氛围内被化解了，人们相信，这些娃子是尽了力的，"治得了病治不了命"。

在当时农村仍然是县、乡、村三级公共卫生和医疗服务网络，遍布每个农村社区的土生土长的"赤脚医生"队伍和以村为单位的合作医疗制度是最基层的一级，上级是公社卫生院，再上一级是县医院。"赤脚医生"一般并不担负治疗疑难重症的职责，主要承担预防为主的工作，在公共卫生及预防流行病、传染病和小病小伤的初步治疗等方面发挥着重大作用。至于在偏远地区，他们就要负担更重的任务了，因为在条件较好的地区疑难重症会被转到上一级医疗机构处理。

"赤脚医生"和合作医疗承担得越多，经费就越节省。他们不能不求助于最可靠的针灸和中草药。

（五）"赤脚医生"与中草药

在20世纪70年代仅有的一二十部国产故事片中，有2部是反映"赤脚医生"生活的，其中一部是《红雨》，电影的主题歌《赤脚医生向阳花》是由著名歌唱家郭兰英演唱的，其歌词为：

赤脚医生向阳花，贫下中农人人夸，一根银针治百病，一颗红心暖千家。

出诊愿翻千层岭，采药敢登万丈崖，迎着斗争风和雨，革命路上铺彩霞。

赤脚医生向阳花，广阔天地把根扎，千朵万朵红似火，贫下中农人人夸。

歌声浪漫地描绘了"赤脚医生"的生活。一把草药、一根银针，是"赤脚医生"的主要治疗工具。他们活跃在田间地头，翻山越岭采集中草药，跋山涉水地出诊为村民看病，还为社员群众进行疾病预防的宣传（如图3-23），有时候维护公共卫生也是他们的工作。当年的"赤脚医生"多数由一二十岁的青年担任。他们风华正茂，求知欲强，多数具备一定文化知识。在他们的记忆中，当"赤脚医生"的那段日子是一段阳光灿烂的日子，给青春留下了刻骨铭心的印迹。

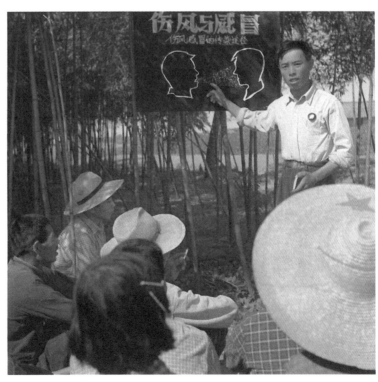

▲ 图 3-23　　　　　生产队卫生员为贯彻预防为主的方针，
　　　　　　　　　　积极向社员群众普及卫生常识

1949

新 中 国
地 方 中 草 药
文 献 研 究
(1949—1979年)

1979

提到"赤脚医生",经历过的人都不会忘记《春苗》。1970年初,上海市委对各个文艺团体发出号召,要求按照"文艺要为工农兵服务"的精神,大抓文艺创作。不久,上海电影制片厂将黄珏祥和王桂珍的事迹作为选题进行创作,组成了《赤脚医生》创作组,到江镇公社深入生活。一年之后,编排完成的舞台剧一经公演,立即引起了轰动。春苗的饰演者李秀明成为当时青少年心目中的偶像。

图3-24就是"赤脚医生"王桂珍在"江镇公社'赤脚医生'活学活用毛泽东思想讲用会"上介绍自己的学习体会。

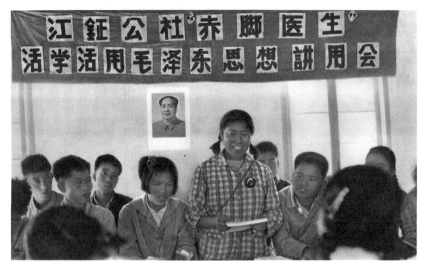

▲ 图3-24　　　　　　　　　　　　　　　　　　"赤脚医生"王桂珍

《红雨》《春苗》这些影片,生动地再现了"赤脚医生"在风雨中采药等生产生活情景。现实生活中的"赤脚医生"也的确是这样,他们在长期的实践中具备了宝贵的采药治病经验。"赤脚医生"与中草药有着天然的和必然的联系,这是因为:第一,由于经济上的原因,农村缺医少药的状况完全依赖西医西药是无法解决的,而中草药价钱便宜,少花钱甚至不花钱就能解决问题;第二,广大农村,尤其是山区,有着广泛的中草药资源,农村就是一个天然的草药仓库,资源的蕴藏量很大,药源门路宽广,足以保证广大群众的需求,且采集、使用方便，可就地取材；第三，中医中药比起西医西药来，较易掌握，且危险性小，可以在干中学、边干边学（如图 3-25，为中草药学习资料），且草药是当地生、当地长的，名称、形状好认又好记，对各民族卫生员来说，更容易掌握；第四，也是很重要的一点，就是农村有良好的传统文化基础，农民信任中医药，历史的积淀和影响使得中草药文化和知识在我国广大农村有着广泛的覆盖面，中草药以及土方、验方、土药、针灸等治疗疾病的方法，在民间具有良好的群众基础。

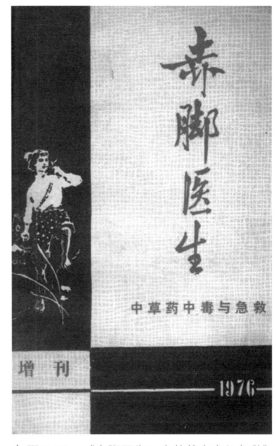

▲ 图 3-25　《赤脚医生：中草药中毒与急救》

当时非常有名的还有来自云南省中甸县翁水大队的一名藏族"赤脚医生"——青翁。1970 年广州交易会时，"赤脚医生"青翁被推选为当年全国的六位英雄人物之一。她行医时走村访寨，治愈了很多病人，大大减轻了病人的痛苦。《人民日报》1970 年 12 月 23 日刊登了青翁的一篇自述文章《自觉改造世界观，全心全意为翻身农奴服务》。她在文中详细论述了自己在毛泽东同志哲学思想的指导下改造世界观，努力学习医药学知识，成为一名合格的"门巴"（藏语医生的意思）的心路历程。1973 年《红旗卷起农奴战》一书也收录了青翁的《党培养我当了门巴》一文，这篇文章讲述了她作为"赤脚医生"治病救人的生动事迹。由于"赤脚医生"青翁的事迹影响很大，国家指派著名画家丁绍光为其画了三幅水彩画像；迪庆州文工团吴瑰根据她的先进事迹，编写了《红色门巴上大学》，并由邓虹、普祜中编曲，在云南省第二次文艺调演演唱。青翁的事迹在 20 世纪 70 年代还被拍成纪录片、绘制成小人书。

1949

新　中　国
地 方 中 草 药
文 献 研 究
(1949—1979年)

1979

　　2008 年 5 月，我们课题组在陕西省召开了一次"中草药运动研讨会"，会议上有不少代表就是当年的"赤脚医生"，他们生动地回忆了当年的情景。

　　例如，62 岁的陕西省杨陵区中医医院院长穆毅，当年就是一个"赤脚医生"。1967 年，他拜太白山名老草医李白生为师，上太白山采集中草药。太白山气候垂直变化明显，"一日可历四季"，植物种类繁多，不仅有铺满岩石的苔藓、遍布山坡的野草，还有悬挂枝头的松萝，就连被称为"72 种七药"的太白七、金牛七、头发七等名贵草药也到处皆是，随手可得。这里真是一座天然药库，取之不竭，用之不尽。在李白生的指导下，经过三年的不懈努力，穆毅不仅熟悉了 600 余种植物类中草药的性味功效，而且还能实际运用这些中草药治疗常见病、多发病及部分疑难病，疗效显著。1969 年经社员大会通过、杨陵公社党委批准，穆毅担任穆家寨大队合作医疗站负责人。5 月穆毅带领采药队上山采集中草药，至 9 月底，共出动 3 次，每次 6 ~ 9 人。他们先后从眉县汤峪到太白山，周至县马召镇到东西老君岭、代马河、厚畛子一带，采集中草药 3000 余斤，从渭河滩、漆水河畔、田间地头采集当地中草药 1000 余斤，充实了医疗站的药库。这些药物中少部分是党参、猪苓、独活、防风、远志等"官药"，即中药，大部分是太白花、太白茶、桃儿七、长春七、红毛七、灯台七、追风七、鱼腥草、补血草等草药。随后 10 年中，大队每年派 4 ~ 6 人的采药队在本地及山上采集中草药，一直坚持到 1979 年。在采挖中草药的时候，有两件事情对穆毅等人触动很深。一次是 1969 年在周至县西老君岭的官成岭上采药时，与他们同住一个地方的药农魏荣章在采药过程中右脚被毒蛇咬伤，伤势发展迅速，不到 2 小时，右腿全部肿起，病情十分危急。穆毅他们迅速在阳面坡上采到一枝蒿，又在水沟中采到一支箭，将这 2 种草药鲜品捣烂后外敷伤口，并熬汤药内服。1 天后病人右腿肿胀全消。如果当时该病人没有用当地的草药及时治疗，而转送到距此 50 千米的周至县医院，很可能会延误病情，后果将不堪设想。另一次是他们在宝鸡县颜家河的南山大队采药时，房东黄老汉哮喘、气管炎发作 7 天以上，发热、咳喘、痰多、气短，因距离宝鸡县县城太远，即使到附近的颜家河车站也有 15 千米，加之其家庭经济状况十分困难，所以病人不愿去治疗，导致病情越来越重。穆毅他们到黄老汉家后，查看了其病情，便在其家房前屋后采到了山棉花根、水葫芦七、穿山龙、荔枝草等 6 种草药给病人服用。用药 2 天后，病情明显好转，能下床活动；7 天后便能料理家务。老汉和其家人感激万分。穆毅告诉老汉，这些药都是在他们家周围不远处采摘的，并带他们认识了这些草药。老汉认识到用中草药来给自己和别人治病防病，既省钱，又不必远路求医，是一件很好的事情。穆毅他们除自己采集中草药以外又开展了种植中草药的活动。大队拨了 2 亩地作为医疗站种药基地，医疗站在县药材公司的指导下分别种植了地黄、党参、白术、潼蒺藜、荆芥、紫苏等 10 余种中草药。这些药一部分作为医疗站自用，一部分出售给国家，所得现金纳入医疗站收入，以作购买西药费用及办公费用。自种中草药不但补充了医疗站的资金及用药，而且还带动了生产小队的种药事业，为大面积种植中草药打好了基础，起到了示范作用。如大面积在玉米地套种潼蒺藜和川芎，使每亩增加了近百元收入，这在当时的经济状况下可算是生产小队一笔不小的收入了。

西安神龙中医医院院长毛水龙当年虽然不是"赤脚医生"，但担当了"赤脚医生"的部分工作。毛水龙家在太白山脚下，1967 年他中学毕业回到家乡，第二年 10 月被竹峪人民公社东方红大队（谭家寨）派往泥峪河水库东方红工程连担任连队文书工作，一干就是 2 年。由于水库工地缺医少药，毛水龙又兼任了连队的医疗服务工作，用中草药防治疾病，类似村里的"赤脚医生"。他们连队住在水库下边的半山坡边，毛水龙利用每天下午收工后，或雨天不出工，或进深山作业伐木砍柴等机会采集药材，2 年中共采集了 800 多种中草药，在毛水龙居住的近 30 平方米的连部茅草窝棚中，摆放着他采集的中草药，小小的房间，除办公桌、床外全摆放、挂满了采集的中草药，简直是一座药材库。毛水龙的父亲是个草药医，他虽然随父亲学习认识了 400 多种常用中草药，但对于采集到的近 1/2 的中草药还不认识。当时可参考的书籍稀少，毛水龙便向老药农请教，并逐一记录。为弄清一些草药的性味，他还一一口嚼品味，仔细记录。此外，

1949

新 中 国
地 方 中 草 药
文 献 研 究
（1949—1979年）

1979

他还自制了电炉，用于煎煮草药内服品味。虽有多次中毒经历，他却由此总结到了不少亲身经验，还自医了因长时间淋雨引发的腰腿痛、头痛病，大大增强了自身的体质。他努力学习的中草药知识，很快就派上了用场。当时在水库工地出勤的民工均为重体力劳动者，常患有腰腿痛、胃肠病、风寒感冒等病。工程司令部及工程连根本没有医疗条件，毛水龙采集的中草药就成为治疗民工们常见病的唯一办法。若哪位民工患病，毛水龙便用中草药配方诊治，不收取任何费用，以本连民工为主，也为外连队民工服务。他还对治疗后的病人进行随访追踪，了解其服用后的情况，详细记录，总结经验。例如，一魏姓民工，年近六旬，诉说因劳累过度而腰腿痛、浑身痛、咳嗽吐痰，毛水龙便运用桃儿七1克、葫芦七10克、荞麦七12克、红三七10克、灯台七12克、长春七12克、千里光12克、捆仙七12克配剂。服用1周后（1付服2天、6次，开水浸泡），病人症状消失，体质恢复。经病人要求，又让其服用3付用于巩固。15天后，病人找毛水龙询问说是否给其配制的药剂中有壮阳药，毛水龙说没配；病人告知毛水龙说，自己性无能已有10年之久，服药后不但腰腿不痛了，还起性了。毛水龙便在有限的资料中查阅，未见以上组方药有壮阳作用的相关报道。为了证实药效，毛水龙对十几例腰腿痛病人应用此方，发现95%的病人都有不同程度的共感。因此，毛水龙认为，对于药物的功效，尤其是中草药的功能主治，只有不断总结临床经验才能不断地深化认识，而不应仅凭书面文字的记载去断定药物或方剂的功效。在工地民工中，中老年的牙痛病比较常见，毛水龙应用白马七10克、地骨皮12克、白薇10克治疗，一般3付即愈。对于龋齿病人，用透骨消研粉少许于患处，可即时止痛。夏秋季节工地民工最常患的病是胃肠炎，因民工的生活用水均从河道取、不太干净，毛水龙用荞麦七15克、红三七12克、红苕七15克、地榆20克、千里光15克、马鞭草12克治疗，一般2付即可。冬季风寒感冒、上呼吸道感染的病人较多，毛水龙用桃儿七1克、葫芦七 15 克、朱砂七 10 克、七星剑 10 克、千里光 15 克、四叶七 10 克、捆仙七 12 克、凤尾草 10 克、长春七 10 克、灯台七 10 克治疗，一般 3 付，多则 7 付即可治愈。在为众多的民工应用草药防治疾病的过程中，此类病例不胜枚举。

福建省永安市中医院的马华强 1967 年毕业于晋江专区卫生学校（现泉州医学高等专科学校）中医班，在校期间除了学习中医知识以外，还学习了草药课程。他 1971 年回到永安县后，永安县农村大队都已办了合作医疗站，且为了节省医疗站开支，提倡用"一根针、一把草"治病。永安县卫生局要求马华强承担"赤脚医生"的草药培训工作。办培训班必须要有一个草药标本基地，永安县城郊卫生院位于城乡接合部，内有一块空地，正合用。马华强和该院中医科人员，深入到永安县各山区，甚至到漳平市山区，挖取草药活标本种在花瓶内，并将每种草药用木牌标上名称、性味、功效、主治、注意事项等内容供每期的"赤脚医生"培训学习使用。永安县当时每年都要举办 2 ~ 3 期"赤脚医生"培训班，他们除了教授中医、西医知识外，还将草药知识作为重点进行教学，并在教学期间常带领学员上山实地采集、识别草药。通过应用草药治疗各种常见病、多发病的多年实践，永安县各医疗队筛选出了许多简便有效的中草药：如治疗慢性类风湿关节炎、慢性肾炎的雷公藤根，治疗各种痛风、关节痛等的裂叶秋海棠（本地称红茶）根，都具有很好的效果。现在永安市农村村一级卫生所医生大部分都是当年的"赤脚医生"，他们为永安市乡村的防病治病做了大量工作。

河南省中医药研究院的刘道清 1968 年毕业于河南中医学院（现河南中医药大学），被分配到河南省长垣县城关公社。当时正赶上合作医疗和"赤脚医生"运动的开展，作为当地高级知识分子的他自然而然地担任了培训"赤脚医生"的工作。在教学中，刘道清有意识地结合当地资源特点，重点讲授农村容易采集到的药材。如蒲公英，在长垣县到处都有，而且质量很好。长垣县古称"蒲城"，据说因那里的蒲公英最地道，才有"蒲城"之称。刘道清先到地里采了几棵蒲公英让学员们辨认，使他们能够自己采集，再讲解这种药物的功能与主治。学员们听起来觉得挺有意思，也觉得很实用。经过一段时间的学习，"赤脚医生"们大都掌握了针灸的基本技能和许多土、单、验方，回到各自大队卫生室开展工作。他们大多能胜任常见病、多发病的诊断和治疗，并受到了群众的认可及

1949
新 中 国
地 方 中 草 药
文 献 研 究
(1949—1979年)
1979

好评。有时他们在医疗过程中遇到难题，还把老师请去，与他们一起解决问题。

"赤脚医生"的出现，使我们国家用最低的成本支撑起当年的农村卫生工作系统，他们的工作量很大，收入很低，但他们投入了极大的热情，赢得了社员群众的信任。经历过"赤脚医生"时期的人们，每每回忆起那段岁月，都倍感温馨和亲切，许多当事人至今还在怀念曾为自己施诊治病的"赤脚医生"。

三、合作医疗

同"赤脚医生"一样，我们在这里讨论的也是合作医疗与中草药的相关问题，不做其他方面的深入讨论。

1968年12月5日《人民日报》以头版头条加编者按发表了湖北省宜昌地区、长阳县、长阳县人民武装部调查组的《深受贫下中农欢迎的合作医疗制度》一文，并配发了《黄村、良乡公社对乐园公社实行合作医疗制度的意见——贫下中农、农村基层干部、公社医务人员座谈会纪要》。

据报道，1966年12月，湖北省长阳县乐园公社"创造了一种新型合作医疗制度"，其管理办法是"根据社员历年来的医疗情况、用药水平，确定每人每年交1元钱合作医疗费，每个生产队按照参加人数，由公益金中交1角钱。除个别老痼疾病需要常年吃药的人以外，社员每次看病只交5分钱的挂号费，吃药就不要钱了"。湖北长阳县乐园公社是当时中国第一个实行合作医疗制度的地区。

北京黄村、良乡的座谈会，除盛赞乐园公社的做法外，还提了几个现实问题。①合作医疗基金一旦不够用怎么办？②常年吃药的怎么拿药钱？③公社卫生所的医务人员怎样安排？记工分的10个人是否都下放到大队？暂时拿工资的2个人是否留在卫生所里？如果记工分的 10 个人都下放大队，拿工资的 2 个人留在卫生所，那么 2 个人是否忙得过来？原来担负的非农业人口的医疗任务又如何处理？从 1968 年 12 月 8 日起至 1976 年 8 月 31 日，《人民日报》开辟了"关于农村医疗卫生制度的讨论"专栏，讨论时间近 8 年。

（一）合作医疗的产生

《深受贫下中农欢迎的合作医疗制度》一文在当时产生了巨大的影响，以至部分媒体在报道中将湖北省长阳县乐园公社杜家村"赤脚医生"覃祥官称为"合作医疗之父"，甚至至今还有不少文章介绍合作医疗是从 1966 年开始的。其实，这是不准确的。据原卫生部医政司张自宽《对合作医疗早期历史情况的回顾》[1]一文，可知合作医疗最早可追溯到抗日战争时期陕甘宁边区。从 1942 年到 1945 年，在党中央、毛泽东同志的倡导下，各种形式的合作社（包括生产合作、消费合作、运输合作、信用合作等）应运而生，医药合作社也是在毛泽东同志"组织起来"的号召下诞生的。

在 1950 年前后，为了解决广大农村无医无药的问题，东北各省也曾积极提倡采用合作制和群众集资的办法，举办合作性质的基层卫生组织。据原东北人民政府卫生部统计，1952 年东北地区的 1290 个农村区卫生所中，属于合作社营的有 85 个，群众集资举办的有 225 个，二者合计 310 个，占全区卫生所总数的 17.44%。具有保险性质的合作医疗保健制度最早出现于 1955 年农业合作化高潮的时候。那时，随着农业合作化运动的发展，河北、山西、河南等省农村出现了一批由农业生产合作社举办的保健站，这些保健站绝大多数也都是由一个或几个农业生产合作社集体办的，实行看病收费。最早实行"医社结合"，并采取由社员群众出"保健费"的办法，建立集体保健医疗费制度的是山西省高平县米山乡联合保健站。这个保健站，成立于 1955 年春。由卫生部、国务院文教办和山西省卫生厅组成的联合调查组，曾深入高平县米山乡进行调查研究。卫生部和山西省人民委员会（省政府）都相继总结并肯定了米山乡的经验，指出："米

---

[1] 张自宽. 对合作医疗早期历史情况的回顾 [J]. 中国卫生经济，1992，11（6）：21-23.

1949

新 中 国
地 方 中 草 药
文 献 研 究
(1949—1979年)

1979

山乡举办农业社联合保健站的经验，初步实现了走上集体化农民的无病早防、有病早治、省工省钱、方便可靠的理想"，"为农村的预防保健工作建立了可靠的社会主义的组织基础"。至于"社办合作医疗制度"这个提法，最早是由河南省提出的。据河南省卫生厅1960年的一篇报告，可知"社办合作医疗制度"是1956年9月原王店团结农庄创始的。卫生部也曾做过调查，它同山西省高平县米山乡的内容和做法并无差别，只是名称提法不同而已。1959年11月，卫生部在山西省稷山县召开全国农村卫生工作会议，正式肯定了农村合作医疗制度。会后，卫生部写给中共中央的报告及其附件《关于人民公社卫生工作几个问题的意见》，在总结上述经验的基础上，提出了一套基本符合农村实际的，发展农村卫生工作的方针和意见。

1965年3月卫生部组织了3个农村卫生工作队，其中赴湖北省的农村卫生工作队由贺彪带领，到革命老根据地大别山区麻城县蹲点。当时，麻城县是全国仅有的全县坚持合作医疗的一个县。卫生部选择麻城县作为全国农村卫生工作的试点县的目的之一就是要抓好一项重要工作——建立、健全农村三级医疗卫生网，在为农村培养卫生技术人才的同时，研究和探讨改革和完善农村医疗保健制度的经验。在麻城县蹲点1年，卫生工作队做了大量的卓有成效的工作，使麻城县全县的农村卫生工作面貌有了明显改变。在如何对待合作医疗方面，卫生工作队给予了大力支持和具体指导。他们不仅做了大量的调查研究，总结了经验，而且还帮助麻城县委、县政府制定了《关于加强合作医疗管理若干问题的规定》和《麻城县合作医疗暂行管理办法（试行草案）》，对巩固和完善农村合作医疗保健制度起到了积极的作用。关于农村合作医疗的历史许多学者已做过考察，此处不再赘述。

合作医疗的普遍推广，是在1968年以后，它与覃祥官和乐园公社杜家村大队卫生室有很大的关联。1966年8月乐园公社杜家村大队卫生室成立。大队卫生室采用了合作医疗制度，农民每人每年交1元合作医疗费，大队再从集体公益金中人均提留5角作为合作医疗基金。除个别需要常年吃药的人外，群众每次看病只交5分钱的挂号费，而吃药就不要钱了。同时，以"三土"（土医、土药、土方）、"四自"（自种、自采、自制、自用）为特点，大队卫生室和小队土药房都开辟了药园，种植常用且容易种植的药物。大量的廉价中草药和自制成药充实了卫生室、土药房，减少了合作医疗经费的开支，减轻了农民的负担，做到了"有病早治，无病早防""出钱不多，治疗便利；小病不出寨，大病不出队"，所以这种合作医疗制度深受广大农民群众的拥护。如图3-26，可反映出大队卫生室的情况。

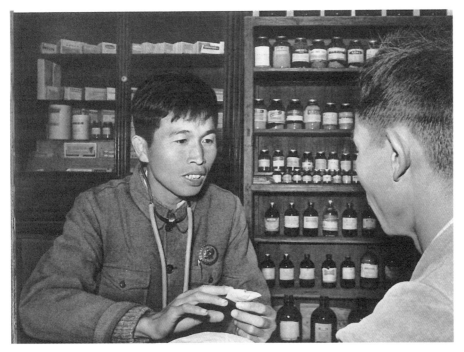

▲图3-26　　　　　　　　　　　　　　　　　　　　大队建立了卫生室

　　1968年下半年一份反映乐园公社合作医疗情况的调查报告被送到中南海，立即引起毛泽东同志等中央领导的高度重视。《人民日报》转发了题为《深受贫下中农欢迎的合作医疗制度》的调查报告，并加了编者按，称合作医疗是一件新事物，称赞共产党员、杜家村大队卫生室赤脚医生覃祥官是"白求恩式的好医生"。之后的1年间，《人民日报》连续推出了24期有关农村合作医疗制度的大讨论和报道。农村合作医疗在全国各地如雨后春笋般涌现出来，据报道，当时全国95%以上的农村陆续推行了合作医疗。

1949

新 中 国
地 方 中 草 药
文 献 研 究
(1949—1979年)

1979

1. 合作医疗的经济管理模式

合作医疗、农村三级医疗保健网和"赤脚医生"曾一度被认为是中国农村医疗服务的"三大法宝",曾经惠及多数农村居民,被世界卫生组织和世界银行给予高度评价,被誉为"以最小投入获得了最大健康收益"的"中国模式"。[1]

国际卫生组织和卫生行业的人士对中国农村的合作医疗及"赤脚医生"现象大为赞叹、感慨,并视其为"发展中国家解决卫生经费的唯一范例"。[2]同时,其还被誉为成功的"卫生革命"。[3]

许多学者对合作医疗的性质进行了深入研究。林闽钢指出,合作医疗是在合作化运动基础上,依靠集体经济,按照互济互助原则建立起来的一种集资医疗制度,就其实质来说是一项低补偿的农村集体福利事业。[4]朱玲认为,合作医疗是在村庄范围内,由农村集体生产、行政组织和个人共同出资购买基本医疗保健服务,实行健康人群和患病人群之间医药费用再分配的一种互助组织形式。[5]在合作医疗基金的管理使用上,叶宜德等认为:"合作医疗的整个运行可分解为3个环节,即资金的筹集、资金分配与补偿、医疗卫生费用支付与控制。"几个环节相互联系,构成一个有机整体,作为整个农村合作医疗制度的一条中心主线,保证制度的正常运转。[6]

2. 合作医疗的经费明显不足

庞新华硕士论文中对山东省合作医疗中的资金筹集、管理和分配进行了调查,山东省的合作医疗情况在全国具有一定代表性。

[1] 世界银行. 1993年世界发展报告:投资于健康[C]. 北京:中国财政经济出版社,1993:210-211.

[2] 陈佳贵. 中国社会保障发展报告[M]. 北京:社会科学文献出版社,2001:280.

[3] [美]威廉·科克汉姆. 医学社会学[M]. 杨辉等译. 北京:华夏出版社,2001:2.

[4] 林闽钢. 中国农村合作医疗制度的公共政策分析[J]. 江海学刊,2002(3):91-96,206.

[5] 朱玲. 政府与农村基本医疗保健保障制度选择[J]. 中国社会科学,2000(4):89-99,206.

[6] 叶宜德等. 农村合作医疗制度[J]. 中国农村卫生事业管理,1998,18(6):54-65.

1969 年底山东省在全省普遍推行农村合作医疗，合作医疗基金一般由个人和集体共同负担，集体负担的部分是从生产队、生产大队和社办企业的公益金中提取；农民个人缴费数额虽然存在一定的地区差异和时间差异，但一般是每人每年 1 ～ 2 元，而对农村一部分确有困难的特殊群体，如烈军属、五保户、困难户等，各地区一般从集体公益金中给予照顾。全面合作医疗时期，由于制度本身的不断完善和集体经济的发展使得集体投入更加稳定，个人缴费数额也有所增长，加上政治因素造成的政策法规支持和社会氛围推动，合作医疗基金筹集环节更易操作，资金更易到位。山东省农村合作医疗有 3 种举办形式，分别是社办、队办和社队两级管理。三者各自的合作医疗基金管理模式相应地也有所不同。公社管理的合作医疗基金，由银行管钱，公社卫生院管账，公社合作医疗管理委员会定期开会，检查经费使用情况。每年筹集基金的金额由公社合作医疗管理委员会、各大队和公社党委三方研讨决定。在一部分合作医疗事业搞得比较正规的地区，基金管理基本实现管理民主化，能够做到定期公布收支情况，一般每季度公布 1 次。招远县的具体做法是将每季收支情况，开列清单，发到大队，并把各队住院病人姓名、费用公布到队，让合作医疗参加者清楚基金的使用情况，形成必要的监督机制。大队管理的合作医疗基金，统一由大队会计管理，"赤脚医生"不管账。"赤脚医生"只负责将卫生所（室）每天的门诊人数、处方张数、用药数量及折合钱数，日清月结，向大队会计交账。为了更好地保护合作医疗基金的合理正常支出，并为所有村民而不仅仅是合作医疗参加者服务，有的大队卫生室设合作医疗分户账，有的使用合作医疗证，一户一本，在看病后随时登记。大队会计一般会每季度或半年公布 1 次合作医疗账目，接受监督。社队两级管理合作医疗的办法，一般是从队办合作医疗基金中按人平均抽出几角钱交公社管理使用。例如，队办合作医疗基金每人筹集 1.5 元，一般拿出 0.3 ～ 0.5 元交给公社，由其统一管理，遇有重伤大病需要住院时，医药费就从公社管理的基金中开支，但是住院费和生活费需自理；对于必须到公社以上医院门诊治疗的病人，其药费仍由原大队合作医疗基金负责，而公社只负责住院病人的医药费。可以看出，队为基础，社队两级管理合作医疗，既具备社办方式资金多、力量大的特点，又兼顾了队办方式的灵活性、好管理，且对保障对象有分层，具有针对性，所以可以基本做到"小病小伤不出村，重伤重病有依靠"。烟台、

1949

新 中 国
地方中草药
文 献 研 究
(1949—1979年)

1979

昌潍、淄博和泰安地区在 20 世纪 70 年代中期基本实现了合作医疗社队两级管理模式。[1]

合作医疗基金的分配和补偿的主要内容之一是合作医疗参加者医药费的报销范围和减免比例问题。从山东省全省来看，合作医疗基金的补偿可以分为 3 个层次：①经济条件差、资金筹集少的社队，社员看病吃药自费，但能够享受批发价，卫生室的消耗费用大部分依靠大队定量补助；②经济条件一般的社队，"赤脚医生"水平较高，规章制度较为健全，社员看病吃药费用按比例减免，当然这一范围和比例的大小也有很明显的地区差异；③经济条件好的社队，"赤脚医生"水平高、数量足，各项管理制度健全，社员看病吃药费用实行全免。

我们可以从各地解决经费问题的相关介绍中看出，经费问题一直是合作医疗成败的关键问题。

如 1972 年 8 月 23 日《人民日报》刊登了广西壮族自治区贵县湛江公社芦山大队党支部的《自种自采中草药，巩固合作医疗》，文章主要内容简介如下。1969 年 7 月，芦山大队实行了合作医疗。不久，合作医疗的经费开支每月增加很多。他们想用限制处方用药和增加收费的方法来解决问题，但群众不同意。他们说"收这么多钱，还算什么合作医疗"。党支部组织干部学习，并回顾了大队合作医疗的历史。早在 1965 年，群众就要求办自己的医疗卫生事业，没有办成。1967 年，社员因病到外面求医买药，向信用社借款的就有 357 户，占总户数的 53%。事实说明，办好合作医疗，固然需要一定的资金。同版，《人民日报》通讯员的文章《充分使用本地中草药》写道："山西闻喜县店上大队位于中条山东麓，50 个山庄分布在方圆 40 里的范围内，山高沟深，交通不便。过去这里是一个严重缺医少药的地区。1969 年初，这个大队办起了合作医疗，规定每个社员每年交纳 2 元合作医疗费。但合作医

[1] 庞新华. 山东省农村合作医疗制度的历史考察 [D]. 济南：山东大学，2005.

疗费还是收不齐，影响社员看病用药。"

又如，1972年9月22日《人民日报》"关于农村医疗卫生制度的讨论"专栏的主题就是勤俭办医，其《勤俭办医，巩固合作医疗》一文下配发的编者按，引用了毛泽东同志所讲的"什么事情都应当执行勤俭的原则"。《人民日报》通讯员文章《充分发掘中草药资源》说："湖北省宜都县全福公社是个山区，1969年实行合作医疗。头2年，合作医疗经费超支1300多元。"

其实，合作医疗经费紧张不完全是浪费的问题，关键是社员群众太穷，连每年2元的合作医疗费也交不起；生产队也很穷，公益金很难补充合作医疗的亏空。资金的匮乏能否解决是合作医疗能否巩固的关键。合作医疗成功的经验就是因陋就简、勤俭持家，养不起医学院校的"洋大夫"就用"赤脚医生"，用不起西药就用中草药。

（二）中草药在农村合作医疗中的作用

由于合作医疗经费主要来源于社员的自愿筹资、集体公益金的补助，而平时社员看病只需要交纳少量的费用，这些经费很难保证实际医疗的开支，使用针灸、火罐、中草药等代替昂贵的西药成为合作医疗的必由之路。"三土""四自"是当时人们在中草药运动中摸索出来的经验，成为合作医疗的一个保障。从当时的文章报道中我们经常可以看到这一点。要巩固合作医疗，就要大力挖掘民间中草药。有些地区的卫生行政主管部门也积极提倡推广使用中草药，并要求中草药使用率要在60%以上，有的地方中草药使用率甚至高达80%。

1. "三土"是合作医疗的特色

"三土"即土医、土药、土方。

土医是合作医疗的主体，其中大多数是回乡的知识青年，开始叫作"半医半农"。1968年《红旗》杂志第三期刊登了《从"赤脚医生"的成长看医学教育革命的方向——上海市的调查报告》，报道了上海市川沙县江镇公社培养"赤脚医生"的情况。9月14日，毛泽东同志亲自批准发表了这个报告后，"赤脚医生"这个名词迅速红遍大江南北，从此，"赤脚医生"成为"半农半医"的乡村医生的特定称谓。上海市川沙县江镇公社的王桂珍则被看作"赤脚医生"

1949

新　中　国
地方中草药
文　献　研　究
(1949—1979年)

1979

第一人。这些"赤脚医生"经选拔后，经过短期学习培训，回到家乡边劳动边看病，解决了当时农村的一些医疗的基本问题。

土药是指中药和当地出产的草药。在这个时期除名贵中药外，常用中药的价钱还是很便宜的，草药可以自种自采，基本上不用花钱。

土方是指中药方和一些民间流传的单验方。

随着合作医疗和"赤脚医生"在全国的推广和普及，群众性的中草药运动也就自然而然地展开了。如1972年8月23日《人民日报》刊登的通讯员文章《充分使用本地中草药》介绍了山西省闻喜县店上大队的情况。山西省闻喜县店上大队位于中条山东麓，所辖50个山庄分布在方圆40里的范围内，山高沟深，交通不便。过去这里是一个严重缺医少药的地区。大队办起了合作医疗，可社员不愿交合作医疗费。公社党委来了解情况，一个老贫农一针见血地说："山上长满了药，干部却看不见。"原来店上大队出门就是山，山上长着几百种野生药材，是一个不用花钱的天然药库。以前没有利用这个有利因素。老贫农的批评使大队党支部深受启发。党支部召集了干部和"赤脚医生"举办学习班。1969年9月下旬大队副主任陈兴玉亲自带领社员冒雨上山采药，一天采回300多斤。这年秋天，全大队共采集1万多斤中草药，使合作医疗有了物质基础。

1971年7月22日《人民日报》在"发掘土方土药，巩固合作医疗"栏目下刊登了3篇文章，集中介绍了合作医疗利用土方土药的事迹。

广西壮族自治区鹿寨县中渡公社潘圩大队老贫农廖朝仁的文章《为办好合作医疗献出秘方》说，他将自己治毒蛇咬伤的秘方献出来，为社员服务。廖朝仁不会拿脉看病，不搞医务工作，但方圆百里的社员群众都称他为"高明医生"，因为他有个祖传的治疗毒蛇咬伤的秘方，他用这个秘方救活了36条人命。1969年正值中国共产党第九次人民代表大会（简称"九大"）召开，"赤脚医生"找到他，请他把秘方献出来庆祝"九大"。他本不愿意。他想起1932年冬的一个晚上，父亲把他叫到跟前，对他说："儿呵，我们家祖祖辈辈，地无一块，田无一丘，全靠打长工度日，头顶人家的天，脚踩人家的地，我死后，没什么家财留给你，只有一个祖传药方，你留着，有朝一日，遇到人家求救，人家会恩将恩报的，你不要传出去啊！"父亲去世后，他无依无靠，流落到樟麻村，打工、租田种，过着牛马不如的生活，而现在共产党给了他幸福的生活。想着想着，他便想明白了，同意把保留了38年的祖传秘方献出来，这个秘方就是一味单方草药，名叫六月青。后来大队里的社员都会用这个秘方了。有一次一位社员被竹叶青蛇咬伤后，她自己就采药把病痛治好了。

河北省井陉县上安公社向阳大队女社员李二孩的文章《让秘方更好地为人民服务》介绍了她将家里祖传的治骨伤的秘方献出来，为合作医疗服务的事迹。李二孩家有个祖传秘方，祖祖辈辈靠这个秘方过日子。她公公当年在德国人开的井陉煤矿做工，经常偷偷为矿工治病，德国人为了得到他的秘方，曾用金钱、米面酒肉诱骗他，用皮鞭毒打威胁他，都被他拒绝了。他在工友们的帮助下逃出了煤矿。即使这样，家里谁也没有交出这个秘方。公公在临死时，把她叫到身边，一再嘱咐她"秘方只传儿子、媳妇，不传闺女。如果有外人要秘方，要命，可以；要秘方，不给"。参加了合作医疗后，这个秘方献不献，她做了很长时间思想斗争，大队党支部引导社员忆苦思甜，贫下中农的控诉，勾起了她辛酸的回忆。如果不是解放，全家仍免不了要受剥削压迫，于是她把秘方献了出来。秘方献出后，听说什么地方有骨折病人她就积极去治疗。有一次阳泉四矿一个矿工王富堂因公负伤，造成下肢严重骨折，她就乘火车去为他治疗，只花2元多钱就将其治好了。

湖北省鹤峰县麻水公社老草医陈官德的文章《把秘方变成群众的共同财富》介绍了他将秘方献出来，并教"赤脚医生"认药、制药的事迹。陈官德从20岁学草医草药以来，搜集掌握了几十个土方、土法和二十几个治疗常见病、多发病的民间秘方。以前他认为秘方就是"饭碗"，传了秘方就是丢了"饭碗"，因此，他治病不讲药，下药不教药，用药不拿原形药。有几次公社来上门拜访，要他献方传医，他都以年纪大、记忆力差给挡了回去。公社创办了合作医疗，举办"赤脚医生"学习班，在班上忆苦思甜，他感觉到自己也是从旧社会的钉

1949

新　中　国
地方中草药
文　献　研　究
(1949—1979年)

1979

板滚过来的，那时一家老小生活无着落，"日无鸡啄米，夜无鼠耗粮"，而现在翻了身，有吃又有穿，日子越过越红火，自己把秘方保守起来，实在是"吃木耳忘树桩"，翻身忘了共产党。他经过思想斗争，把多年搜集、掌握的秘方"一盘子端出来"，把它变成群众的共同财富。在举办学习班以后的几个月时间内，全公社就献出土方、秘方480多个。从此以后，他经常带"赤脚医生"上山采药，教他们把中草药配置成膏、丹、丸、散、酊。

全国各地，无论是山区、平原，还是牧区、渔区，都结合自己的实际情况开展了征集土方、土药的工作。合作医疗虽"土"，但在相当程度上解决了农民缺医少药的问题，保证了农业生产的正常进行，满足了群众的防病治病需要。

（1）山区

山区一般地广人多，经济落后，缺医少药。然而山区却蕴藏着大量的中草药，这是山区特有的优势。如何把这些草药利用起来，为社员服务，是一个非常重要的问题。1970年7月14日《人民日报》刊登了广西壮族自治区天等县福新公社松山大队的调查报告《加强领导，开展群防群治》，介绍了他们的经验。松山大队地处山区，他们分析了本大队普及医疗的有利条件：①山区草药资源丰富；②全大队有50多个懂草药的老农；③社员群众有普及医药的迫切需要。在统一思想认识的基础上，全大队开展了群众性的献方献药运动。对一些有实践经验的老草医、药农，他们做深入的政治思想工作。如有个74岁的老草医，有50多年的丰富经验，有很多土方，开始他考虑这是"铁饭碗"，不能献。后来，大队干部找他促膝谈心，从政治上、生活上予以关心，他献出了验方、秘方70多个，并把他专长的接骨不用夹板和用中草药麻醉的技术积极传授给群众。1年来全大队共献出各种验方、秘方840多个，经过临床试验证实，绝大多数有效。在发动群众献方献药的基础上，他们又开展了群众性的学医识药运动，具体方法是：①以卫生员为骨干，大队举办医药学习班，由有经验的老草医带教各生产队卫生员，然后由卫生员回队向社员传授；②在大队和生产队小学设立草医草药课，请草医、药农到学校讲课，然后学生回家传授给家长和邻居；③组织群众互教互学。此外，松山大队还办起了"土药厂"。

有些山区还发明了交药材抵合作医疗费的方法。1972 年 9 月 22 日《人民日报》发表的通讯员文章《充分发掘中草药资源》介绍了此方法。湖北省宜都县全福公社实行合作医疗 2 年，经费超支 1300 多元。公社党委深入建国大队调查研究，社员群众说："我们山区坡多田少，历来有挖药的习惯，能不能交药抵钱？"公社党委反复研究了群众的建议，分析了山区的特点，决定鼓励社员群众利用空闲时间采集药材，从 1971 年起采取社员交药抵合作医疗基金的办法。大家认为，这样做有利于国家、集体和个人，是巩固合作医疗的好办法。实行这种办法后每人应交 1.5 元合作医疗费，其中社员自付的 1.2 元，由社员交药代替，按供销社收购价格折算；集体公益金支出 0.3 元，作为流动资金。实行这种办法，好处很多。①减轻了集体和社员的负担。过去交现钱，有的社员和大队感到困难；现在交药，比较容易办到。建国大队党支部发动群众，利用休息时间采药，除超额完成折抵合作医疗费任务外，还结余 170 多元，增加了社员收入。实行这个办法后全福公社医药卫生面貌发生了很大变化，全社 5720 人参加了合作医疗。合作医疗经费结余 1164 元，库存药物、资金达 3940 元。②有利于巩固集体经济。③发展了药材生产，满足了群众用药需要。群众性采挖和种植药材，不仅满足了群众用药需要，还增加了药材产量，改变了多年来缺药的被动局面。过去靠上级分配的药品和不能满足需要的药品，现在很多都能就地解决，部分品种自给有余，还能支援外地。1971 年全社自采中草药 103 种、3.8541 万斤，比 1970 年增加 4 倍，除自用外，交售县中药材公司 48 种、1.3 万斤，价值 3100 多元，换回了本地不产的药物。有些草药，以前没有人注意，现在采集起来，就成了有用的财富，如鱼腥草，去年卖给县医药公司 9727 斤，价值 777 元。④普及了医药卫生知识，有利于群防群治。在发掘中草药资源的过程中，广大干部和群众以能者为师，互教互学，共同提高，出现了群众性认药、种药、采药的新气象。碧绿一队社员隗祖才通过采挖药材，认识了 200 多种草药，并学会了一些小单方，能为社员治一些病。

1949

新 中 国
地 方 中 草 药
文 献 研 究
（1949—1979年）

1979

（2）渔区

江苏省启东县卫生组、通讯组的报告是《面向船头、面向渔民、面向渔业生产——新渔公社办渔区合作医疗的经验》[1]。江苏省启东县新渔公社位于长江北岸、黄海之滨，是一个从事海上捕捞的渔业公社。他们针对渔区特点，初步摸索出了办好渔区合作医疗的经验，逐渐改变了船头无医无药的面貌。他们把防治工作抓到了船头上，医务人员背起药箱，分批出海。医务人员有了实践经验，体会到了渔民的辛苦，对渔民的感情更加深了。他们针对海上的常见病、多发病，采集了150多种中草药，制成了携带方便、疗效又好的10多种片剂及水剂，满足了出海渔民的需要。由于出海船只多，作业分散，而治病防病只能靠少数专职医务人员，海上的医疗卫生工作还是不能搞好。公社成员深入网场、船头，认真发动群众，建立起群众性的医疗卫生队伍。他们做到公社有专职医务人员，大队有"赤脚医生"，船头有卫生员，建成了"海上医疗卫生网"。他们还发掘和利用海产药物治病。广大渔民具有和疾病做斗争的丰富经验，在开展群防群治活动中，许多渔民献出了土方、验方。他们一边打鱼，一边采药，收集了大量墨鱼骨（海螵蛸）、海星干、黄鱼胶、海藻、海带、鱼脑石等海上药材。止血的墨鱼骨、治皲裂的黄鱼胶、治胃痛的海星灰、打烂外敷消炎的虾肉等20多种海上药材，已经在船头普遍采用。"新丰15号"船渔民施小涛，在一次海上作业时，4根手指被起网机轧伤，血流不止，同船渔民立即用墨鱼骨粉给他止血，并用消炎粉外敷，使伤口迅速愈合。不少渔民还把海上药材带到陆地上使用，收到了良好的效果。"赤脚医生"曾件康，用海上带回来的墨鱼汁，为新港大队渔民许庙根治好了十二指肠球部溃疡出血的老毛病。他们还掌握了海上发病规律，做好了疾病预防工作。

---

[1] 江苏启东县卫生组、通讯组. 面向船头、面向渔民、面向渔业生产——新渔公社办渔区合作医疗的经验［N］. 人民日报，1971-8-21.

（3）平原

四川省什邡县两路口公社六大队位于人多地少的川西平原，这个大队 1970 年实行合作医疗。开始社员缴纳了 1300 多元资金，不久就用光了。有人提出是否让社员再增缴一部分资金。大队党支部认为，如果不能自力更生办合作医疗，即使社员再增缴资金，要不了多久，也会药尽钱光，于是决定组织人员去外地上山采药。但这还是解决不了问题，采药季节正是农忙时节，大队离采药山区 100 多里，这样，不仅劳动力安排上有困难，而且还用去较多的车旅费。他们总结经验，引种了药材，解决了药材源问题[1]。湖北省钟祥县前锋大队位于辽阔的江汉平原，从 1969 年 4 月起办起了合作医疗。他们曾组织劳力到深山采药，因为路途遥远，占用生产队的劳动力，对农业生产不利，也加重了群众的负担，效果不好。他们总结了经验教训：搞中草药，就必须就地取材。平原地区究竟有没有药？事实给了答案。社员高兴莲有咳喘病，经常吐血。她将堰边沟旁的鱼腥草拌在糠里炕熟了吃，治好了病，且 30 多年没有复发。一次，她的手又痒又肿，自己用春天树叶拌面粉做饼吃，没花 1 分钱治好了病。她家里储存的 40 多种中草药，都是在当地采集的。党支部抓住这一事例，在群众中宣传，同时组织社员和"赤脚医生"反复调查药源，初步找到了 340 多种中草药。事实证明平原地区搞中草药是大有可为的。[2]

（4）牧区

内蒙古自治区西乌珠穆沁旗阿拉坦图大队 319 人，分布在 5 个浩特、15 个居住点、550 多平方千米的草原上。到了夏秋季节，牧民经常移场搬家，"赤脚医生"经常顾此失彼，群众说："'赤脚医生'忙得团团转，我们还是见不上面。"根据牧区特点，阿拉坦图大队采取了如下措施。①普及新针疗法。②采集草原药材和动物药材，自力更生开办"土药房"。过去牧区用药主要靠到外地买，很不方便。后来大队深入群众调查，发现草原上的药材有 100 多种，从牲畜身上也能提取许多贵重药材，于是他们发动群众采药。全队的牛倌、羊倌、马倌也都行动起来，边放牧，边采药，在很短的时间内，就采集到了 60 多种、

[1] 《人民日报》通讯员. 广开药源，巩固合作医疗 [N]. 人民日报，1973-2-6.

[2] 《人民日报》通讯员. 平原地区也能大搞中草药 [N]. 人民日报，1971-8-21.

1949

新 中 国
地 方 中 草 药
文 献 研 究

（1949—1979年）

1979

500多斤药材，建起了一个"土药厂"，制成了丸、散、丹、酊、膏等成药60余种，还生产了止血、防冻、治烫伤等战备药品。③贯彻"预防为主"方针。[1] 青海高原的中草药药源比较丰富。当地藏医所用的藏药，大都是自采自用的。据循化县东风人民公社统计，他们使用针灸及中草药（包括藏药）治疗的病人，占门诊总数的55%。乌兰县希里沟公社6年来采集中草药84种、2.2万余斤，价值9000余元，并在县文卫科和当地驻军医院的大力协助下，土洋结合，制成了中草药针剂15种。合作医疗站有1/3的药材自给有余，且在除满足自己使用外，还把不少药材上交给国家，或支援给兄弟单位。实践证明，大搞中草药和土方验方，是巩固合作医疗的重要途径。反之，只用西药，不搞中草药，放着满山遍野的药材资源不用，单靠买药办医过日子，不仅违背了自力更生、勤俭办医的方针，而且也不利于中西医结合，最后，必然会影响合作医疗的巩固和发展。[2]

2. "四自"是维持合作医疗的经济支柱

在中草药的使用方面，鉴于药品的昂贵，当时大力提倡"四自"措施，即自种、自采、自制、自用中草药。这项措施的推广在一定程度上弥补了药品、设备和技术的匮乏，并直接促成了群众性中草药运动的兴起。

（1）自种

江苏省高邮县甘垛公社新庄大队位于苏北里下河水网地区，合作医疗初期由于药源问题没有解决，靠钱养医，造成超支，影响了合作医疗的巩固；后来自力更生、勤俭办医，栽培药材14亩，自采、自种中草药178种，自给药品占常用药的53%，培植的多年生的药材如枳壳、黄芪、杜仲等的产量也逐年增长。药品自给

[1] 内蒙古西乌珠穆沁旗阿拉坦图大队党支部. 牧区合作医疗怎么办［N］. 人民日报，1971-8-21.

[2] 梁昌汉. 把农村、牧区的卫生革命进行到底［J］. 青海医药，1977（1）：7-14.

水平日益提高，为社员群众医伤治疗提供了物质基础，3 年来，合作医疗站共治疗 18827 人次，其中采用土方草药和新针疗法治疗者占 68.5%。除自种药材外，他们还与其他地区交换药材，拥有中草药 325 种，西药 70 多种，做到一般配方不出队，不但满足了本大队医伤治病的需要，还将多余的药材交售给国家。3 年间他们靠出售药材收益近 2000 元，还以药材换回了价值 700 余元的中西药，添置了 300 元的医疗器材。合作医疗基金还有结余。

该大队原来没有种植中草药的经验，他们通过学习钻研，从全国 29 个省、自治区、直辖市引进药材试种，从本地实际出发，采取相应的栽培方法，摸索中草药生长发育与周围环境各种因素的关系，不断利用和创造对中草药生长发育的有利条件，喜阳的就在阳光充足的地方栽培，喜阴的就人工搭棚，或进行间作栽培。对一些还没有掌握规律的品种，则先放在小块的地里进行种植试验，边试验、边分析、边研究，摸索它的生长规律，获得经验后再扩大种植面积。这样，许多产于浙江省、四川省等外地的药材，在新庄大队安家落户后长势很好，获得了较好的收成。过去只有新疆贝，现在有了新庄贝；单"参"新庄大队就有 6 种，如太子参、党参、玄参、丹参、南沙参、北沙参。社员说："过去要药拿钱买，现在用药田里采，川芎变成高邮芎，道地药材门口栽。"[1]

江西省德兴县对本地疗效好、资源稀少的药材进行了野生变家种的工作，还引种了我国南、北方的一些中草药材。全县种植药材 460 多亩，比中草药运动刚兴起时增加 2 倍多。全县每年仅种植的药材就收获 5 万斤以上，既保证了本县的需要，又支援了国家。许多公社把种植中草药作为"赤脚医生"坚持参加农业集体生产劳动的一项措施，平均每个"赤脚医生"都有 1 亩左右的药园。龙头山公社 6 个大队都建立了药材基地，全社共种植各种药材 34.5 亩，除公社医院和大队卫生所自用外，还向国家交售 2 万多斤。[2]

1970 年 6 月 24 日《人民日报》第 1 版刊登新华社报道：云南省坚决落实毛泽东同志"备战、备荒、为人民"和"把医疗卫生工作的重点放到农村去"的指

---

[1] 江苏省高邮县甘垛公社新庄大队党支部. 采、种、制、用中草药　巩固发展合作医疗 [J]. 赤脚医生杂志, 1973（3）: 6–7.

[2] 江西省上饶地区报道组. 坚持群众运动正确方向——德兴县巩固和发展中草药运动成果的调查报告 [J]. 新医药学杂志, 1975（12）: 8–12.

1949

新　中　国
地　方　中　草　药
文　献　研　究
(1949—1979年)

1979

示，在全省范围内开展了自采、自种、自制、自用中草药防病治病的群众运动，现在全省80%以上的合作医疗站采用中草药防治疾病，巩固和发展了合作医疗制度，全省医疗卫生面貌焕然一新。云南高原出产寒带、温带和热带的多种药材，是天然药库。在开展群众性的采药活动同时，他们还发动群众利用田边地角和房前屋后的零星土地种植药材。国家有关主管部门也有计划地引种了大批中草药，中草药种植总面积达24万亩。在自采、自种的同时，他们还运用土法治病，大办"土药厂"。据不完全统计，全省有队办、社办"土药厂"2000余个。群众反映"中草药是个宝，满山遍野可以找，吃药方便花钱少，合作医疗巩固了"。

为解决种药材与种粮争地的情况，许多地方采取了因地制宜的办法。河北省井陉县地处平原，他们采取实行"四间作""两利用"的方法。"四间作"是指林药、果药、粮药、菜药间作；"两利用"是指利用荒山秃岭和闲散土地种药。井陉县找出了一条"种药不与粮食争地"的路子，大力发展了中草药生产。1970年全县42个公社215个大队，"两利用"412亩，"四间作"539亩，种植中草药51种，除自用以外，还交售给国家10万多斤。井陉县还根据党在农村的有关政策，对野生中草药的采集提出了具体措施，更好地发展了中草药生产。这些措施是：季节性强的大宗野生药材，由大队组织专业队采集，收入归集体；小宗分散、不适宜由集体采集的，则发动社员利用工余时间采集，收入归社员自己。政策落实以后，社员的积极性大大提高。虽然井陉县实行"四间作""两利用"只有2年时间，但已经初步显示出了这种方法的优越性：①更好地贯彻执行了"以粮为纲，全面发展"的方针；②进一步普及了医疗知识，巩固和发展了农村合作医疗。[1]

---

[1]《人民日报》通讯员. 自力更生发展中草药生产——井陉县实行"四间作""两利用"，种药不与粮食争地〔N〕. 人民日报，1971-3-29.

广西壮族自治区贵县湛江公社芦山大队 1969 年实行了合作医疗。为了解决资金不足的困难，大队党支部充分依靠群众，发扬自力更生的精神，努力发掘中草药，坚持以药养医。群众广泛使用中草药以后，又出现了用药量增加和药源供应不足的新矛盾。为了解决这个问题，他们又召开党支部会议。大多数同志认为，药源不足可以自己种；少数人认为，当地土瘦地少，而且没有种药材的习惯，种不成反而造成浪费。他们经调查，发现红粉石岭上长着一些中草药，这说明当地完全可以种药，于是组织 5 人种药材小组，从外地移植牛膝、桔梗、土大黄等 20 多种常用中草药，在坡岭上进行试种。经过精心栽种，反复实践，第一批自种中草药成功了。根据合作医疗用药和发展多种经营的需要，他们逐步办成了药场。药场办起来以后，他们仍然坚持艰苦奋斗、自力更生的道路，没有土地就自己开荒，资金缺少就自己筹集，种子缺乏就自采、自留。在发展药材生产的过程中，他们坚持以种植自用药、常用药为主，采取长与短、一般与贵重、自用与支援国家相结合的原则。2 年多来他们种植了 196 亩共 80 多种中草药，其中贵重药材 3 种，常用药 70 多种。1971 年他们共收得药材 5.6775 万斤。在搞好种药材的同时，他们继续组织种药人员，并且发动群众，抓住有利时机，采集野生草药，坚持种采结合。几年来，他们发动群众，自采、自种中草药 225 种，共收、采干药 6.9245 万斤，除满足合作医疗用药外，还交卖给国家和支援兄弟社、队 3.9923 万斤，给合作医疗提供了大量资金，增加了集体收入。1971 年芦山大队合作医疗每人每年交费由原来的 1 元降低到 5 角，结余合作医疗资金 0.7649 万元。[1]

四川省什邡县两路口公社六大队在种植中草药方面取得了一定经验。大队党支部从五队社员张定法利用屋前屋后种植瓜蒌、紫苏、藿香等药材的事例中受到了启发，决定发动社员种药，逐步做到由采药为主转向社员家庭种药为主。他们先根据本大队常见病、多发病的情况，制定了发展社员家庭种药的规划，然后从党内到党外、从干部到群众层层动员。在各种会议上，他们用张定法等社员种药的事例，对大家进行教育，反复讲明家庭种药巩固合作医疗的重要意义，号召社员因地制宜，利用房前屋后、院落墙角种植中草药。同时，"赤脚医生"

[1] 贵县湛江公社芦山大队党支部. 自种自采中草药，巩固合作医疗［N］. 人民日报，1972-8-23.

1949

新 中 国
地 方 中 草 药
文 献 研 究
(1949—1979年)

1979

和各生产队的卫生员深入各户做细致的思想工作。九队社员刘效全认为"种药挣不了多少钱，没搞头"，不愿种。"赤脚医生"和卫生院到他家和他谈心，向他讲明家庭种药虽然挣钱不多，但方便社员及时治病，而且一点一滴逐步发展，收集起来就可以基本满足合作医疗需要的道理。以后，刘效全积极地种植了黄柏、使君子、紫苏、藿香、地肤子、青葙子等11种药材。通过广泛深入地发动群众，1971年全大队有36%的社员种植了杜仲、黄柏、使君、瓜蒌、薄荷、丹参、玄参、牡丹等15种药材，向合作医疗站缴售了350多斤。这一年，合作医疗站向国家购买的中药材比上年减少25%，节省开支900多元。1972年初，党支部通过总结上一年（1971年）家庭种药材的经验，认识到除继续对没有种药的社员做深入细致的思想工作外，还要建立必要的制度，调动社员种药的积极性。于是，他们根据上一年（1971年）合作医疗资金有初步积累的情况，决定将每人每年缴合作医疗资金1.5元现金改为缴0.5元的药。在实行过程中，有的社员缴药的价值超过了规定的金额，他们就在当年决算分配时补给多缴的药钱；没有缴够或者没有缴药的社员，他们就督促其补种药材或按规定缴够现金。这样，社员家庭种药的积极性越来越高，种药户数很快增加到310户，而且所种药物品种、数量都不断增多，在人多地少的平原地区解决了药材源问题，巩固了合作医疗。两路口公社六大队过去没有种药的习惯，要发展家庭种药，从药种、栽培技术到收获有很多亟待解决的具体问题。对此，大队党支部千方百计、及时认真地予以解决。在解决药种问题上，他们除了向国家购买和组织"赤脚医生"、社员群众上山采药以外，还让"赤脚医生"开垦河滩地1亩6分，培育了丹参、玄参、麦冬等53个品种，移植了黄柏、杜仲苗3.33万多株。这些药种，由"赤脚医生"和卫生员按计划分送到户，不但保证了家庭种药的需要，还将多余部分交售给了国家和其他社队，仅黄柏苗一项就交售给国家2万多株，收入190多元。在解决种药技术问题上，他们先组织"赤脚医生"和卫生员向一切内行的人学习，或从书本上学习，然后召开院落现场会，反复讲清栽种方法、规格质量和具体要求，并进行现场示范。同时，他们走家串户，检查质量，亲自指导，具体帮助。合作医疗站1971年底向国家买回使君苗350株，立即分到各户。第二天，4个"赤脚医生"分片包干，和各生产队卫生员一起逐户检查，发现有的社员将栽使君苗的坑挖得很浅很小，有的社员把使君苗放在水缸边还没有栽。于是，他们分别按照规格要求和社员一起重栽、移栽，用篱寨（篱笆）把使君苗围好。由于使君不太适应本地生长，加之缺乏种植经验，结果有60%的使君苗没有成活。1972年2月，他们又向国家买了6斤使君种子，将其中的2斤分给社员补种，另4斤给合作医疗站培育成苗，以弥补没有成活的部分。后来全大队的192株使君已栽种成活。社员家庭种药还为广泛开展群防群治创造了条件，提供了方便。这个大队十队贫农社员叶绍秀去年患腮腺炎，用自己种的大青叶就把病治好了。[1]

农民群众自己动手培植药材，可以减少收购、运输、统计、分配等大量的复杂的手续，省人省力，必然会大大降低医药成本。参加农村合作医疗的贫下中农，每人所负担的合作医疗费，也可以随着药材的增多而逐步减少。

（2）自采

在一些山区，采药是不可缺少的。广西壮族自治区宜山县祥贝公社福禄大队1969年2月实行了合作医疗，实行的头2个月就出现了问题：大队合作医疗的基金全年共1300元，第一个月仅门诊就花掉88元。针对经费可能出现不足的危险，大队和解放军某野战医院农村卫生工作队共同举办学习班，教社员群众辨认草药，开展了"家家采草药，社员当医生"的群众运动，提倡社员收工、学生放学时顺手采一把草药送交大队。一次深洞生产队出现了9个痢疾病人，生产队马上动员社员采草药，有病的治疗，无病的预防，用2天控制了痢疾的流行，9个病人全部恢复了健康。[2]

河南省光山县马贩公社柳林大队的经验是：为了发动群众采药，必须普及中草药知识。党支部多次举办有"赤脚医生"、卫生员参加的中草药学习班，

[1]《人民日报》通讯员. 广开药源，巩固合作医疗［N］. 人民日报，1973-2-6.
[2] 中国人民解放军某部野战医院报道组. 家家采草药，社员当医生［N］. 人民日报，1969-10-31.

1949
新中国
地方中草药
文献研究
(1949—1979年)
1979

请老药农传授中草药知识，还办中草药展览，组织群众参观。社员采、种的药可以抵合作医疗费。采药时实行采大留小、采多留少、采老留幼；对于本地缺少的品种，就从外地进行引种；对于连年采集后数量逐年减少的品种，就变野生为家种。[1]

当时人们已经认识到对野生药材进行保护的意义。江西省德兴县在中草药运动普遍开展起来后，采集草药的人越来越多，一些疗效较好的草药逐渐被采尽，药源受到严重威胁。为了保护药源，德兴县委总结推广了李宅公社管山育药的经验，并举办中草药采、种知识学习班，宣传保护药源的意义，介绍合理采集、保护药源的有关知识，使一些贵重药材得到了保护，克服了滥采乱挖的现象。全县15个公社和一些垦殖场都建立了"百药山"或"百药园"等药材基地。八角莲、蚤休、何首乌、接骨香、射干、蓍草等30多种稀缺药材得到了保护。[2]也有人在报上发表文章，呼吁重视保护中草药资源。

陕西中医药大学（原陕西中医学院）的王景洪当年是回乡青年，他回忆了当年在合作医疗站当"赤脚医生"采药的经历，非常生动、有趣。

1968年王景洪返乡劳动，踏踏实实地干了1年农活，学到了不少农业技术，心中已经准备当一辈子农民了。第二年6月的某一天，大队支部书记谢万有突然找到他，告诉他大队经过认真研究，准备叫他到大队当"赤脚医生"。起初王景洪并不愿去，因为他不爱那个职业，也没有一点医学知识，连一本医学书都没有看过。但谢书记显然有做思想工作的经验，反复强调说，你是我们公社唯一的高中生，文化基础好，到卫生院短期培训即可胜任，现在大队成立合作医疗站，很难找到医生，你是唯一人选。在大

---

[1] 光山县卫生局. 柳林大队经验证明：巩固合作医疗必须大搞中草药 [J]. 中原医刊，1975（6）：12-13.

[2] 江西省上饶地区报道组. 坚持群众运动正确方向——德兴县巩固和发展中草药运动成果的调查报告 [J]. 新医药学杂志，1975（12）：8-12.

队支部书记苦口婆心的劝解下，他答应试试。此后他在卫生院学习1个多月，又参加西安医学院举办的为期3个月的"赤脚医生"培训班后，便正式上班了。

当时大队筹集了2000多元钱，合作医疗正式开始当天便有不少社员群众来求医问药，一天最多时要看50多人，每人只收5分钱挂号费，医药均免费。政策虽好，可是2000多元合作医疗费能支撑多久呢？

当时，王景洪已清醒地认识到这个问题，并向大队党支部书记做了反映，最后经研究提出以下几项措施：①让社员群众采挖中草药向大队医疗站交纳，可以抵医疗费，多余部分低价收购；②多用针灸等不太花钱的疗法；③大队抽出5亩地专门种植中草药，抽2人专门种药，将多余的中药卖掉后买西药。应该说，这3条措施还是得当有效的。那时的合作医疗，国家只出政策不出钱，社员只看病不交钱，光靠大队微薄的资金维持，其生命力可想而知。3个月后，中药、西药均逐渐告尽，收购、种植中草药也缓不济急，未达到预期的目标，怎么办？在一次公社合作医疗会议上，有人提出其他大队曾组织专门的药工上山采药，收效颇好，王景洪眼前一亮，认为可以效法，便立即向大队做了汇报，很快得到了大队的支持。

采药小组一行6人，从县城向北，沿湑水河而上，经过双溪、小何、华阳、帮督门到达太白山南麓的老庙，途中翻过2座大山，经过城固、洋县之间的原始森林，河谷地带蚂蟥极多，高山之处一日天气三变。他们在途中不时遇到一批一批的采药人，其中不少是年长的老药农，老药农反复告诫他们上山采药应注意的事项。在同行中，他们还向老药农请教了山上药源情况、食宿地点、上山路线等。王景洪他们6人分为3组，彼此相距不太远，相约10分钟左右呐喊1次以联系呼应，在走过的路上随手折小树枝为记号以防止迷失方向。这一切经验，都是他们从老药农那里学来的。他们在第一天发现了一大片芍药，异常兴奋，后又发现集中的一大片铁棒锤，接着发现了蚤休、祖师麻、拳参、太白米、扣子七、桃儿七、朱砂七等。海拔越高的地方，药越少，只有枇杷叶、太白花、太白米等。他们晚上将采挖的中草药，置火上烘烤，以防止腐烂。他们在山上住了10天左右，收获颇丰，计采芍药200多斤，蚤休40多斤，铁棒锤10斤，祖师麻10斤，朱砂七20多斤，太白花10斤，太白米3斤，桃儿七3斤，扣子七1斤，枇杷叶20斤，其他药20多种半斤至三斤不等。如图3-27、图3-28，可反映出当时

1949

新 中 国
地 方 中 草 药
文 献 研 究
(1949—1979年)

1979

采药的一些情景。

他们回家后将采挖的中草药进一步清理晒干，卖掉一部分，筹得资金 1060 多元。王景洪因在合作医疗建设中成绩显著，被评为县优秀医务工作者，参加了县经验交流会。他后来还被推荐到陕西中医学院（今陕西中医药大学）上了大学。

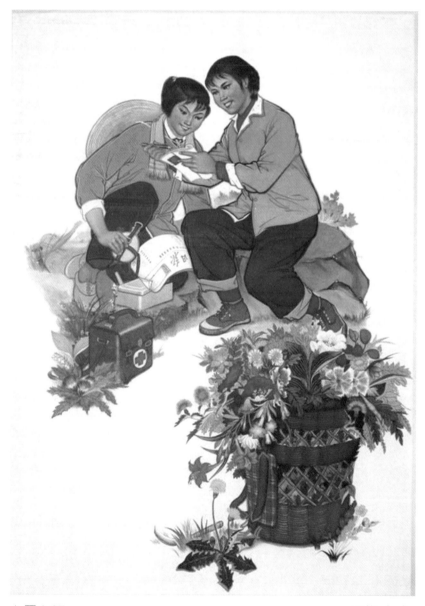

▲图 3-27

采药（一）

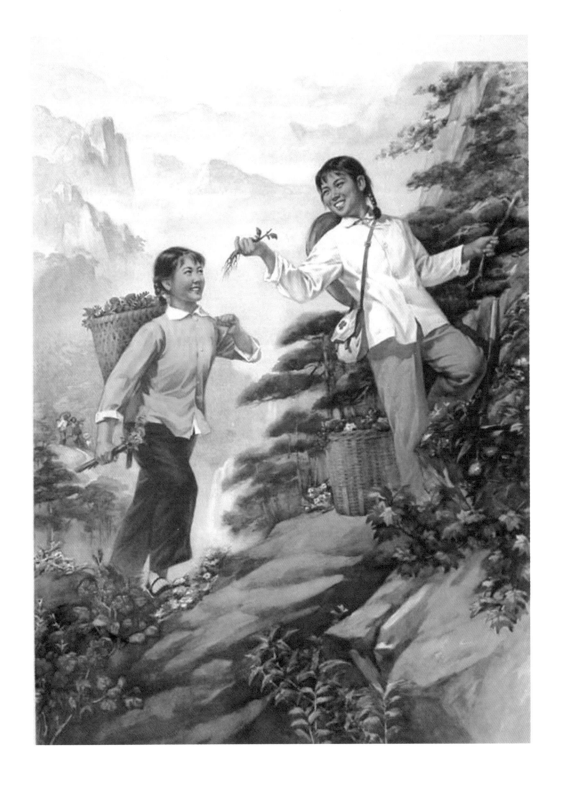

▲ 图 3-28 采药（二）

1949

新中国
地方中草药
文献研究
(1949—1979年)

1979

（3）自制

在大搞群众运动的热潮中，中草药制剂也进入了合作医疗。"赤脚医生"和社员自己用土法生产中草药的多种剂型成药。尽管今天的科技发展已不允许这种做法出现，但当时确实为基层的医疗卫生起到了不可低估的作用。

如贵州省思南县就曾建起了许多小药厂。思南县1975年跨入全国"农业学大寨"先进县行列。在"农业学大寨"群众运动推动下，全县480个大队办起了合作医疗，"赤脚医生"有1051人，农村医疗卫生网已初步形成。采、种、制、用中草药群众运动在全县范围内蓬勃开展，11个区办起了区社联办的"土药厂"，59个公社、321个大队办起了"土药房"，组织群众采药24万多斤，种药300多亩，自制出了180多种药品。这些自制的药品及时供给合作医疗站防治常见病、多发病，巩固了合作医疗，减轻了群众负担，解决了药品不足的问题，推动了中西医药结合。社员群众赞扬说："中草药真是好，防病治病花钱少，男女老少都健壮，'农业学大寨'有保障。"

在"中草药群众运动"中，思南县最突出的特点是抓中草药剂型改革。因为中草药汤剂服用不方便，群众反映"中草药一付一大包，一熬一大锅，一喝一大碗，大人难吃，小儿难灌"，他们就进行中草药剂型改革，自制大量价格低、服用方便、易于保存的药品。塘头区卫生院第一个办起了"土药厂"，制出大批针剂、片剂、水剂、丸剂，并将其中80%分发到合作医疗站使用。塘头区卫生院又从各社队抽调"赤脚医生"到医院"土药厂"学习，请老药工传授制丸技术，推广有效方剂，使全区合作医疗站都能搞中草药丸剂加工。思南县委确定了一位副书记分管中草药工作，区、社、大队党委亲自抓剂型改革。县委领导同志不仅带头使用中草药治病，而且还随身携带药品，走到哪里就宣传到哪里。城关双塘合作医疗站在党委支持下实行"五定""两结合"的办法（定人员、定时间、定品种、定数量、定报酬；专业挖药与群众挖药相结合，全民挖药与突击挖药相结合），成立科研小组，先后制出丸剂 37 种、针剂 10 种、酊剂 2 种、膏剂 3 种、散剂 20 种。其中疗效突出的有银黄、胆黄、千里光、鱼腥草、胆汁针、胎盘针、鸡矢藤、茵陈、流感片等 30 多种制剂。

"土药厂"自制中草药减轻了社员群众的负担，为合作医疗节约了经费。尧民公社往年西药开支在 70% 以上，每月平均超支 400 多元；1976 年在所开处方中中草药占 70%，经费不仅不超支，还有结余。[1]

江西省德兴县的经验也是如此，中草药运动普及以后剂型改革就成为关键。群众反映"草药虽然好，一次就是几大包"。为了方便群众，德兴县各级党组织把草药剂型改革当作推广中草药的重要一环来抓，放手发动群众，采取土法上马、大搞中草药成药化的方式推广中草药。经过几年努力，全县各社、队因陋就简地办起了"土药房"和制药室，把临床应用上有效的方剂加工成膏、丹、丸、散、注射液、糖浆、挥发油等上百种成药。福泉山垦殖场卫生院用土法生产了治疗慢性气管炎的复方芫花丸、治疗慢性副鼻窦炎的丝瓜汁合剂等 30 种成药，且临床实践表明这些药疗效很好。李宅公社密川大队 4 名"赤脚医生"，把自己采集的草药制成跌打膏、止血粉、退热片、调经丸、感冒合剂等 50 多种成药，做到疗效好、服用方便、携带轻便。[2]

西安市第一医院的王文辉，回忆了他当年当"赤脚医生"时参与中药制剂工作的过程。虽然时隔多年，但他还是激动不已。

1972 年王文辉刚刚高中毕业，大队党支部就决定让他去公社地段医院接受培训，回来后在大队医疗站任"赤脚医生"。他感到十分高兴，当即去医疗站报到，第二天即去公社地段医院参加了培训。由于从上高小时就自学医学，略有基础的王文辉经过几个月的培训，回来后就在老师的带领下为老百姓看病，这圆了他当医生的梦。

王文辉所在大队医疗站地处 5 个自然村的中间，人口集中，是当时大队部的所在地，也是全大队 1 万多人经常聚会的地方。医疗站共有 3 名工作人员，1

[1] 思南县卫生局. 大搞中草药采、种、制、用的群众运动 [J]. 贵州医药，1977（1）：13–14.

[2] 江西省上饶地区报道组. 坚持群众运动正确方向——德兴县巩固和发展中草药运动成果的调查报告 [J]. 新医药学，1975（12）：8–12.

1949

新 中 国
地方中草药
文献研究
（1949—1979年）

1979

名医生，1名专职计划生育工作的女同志，另外1名负责取药。医疗站的医生虽然只有小学文化程度，但靠自己的刻苦钻研和努力工作的热情，为很多老百姓解除了痛苦，成为全公社老百姓心目中医术、医德最好的医生。全大队甚至全公社和外县的病人也慕名而来。由于就诊病人较多，每日都在100人以上，医生有时甚至从早到晚连饭也无法吃。在这种情况下，王文辉的到来无疑给医疗站增加了新的力量，受到医疗站同志们的欢迎。

王文辉在工作中了解到群众反映中药见效慢，煎药也太麻烦。用什么办法能使病人见效快，而且花钱少呢？大家同时想到了中草药制剂。可没有经验，没有资料，没有设备怎么办？他们就和在西安、宝鸡制药厂及相关技术部门工作的老乡联系，请老乡们帮忙。在这些老乡们的大力支持和帮助下，他们参观了制药厂，学习了中草药制剂基本工艺资料，购回了中草药制剂的基本设备和试剂。在积极筹备了4~5个月后，第一批柴胡注射液试制出来了。他们经过自己检测、动物实验后报宝鸡市药检所检验，没想到一次成功并得到了检验合格证和批号。给病人使用后，发现自制的柴胡注射液退热和镇痛效果又快又好。自制的柴胡注射液每支仅需几分钱，疗效也很好，又无不良反应，进一步激发了他们研制开发其他药物的热情与积极性。大家利用下午和晚上的时间进行研究，每天仅睡3~4小时，没有节假日，完全沉浸在每一个成功的药品开发的喜悦中，忘我地工作。在短短的3年时间里，他们开发了近20种注射液和近10种片剂药物及多种口服合剂、外用的膏剂，为老百姓解除了很多痛苦，节省了大量的医疗费用。由于效果好，价格低廉，全公社很多医疗站在使用他们制出来的柴胡、鱼腥草、龙葵、荠菜、葛根、辛夷、牛蒡子、丹参、黄芪、黄柏、当归、川芎、胆汁注射液等药。同时，根据季节变化，他们还给每个生产队、学校免费配置预防流感、防暑降温、预防乙脑等的口服药。他们的工作成就造福了广大老百姓，引来当地和外地大量的病人，在全县引起了轰动，受到县、乡有关领导表扬，来参观学习的人络绎不绝。

由于医疗站位于渭河北岸，离北山不远，部分中药材及草药均采自北山，甚至有些草药采自田间和沟壕、河滩。他们主要利用共青团团员义务劳动和自采相结合的方法解决中草药原料来源，极大地节省了经费，同时给广大父老乡亲带来了真正的实惠。看一次病只要几角钱就能解决问题，且对大多数家庭困难病人，往往是免费治疗。难怪有些老百姓提起当年就诊经历，总认为他们医疗站是办得最好的也是最受大家欢迎的。当然老百姓也对他们报以十分的感激和尊重。

（4）自用

在合作医疗中，自种、自采、自制的目的都是自用，中草药的自用既医治了社员的疾病，缓解了看病难的问题，又解决了经费不足的问题。

河南省内乡县七里坪公社位于伏牛山南麓，面积 300 多平方千米，重峦叠嶂，幅员辽阔，盛产中草药，有已经查清的品种 800 多种，年产量约 75 万千克，素有"天然药库"之称。1969 年，16 个大队普遍实行了合作医疗。大队、生产队培养了一大批"赤脚医生"和卫生员，基本上做到了"小伤小病不出生产队，一般病证不出卫生室，重伤重病不出社"。社员依靠自己的医生，运用本地的草药，来为自己防病治病，再也不用跑百里请医买药了。大家高兴地说："这样的医疗制度，有合作，能治病，少花钱，顶大用，办到了俺们的心窝里。"

流峪大队黄家庄生产队卫生员杨瑞亭利用土方土药对 400 多例支气管炎和关节炎病人进行治疗，痊愈率达 80% 以上。身患 31 年类风湿关节炎的李廷芳，四肢麻木，丧失活动能力，被迫离职休养。他先后在省内外 4 个大医院治疗，花了 800 余元，效果不明显。杨瑞亭用鸡矢藤、寻骨风、毛桃叶、翻白草等 8 味草药，采用针灸、火罐、贴膏药、服汤药、药袋溻等多种土法医治，只用了 8 元 2 角 4 分钱就使之治愈了。李廷芳完全恢复了健康，重新回到了工作岗位。[1]

中草药在预防疾病方面也起到了很好的作用。湖南省衡山县萱洲公社 1969 年 10 月实行合作医疗。为减少开支，有些同志搞了很多条条框框来限制社员群众看病，减少用药量，效果不好。学习了毛泽东同志有关预防为主的卫生工作

---

[1] 河南省内乡县七里坪公社. 群众办医，草药飘香 [J]. 新中医，1977（4）：8-10.

1949

新中国
地方中草药
文献研究
(1949—1979年)

1979

的指示后，公社在培养"赤脚医生"、卫生员的时候，改变了那种只要求他们学习治病本领的错误做法，坚持让他们学习预防和治疗两套本领。例如，冬春季节，是流行病易发季节，他们就用路边荆、大青叶、黄荆子熬水给群众喝；夏季，易发中暑和肠胃炎，他们就用辣蓼草、海蚌含珠、千粒米、鱼腥草熬水给群众喝。在"双抢"农忙季节时卫生人员事先就做好了预防稻田皮炎病的准备，发动群众用墨旱莲和鹅耳枥树荪外搽，或用蛇不过、土花椒、辣蓼草等草药熬水浸泡手脚的办法，防止了疾病的发生。[1]

有些村民对于中草药不信任，"赤脚医生"和大队干部就做思想工作，带头使用自制的中草药制剂，消除大家的误解。山西省闻喜县店上大队党支部一方面引导"赤脚医生"提高自制药品的质量，一方面要求干部带头使用自制药品。一次大队党支部书记白清云因感冒引起了扁桃体脓肿和口腔炎，他就用自制的黄芩注射液治疗，很快就好了。由于用本地中草药治好了一些疾病，大家对使用本地中草药的信心增强了。社员毕玉春左侧大腿患骨结核病，1970年2月，"赤脚医生"开始用自制的荆风败毒散，配合西药链霉素给他治疗。70天后，他就基本恢复了健康。2年多来，这个大队广泛使用本地中草药给群众防治常见病、多发病，收到了很好的效果，合作医疗经费大大减少，合作医疗越办越巩固。[2]

使用中草药，还要对村民进行宣传教育，尤其是用身边的、具体的实例宣传的效果最好。浙江省东阳县云山公社上马石大队发生细菌性痢疾，开始时"赤脚医生"用枫树叶治疗，群众不相信，不愿吃。后来，他们把枫树叶制成汁，加了糖浆，并取名东风合剂，病人一吃便好了。大队干部抓住这个实例，广泛开展宣传，让群众知道中草药的好处，发动群众采药治病。为了破除不相信草药

[1] 湖南省衡山县萱洲公社党委会. 搞好预防工作好处多［N］. 人民日报，1972-5-26.
[2] 《人民日报》通讯员. 充分使用本地中草药［N］. 人民日报，1972-8-23.

的思想，公社运用大队的经验，进行广泛宣传，在全公社宣传了 40 多个中草药治病的实例，收到了显著的效果，大大提高了群众采集、使用中草药的自觉性。白云山大队有个社员的小孩患急性肠胃炎，"赤脚医生"给他开了中草药，第一次他转身就走，就二次他勉强收下，过后就丢了。听了宣传后他煎了中草药给小孩服下，小孩的病好了，他成了宣传中草药的积极分子，利用劳动间隙时间，采集了 70 多千克中草药。现在，全公社用中草药防治常见病和多发病者达 80%以上。[1]

在农村三级医疗网中，社员有病可以到队里的合作医疗站诊治，如果其诊治不了可以到公社卫生院诊治，公社卫生院诊治不了再到县医院。公社卫生院是合作医疗站的上级单位。但"赤脚医生"们对于合作医疗站不使用中草药也产生了意见。《人民日报》就曾刊登过这样的群众来信，有 3 个"赤脚医生"反映江苏省江都县永安大队建立了合作医疗后，用中草药给社员群众防治疾病，如用藕节草治好了扁桃腺炎、用青蒿治好了疟疾等，可是公社卫生院大都用西药，花钱多，还到大队卫生室报销。他们认为这是一个大问题。公社卫生院是否带头使用中草药，对能否节省医疗经费、促进农村合作医疗的巩固有很大影响。当然，这并不是说公社卫生院不能用西药，其要搞中西医结合。为此，他们建议：①社员到公社卫生院治病，医务人员要大力宣传中西医结合的伟大意义，做好说服教育工作，解决部分社员"重西药，轻中药"的思想；②要对症下药，能用中草药治疗的尽量使用中草药；③公社卫生院的医务人员最好能经常和"赤脚医生"交流推广中西医结合的经验，更好地推广使用中草药，做到既经济又能为群众治好病[2]。"赤脚医生"的意见和建议显然是很有道理的。

关于"赤脚医生"运用中草药为社员治疗疾病的事例有很多，此处就不再举例了。20 世纪 70 年代，"赤脚医生"模式曾引起第三世界国家卫生官员的极大兴趣。联合国儿童基金会在 1980—1981 年年报中称：中国的"赤脚医生"模式为落后的农村地区提供了初级护理，为不发达国家提高医疗卫生水平提供了样板。国际社会普遍认为："赤脚医生"与合作医疗类似于联合国世界卫生组

---

[1] 浙江省东阳县云山公社. 用实例宣传中草药的好处［N］. 人民日报，1971-8-21.
[2] 江苏省江都县永安大队三个赤脚医生. 卫生院也要使用中草药［N］. 人民日报，1972-3-25.

1949

新 中 国
地 方 中 草 药
文 献 研 究
(1949—1979年)

1979

织（WHO）提倡的适宜技术（即 ARI、DRT）。这些宝贵经验，已被 WHO 吸收、总结进了著名的《阿拉木图宣言》。维持巩固合作医疗与"赤脚医生"制度的一条重要原因就是中草药的使用。"三土""四自"把合作医疗因经济问题随时可能崩溃的危险降到了最低点。

四、中草药新医疗法展览会，收集中草药和验方，编写中草药手册

在全国大搞"备战、备荒、为人民"的社会大形势之下，中草药运动具有了重要的战略意义。

（一）中草药新医疗法展览会

从 1969 年起，在"中草药群众运动"中，各地纷纷举办中草药展览会。1969—1970年，从南到北，从西到东，全国许多省、市、区都举办了当地的中草药展览会，有的地区、市、县甚至连公社、大队都举办了自己的中草药展览会。中草药展览会最初举办的时间、地点已无法确认，但开办中草药展览会逐渐成为一种风气确是不争的事实。尤其是一些中草药资源丰富的地区，对于开办中草药展览会更是热情高涨，往往在开办一期之后，又开办二期、三期。

举办展览的目的是让当地医生和群众了解认识当地草药，收集当地民间单、验、秘方，发现确有一技之长的民间医生等。中草药展览会的意义非同一般，不仅农村，就是城市、工矿、农场、兵团，甚至有些部队也办起了中草药展览会。

如广东省成立了农村医药研究展览室，深入山区、农村，访贫问苦，拜广大工农群众为师，依靠群众，发掘祖国医学宝库。

1968年他们经过半年多的实践，访问了十几个县、几百个生产队，收集了大量的民间验方和草药。[1]

广西壮族自治区也成立了中草药新医疗法成就展览办公室，出版了《中草药新医疗法处方集》（见图3-29），贯彻执行毛泽东同志"备战、备荒、为人民"和"把医疗卫生工作的重点放到农村去"的指示，大搞群众运动，大力发掘祖国医药遗产，广泛开展中草药新医疗法防病治病，大大改变了农村缺医少药的状况。广西壮族自治区为了展示已取得的成绩，也为了推广中草药成果，举办了中草药新医疗法成就展览，内容有"一根针、一把草"治好了许多常见病、多发病，被判得了"不治之症"的病人重新站立起来等。[2]

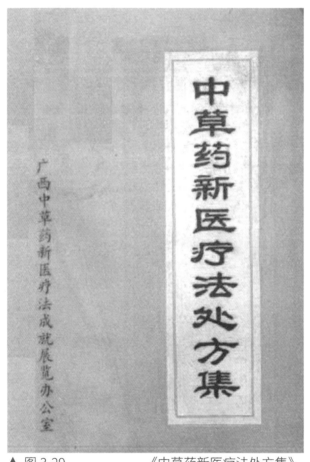

▲ 图 3-29　　　　　　　　　《中草药新医疗法处方集》

[1] 广东农村医药研究展览室. 农村常见病中草药治疗验方选录［M］. 1969.
[2] 广西中草药新医疗法成就展览办公室. 中草药新医疗法处方集［M］. 1970.

1949

新　中　国
地 方 中 草 药
文　献　研　究
(1949—1979年)

1979

为了宣传、交流、推广，辽宁省卫生局、商业局、化工局于1970年9月联合举办了"辽宁省中草药新医疗法展览会"。[1]

吉林省广大医药卫生人员与工农兵相结合，发扬敢想、敢干的精神，继承发扬祖国医药学遗产，积极发掘土方草药，利用"一根针（包括耳针）、一把草、一瓶卤碱"治好了许多常见病、多发病和疑难病，创造了世界医学史上许多惊人的奇迹，使祖国医学绚丽夺目、大放异彩。他们认为："实践证明，大力发掘、积极推广蕴藏在广大劳动人民中间有效的土方草药，对迅速'把医疗卫生工作的重点放到农村去'，改变农村'一无医、二无药'的状况，对建设卫生医疗网，开展群防群治，巩固和发展农村合作医疗制度，对落实'备战、备荒、为人民'的战略方针，对创造中国独特的新医学、新药学，都有着非常重要的现实意义和深远意义。"为此在1970年他们举办了"吉林省中草药展览会"。他们相信："通过这次全省中草药展览会的经验交流，在我省大打一场发掘、研究、生产、利用中草药的'人民战争'，可在发掘、推广草医草药的工作中，创造出更多的简、验、便、廉的新疗法，为保障工农兵的健康和促进工农业生产，以及创造我国独特的新医学、新药学做出更大的贡献。"[2]

江苏省为了贯彻落实"六·二六"指示，组织了高邮、江宁、仪征等县验方草药调查队，对民间单方、验方、中草药进行了一系列的调查、整理、试用、推广等工作，并取得了一些成效。1969年江苏省举办了民间验方中草药展览会，之后省内许多地区如苏州、盐城也相继举办了中草药展览会。[3]

贵州、青海、陕西、山西等省也举办了中草药新医疗法展览会。

当时还属于广东省的海南地区在1970年举办了医药卫生成

[1] 辽宁省中草药新医疗法展览会. 资料选编·中草药、新医疗法部分［M］. 1970.

[2] 吉林省生产指挥部卫生局. 吉林省中草药展览会资料汇编［M］. 1970.

[3] 江苏省民间验方中草药展览会. 民间验方选编［M］. 徐州：徐州市教卫组，1969.

就展览，展示了5年来落实"六·二六"指示的成果。5年来海南地区通过努力，迅速改变了农村缺医少药的面貌，巩固和发展了新生的合作医疗制度。"推广使用新医疗法、中草药防病治病的平战结合、藏医藏药于民的群众运动，生机蓬勃，方兴未艾，正展示出无限瑰丽的前景。"该展览的目的是交流、推广经验，以供各单位参考。[1]

最有代表性的当属云南省。云南省号称中草药王国。云南省是出产中草药的大省，其部分州、县先后举办了中草药展览会，展示了当地在使用中草药方面的经验和成果。1970年初，在之前的基础上，云南省举办了全省的中草药展览会，《人民日报》还报道了云南省使用中草药的经验——《云南中草药蓬勃发展》。云南省的经验引起了党中央的重视，卫生部还专门派出考察团对云南省的中草药群防群治工作进行考察。之后，该展览会编写了《云南中草药选》一书。展览会本身和以书本形式反映当地中草药使用经验的方法，在当时影响很大，对全国起到了示范作用。

部队在这次活动中也不甘落后，如福州部队（军区）1969年9月在全军区卫生工作会议期间，对全军区广大卫生人员在"全心全意为全体军民服务"实践中，大力开展中草药单方、验方防治常见病、疑难病的成绩经验，进行了展览介绍。

基层的中草药展览具有很强的实用性，他们往往针对一些治疗常见病的土方草药进行展览，起到了很好的普及中草药知识的作用。如广东省琼中县开展使用中草药防治疾病的群众运动，开展献方、采药活动，让群众学习中草药知识。县、社、队层层举办中草药展览，组织群众参观、学习，以普及中草药知识。1年多来，全县献方500多个，采集中草药十几万千克。琼中县中县、社、大队都有中草药房，有的生产队有"土药房"，他们广泛使用中草药防治疾病。[2]

江苏省高邮县组织草医草药探索小分队，到不同类型地区发掘、收集、推广草医草药，将采集、培植和储存相结合。药源较多的品种，采集起来后，大队、生产队办"土药厂"，将之加工炮制成丸、散、膏、丹和药酒，以利于储存。

---

[1] 海南地区卫生事业管理局. 海南地区新医疗法和中草药临床验方汇编［M］. 1970.
[2] 广东省琼中县. 依靠群众，发掘祖国医药学宝库［N］. 人民日报，1969-10-31.

1949

新 中 国
地 方 中 草 药
文 献 研 究
(1949—1979年)

1979

对本地产量少和缺乏的品种，应注意留种、引进、培植。此外，他们召开中草药标本展览会、座谈会等宣传中草药。有一个900多人口的大队，很多人都学会了辨认中草药，采集中草药1000多斤。[1]

江西省兴国县南坑公社在中草药群众运动中积极推广、普及草医草药，他们的具体做法是举办社员和草医草药学习班，举办草医草药展览会，组织草医草药队伍，切实实行草医草药治病。在举办草医草药展览会时，公社把群众采集来的520多种草药制成了标本，发到各大队，由各大队开办草医草药展览会，组织社员学习参观，以普及辨认中草药技能。[2]

湖南省耒阳县坪田公社大队合作医疗站利用广播等各种形式积极宣传中草药预防疾病知识，在很短的时间内，收集了二十几个预防感冒、中暑、痢疾、疟疾等病的防病药方，还把防病的草药种在屋前。他们在春季，把草药熬成石木合剂、鹰山合剂，以预防伤风感冒、流行性脑脊髓膜炎；夏季，自制土十滴水和草药凉茶，并将之送到田头，以预防中暑；秋季，用草药预防疟疾；冬季，让群众服用带补性草药，增强其御寒和防病能力。[3]

一些地方不仅对防治常见病的中草药进行展览，而且还对防治传染病的中草药也进行了展览。湖南省湘阴县洞庭公社自1967年办起血吸虫病的治疗点，共收到30多个单方和30多种草药。治疗点对这些单方草药进行试验，并将这些土方草药的实物标本在全大队展览。[4]

在各地中草药展览的基础上，全国的中草药展览会也在酝酿

[1] 高邮县. 深入群众，加强领导——江苏省高邮县开展草医草药群众运动的经验［N］. 人民日报，1969-12-4.

[2] 兴国县、南坑公社. 做好调查研究，推广草医草药［N］. 人民日报，1969-9-19.

[3] 湖南耒阳县坪田公社小芬大队、解放军某部卫生工作队. 合作医疗就是好，草药防病疗效高［N］. 人民日报，1970-1-19.

[4] 湖南省岳阳地区、湘阴县. 土方草药防治血吸虫病大有作为［N］. 人民日报，1970-2-10.

之中。1970年6月召开了筹展会，1970年12月9日进行了预展，1971年2月8日至10月15日卫生部、商业部和燃化部（燃料化学工业部）在北京联合主办"全国中草药新医疗法展览会"。此次展览会将中草药新医疗法展览推向高潮。周恩来同志在预展和展览期间多次亲临审查参观。在正式展览中有全国各省、自治区、直辖市为展览会送来的资料4050件，展品23258件，新鲜药用植物430种。展出2037件，上版面1202件，实物835件。展出期间还发行有关资料11种，最后经修订、补充编成《全国中草药新医疗法展览会技术资料选编》。

《全国中草药新医疗法展览会技术资料选编》(1970年)分内科疾病，传染病，肿瘤科疾病，爱国卫生，新药、剂型改革，外科、妇科疾病，计划生育、妇产科疾病，皮肤、五官、口腔科疾病，中西医结合新医疗法，中草药栽培等分册。

内科疾病分册精选治疗数十种内科疾病的100余首验方。

外科、妇科疾病分册收录治疗烧伤、胆石症、骨折、骨髓炎、腰椎间盘突出症、跌打损伤等的验方100余首。

皮肤、五官、口腔科疾病分册收录治疗神经性皮炎、白癜风、腋臭、重症肌无力、青光眼、副鼻窦炎、咽炎、牙痛、麻醉拔牙等的验方。

肿瘤科疾病分册分良性肿瘤（如血管瘤、甲状腺腺瘤、子宫肌瘤等）和恶性肿瘤（如脑瘤、肺癌、食管癌、胃癌、肝癌、白血病等）进行介绍，配方、用法及病例明确，实用性强。

中西医结合新医疗法分册收录针刺麻醉方法、新针疗法、耳针疗法、卤碱疗法、埋藏疗法、穴位注射疗法、水针疗法、经络疗法、淋巴结刺激疗法（零号疗法）、推拿按摩疗法、赤医针疗法、挑割疗法、梅花针疗法、鼻针疗法、手针疗法、经穴磁珠疗法、穴位充氧疗法、穴位按压疗法、八针一罐疗法、爆灯火疗法等。

全国中草药新医疗法展览会还评出了江西省德兴县等二十几个中草药运动先进典型。

1972年5月23日由上海电影制片厂拍摄完成《全国中草药新医疗法展览会》纪录片，并在全国各地开始上映。此次展览会为普及和宣传中草药知识起了很大的作用。

除此之外，在开办展览会的基础上，由中医研究院(现中国中医科学院)牵头，

1949

新　中　国
地　方　中　草　药
文　献　研　究
(1949—1979年)

1979

全国协作编写了《全国中草药汇编》，当时有来自全国8省1市的20余人参与了工作。该书上册1975年9月由人民卫生出版社出版；图谱卷和下册分别于1977年和1978年由人民卫生出版社出版。

（二）收集中草药和验方

在中草药运动中，一些地方积极采取措施，推动中草药运动的深入进行，如陕西省就在1970年成立了陕西省中草药科研组，它既是"把医疗卫生工作的重点放到农村去"政策的需要，也是当时战备形势的需要。西安交通大学医学院第一附属医院杨世勇参与了其中的工作，由于他有记个人工作笔记的好习惯，所以回忆起来非常方便、准确和细致。

1．收集中草药和验方的前期工作：陕西省中草药科研组的成立与撤销

筹备工作始于1969年末，由当时的陕西省生产组下文，省卫生组（原省卫生厅）领导。具体工作由原西安医学院（西安交通大学医学院前身）第二附属医院副院长何愻负责。何愻是以抓医院各科室的实验室建设与科研而闻名的。他受命组建陕西省中草药科研组之后，亲自从十几个单位的人事档案中挑选出人员。何愻为了打消大家的顾虑，鼓励所有科研组成员：①该机构和工作得到上级充分重视，所以才允许让他从档案中挑选人员（那时一般还不能用"人才"二字）；②各位都是德才兼优的可信赖的专业人员。

建立陕西省中草药科研组的政策基础和文件依据是1970年1月29日陕西省卫生组（即原卫生厅）签发的《省战备医药、肿瘤科研工作规划》，以及陕西省2月19日签发的文件——《陕西省生产组卫生组关于下达〈省战备医药、肿瘤科研工作规划〉的通知》。

该文件称："战备医药、肿瘤科研工作是社会主义革命和社会主义建设发展的需要，更是当前加强战备、准备打仗的迫切需要。不可等闲视之！……实行领导干部、技术力量和群众三结合，科研、生产和实践三结合。"

《省战备医药、肿瘤科研工作规划》中，关于肿瘤工作的内容是：

肿瘤防治研究工作（1970—1972）我省重点在食管癌、宫颈癌，同时抓紧对胃癌、肝癌、肺癌和鼻咽癌的研究。

①预防为主……

②早期诊断（简便、准确）方法的研究……

执行单位：西北大学'0号'组、西安医学院、省医院、省中医研究所、省纺织职工医院。

③挖掘祖国医药，大搞中西医结合：各地、市、县，要发动群众献方，挖掘民间中草药及新疗法；开展新药研究。

执行单位：西安制药厂、西安国药厂、省纺织职工医院、西安医学院。

④对于抗癌有效的'0号'及中药抗癌疗法，积极组织力量研究提高。

⑤改进现有手术、化疗和放疗技术，开展综合疗法，减少并发症，减少反应，提高治愈率。

执行单位：西医一附院、省一康、市中心医院、市四院。

⑥县以上各级医疗单位都要积极开展肿瘤门诊，有条件的单位应设肿瘤科。普及防癌知识，总结防癌经验。

从上文中可以看出当时的分工还是非常明确的。1970年2月21日陕西省中草药科研组正式成立，由来自陕西省内十数家单位的40余人组成。除行政领导外，所有人员分为3组：第一组为战备中草药研究组，负责挖掘研究战伤止血、止痛、麻醉、抗菌、疗伤、促愈药；第二组为肿瘤中草药组，负责探讨治疗宫颈癌、食管癌等的中草药及疗法；第三组为计划生育中草药组，负责寻找可用于男女节育与引产堕胎的药物及方法。杨世勇是1970年2月14日前正式参加此项工作的，在第二组。

陕西省中草药科研组的成员经过短期学习培训后，即分成几大组前往全省各地，通过当地组织安排，到群众中进行调查走访，广泛收集中草药疗法与方药。杨世勇所在第二组自1970年2月16日启程前往汉中地区，历时50余日，到4

1949

新 中 国
地 方 中 草 药
文 献 研 究
(1949—1979年)

1979

月底返回西安市。接下来,他们对所获得的材料进行了整理、研究、编辑,并开始进行动物试验和临床研究,自5月初始,直到第四季度。因编制等具体问题无法解决,最后陕西省中草药科研组已开始的部分工作被移交并继续进行,同时部分科研组人员被并入编制到陕西省中医研究所,其余的大部分人员都回原来单位。

2. 调查研究,到群众中广泛收集中草药及单验方

陕西省中草药科研组的工作分为两个阶段,第一阶段为调查研究阶段,就是到群众中去,广泛收集中草药及单验方。

陕西省的中草药科研计划以"集中收集研究具有治疗骨折、烧伤作用,以及能麻醉、抗休克、抗感染、止血的中草药""筛选出治疗食管癌、宫颈癌的中草药""第三季度总结中草药节育、绝育、流产之方药"为总目标,其具体目标任务包括以下几方面。"一、战备中草药:①治骨折,要促愈合,尤其是开放、粉碎性骨折药;②止血,可被吸收的,能内服外用,尤其对内脏大出血;③烧伤,抗休克、感染,止疼,使创面不感染、能加速愈合,使中小三度伤不用植皮;④止疼,非成瘾性的高效、速效、长效药;⑤麻醉,适于局、全麻药;⑥杀菌,高效者;⑦血浆代用品,抗休克,抗感染,多用植物产品。二、肿瘤中草药:1970年下半年得出初步效果,即再生障碍性贫血、血液病、常见多发肿瘤治疗药。三、计划生育中草药:3种药下半年完成动物实验,第三季度选出无毒、无不良反应者,年末推广。"

杨世勇他们组去的是汉中地区,汉中专署负责人介绍了相关情况。汉中地区有11县,66区,400多个公社,3400多个大队。民间草药草医有自己的特点,如宁强县的一名草医治蛇伤效果好,热河大队的一名草医认识100多种草药,冯家山大队群众全是草药医;汉中县计划生育办研制的1号、2号有较好效果;洋县的一个接骨医的药,疗效好却秘而不传;汉中防疫站对冯家山大队合作医疗情况进行了调研;略阳县卫生办陈希林认识100多种草药,等等。通过当地干部的介绍,他们了解了情况,明确了初步

的调查目标。此后数日，他们每天分小组由当地人员陪同，到附近村镇、田野、卫生院做试点调查学习、总结，制订下乡计划。

（1）洋县的调查

洋县紧抓中医草医工作，且有成效。在调查研究期间，杨世勇他们走访了洋县著名草医靳东耀（当年70岁）、左振海、刘振民和"赤脚医生"们，了解到许多治疗疑难杂症的单验方和草药，特别是了解到了有毒草药铁棒锤（又名铁牛七，三转半，系毛茛科陕西乌头）的使用经验。他们还随靳东耀上山认药，了解到草药名称混乱的一个重要原因，是各草医间为防止"偷艺"而将草药名换为自己习用而别人不知的名称。

（2）宁强县的调查

在宁强县访问了暂居于此的南郑县民兵师的李兴发，及宁强县草医詹建民、吴桂英、沈连孔、刘碧环、高玉贵、王青莲、闫儒会、杨兴贵等，和阳平关药材公司王治邦。杨世勇他们搜集了许多单验方，并随草药医上山认药。他们在随李兴发上山采药时，了解了近60种草药。如止血的石叶子（石韦）、疗脓肿的断肠草（紫堇）、驱虫的野胡萝卜子（菊科鹤虱）、煎洗消毒治痒疹的苍耳苗等，以后试用均证明其所言不虚。

（3）略阳县的调查

在略阳县的调查过程中除采访了许多草医和"赤脚医生"以及上山认药外，特别值得一提的是采访了城关卫生院85岁草医杨树森。其曾因献方而被陕西省中医研究所聘为"通信研究员"。他身体硬朗，耳聪目明，思维敏捷，记忆清晰。在采访中得到了他的许多独特疗法和药方。

3. 整理、研究，分组开始动物实验或临床试验

回到西安市后，各组汇报了各自的成果，并着重介绍了效果很好的单验方和草药。何愆强调：先将收集的材料汇集成《战备中草药方》，作为内部资料，再进一步编《战备中草药手册》，且在编写时要有独创性，要有辨证施治和配伍禁忌等内容。最后进入动物实验和临床试验阶段，准备开草药肿瘤门诊部（后来，很快在西安医学院第一附属医院开设了肿瘤简易病房）。许多草药和单验方的疗效在动物实验和临床试验中得到验证。如从柞水县著名草医王家成处采访得来的接骨方百步还原丹、百步还原救急散，经临床试验证实疗效突出。现

1949

新 中 国
地 方 中 草 药
文 献 研 究
（1949—1979年）

1979

在柞水盘龙制药厂生产的多种骨伤药，就是在这一基础上发展起来的。

陕西省中草药科研组，是应当时国内外形势需要而成立的一个临时机构。能从十几个单位顺利调来 40 多名工作人员，并在此后的下乡调查过程中处处得到积极配合，正体现了当时全国统一指挥的优点所在。建组后下乡调查、广泛收集中草药和单验方的第一阶段工作，历时 50 余日顺利完成，成绩显著。第二阶段，整理资料、编辑简报、做动物试验、开始临床试验等，也有一定成果。可惜因为历时太短、又为临时机构，加之受当时普遍急于求成的心理的影响，研究工作没有深入进行下去，因而最终所取得的成果也浮泛。

（三）编写中草药手册

1958 年前后，在群众性献方运动中，不少地区把搜集到的单、验、秘方结集成册。当时党中央卫生工作规划，要求每县出版一本中医验方的汇编。成都市也积极收集验方、单方、秘方，以及老中医著作等，取得了不小的成绩。成都市卫生局于 1965 年已完成《民间常用草药汇编》的编写。再如，现代化大都市上海市在当时也没有落后，先后出版了上海市黄浦区的《三方汇编》、奉贤县的《三方选辑》、闸北区的《三方集锦》、南市区的《验方选录》和《献方选集》、南汇县的《祖国医药采风集》、金山县的《金山县中医验方集》等。之后，在 1960 年左右，全国一些省市开展了中药资源调查，整理出版了一些地方性中药志、中药手册，如《四川中药志》（见图 3-30）、《陕西中药志》《湖南药物志》《江苏药材志》《广西中药志》《新疆药材》《辽宁药材》《青海药材》《河南中药手册》《湖北中药手册》、《甘肃中药手册》（见图 3-31）等。以上两类图书中，地方性较强的单方、验方、秘方和中小型的中草药手册在当时普遍受到欢迎，尤其是后者，方便、易学，让许多不懂药物、植物的人也可以按照书中的描述，找到身边的药物，解决一些简易的疾病防治问题。

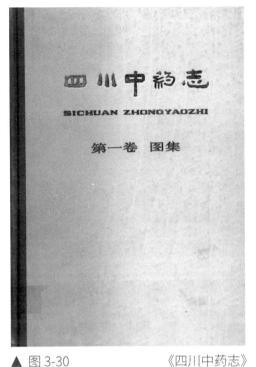

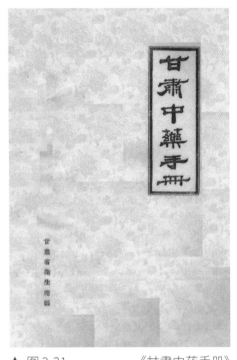

▲ 图 3-30　　　　　　　　《四川中药志》　　▲ 图 3-31　　　　　　　　《甘肃中药手册》

编写中草药手册是"中草药群众运动"的重要形式之一。中草药手册的编写过程也是对当地中草药从植物形态到功能主治的一次系统的总结过程。这里我们选取《河北中草药》和《全国中草药汇编》作为范例，进行简要介绍。

1.《河北中草药》的编写

河北省药品检验所的胡纯一曾参与了河北省中草药资源普查和后来的《河北中草药》（见图 3-32）一书编写的全过程，他的回忆使我们又走进了那段历史。

1971 年在大搞"备战、备荒、为人民"的社会大背景之下，河北省在中国科学院北京植物研究所的协助下，对河北省全境开展了一次群众性中草药资源普查运动。由河北省卫生厅、商业厅派人组成河北省中草药资源普查办公室，作为这项工作的管理机构，由胡纯一具体负责。

河北省卫生厅、商业厅联合向各地、市、县下发了《关于全省开展中草药资源普查运动的通知》，明确这项工作的管理机构，要求各级领导要充分认识中草药资源普查的伟大意义，要重视，要组织专门班子，要发动群众等。为了

1949

新　中　国
地　方　中　草　药
文　献　研　究
(1949—1979年)

1979

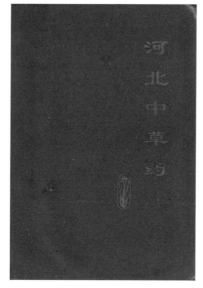

▲ 图 3-32　　　　　《河北中草药》

摸索经验，河北省中草药资源普查办公室决定第一年先选承德地区做试点，然后再向全省推广。

（1）试点工作

1）发动群众。河北省中草药资源普查办公室共4人，"变身"为专业队，全体出动，下到承德地区围场县黄土坎公社头道川大队搞试点。为了调动群众的积极性，专业队首先在当地党委的支持下，召开群众大会和各种不同类型的座谈会，宣传"六·二六"指示和普查中草药资源的伟大意义，听取群众意见，让群众讲述因缺医少药耽误治病造成的悲惨事例，借以启发、动员群众自愿参加普查工作。

2）查采标本掌握"三个原则"。经过动员，群众积极性调动起来了，又出现了群众不认识草药的问题。胡纯一他们巧妙地提出了查采标本应掌握的"三个原则"：一是认为是药的要采；二是不知是药，但有群众当偏方治过病的要采；三是形状和作用特殊的奇花异草也要采。这三个原则非常容易理解，群众采药的积极性很高，于是出现了一幅幅热火朝天采药的景象：下地种地的、上山放牧的、出门串亲的、出村上学的，所有群众都积极行动起来顺便查采标本。专业队规定每天下午4：00在大队部收集标本进行压制，到了时间男女老少排成长队送标本，表现得非常兴奋，如采到的标本不合要求，只要进一步讲明要求，他们都会第二天重新采了送来。

在发动群众的同时，专业队按地形差异选择了 4 个大沟、山岭亲自查采，充分发挥了专业队与群众相结合的威力。在专业技术人员极少的条件下，仅用 7 天时间就完成了第一个试点普查，总结了经验。此次试点普查共采到标本近 2000 份，当时经鉴定可做药用的有 300 多种。事后有人称"三个原则"是发动群众普查的有力手段，也可以说是绝招，是"灵魂"。

3）层层推开。河北省的中草药资源普查工作，采取的是层层推开的办法。在第一个试点普查完成后，专业队就地召开了由全县各公社参加的现场会。会上对普查中草药资源的伟大意义、发动群众的方法、组织专业队的方法、采集压制标本和编号的方法，都做了详细介绍，并向与会者展示了普查到的标本。大家听了会议介绍和看了展出的标本后，进行讨论，均表示任务明确、方法具体，回去以后一定要做好组织、发动工作，按时完成任务。散会以后，各公社都组织了由卫生医药人员（吸收"赤脚医生"参加）组成的专业队，发动群众按照"三个原则"积极参加查采标本。结果收效很大，不到 1 个月的时间，各公社基本完成任务，上交了标本，围场县全境的中草药资源普查野外工作全部结束。

为了向全地区推开，8 月初又以围场县为样板召开承德地区全区现场会。会上围场县同志向与会的各市、县同志做经验介绍，地区领导在现场会上向全区各市、县布置中草药资源普查任务，要求按照围场县的经验积极组织，发动群众按照"三个原则"积极参加，搞好专业队伍与群众运动相结合，争取在短时间内完成任务。为了确保现场会的宣传实效，承德地区在胡纯一的筹划设计下，在有关人员的帮助下举办了一场图文并茂的大型中草药资源普查展览，使与会者直观地看到了围场县的普查成果和发动群众积极参加的局面。第二年即将在全省全面展开中草药资源普查，为做好思想准备，专业队还通知省内其他地、市领导带专业人员出席会议，为全省工作的开展传递了信息。

现场会之后，各市、县都能像围场县那样，积极组织，全面发动。省专业队人员分赴各县巡回督促、检查、指导。经过 1 个多月的不懈努力，于 9 月中旬，承德全区 9 县 1 市的中草药资源普查野外工作胜利完成。各市、县查采到的标本，都在编号自留一份后，上交到省中草药资源普查办公室等待鉴定。

1949

新 中 国
地 方 中 草 药
文 献 研 究
（1949—1979年）

1979

（2）全省推广

1）5个月完成标本采集。第一年的试点工作，取得了经验，为全省开展好中草药资源普查找到了办法。在试点的基础上，1972年4月河北省召开全省中草药资源普查大会，会上卫生厅、商业厅领导发表讲话，并布置工作，要求大力宣传普查中草药资源的伟大意义，发动群众，搞好专业队伍与群众运动相结合，强调各地、市、县要按照承德地区试点的模式开展工作，特别提出能不能让群众按照"三个原则"查采标本是能否发动群众的关键。大会期间，与会者都称赞承德地区试点模式切实可行，认为其对各地、市、县开展普查一定会有很大帮助，都表示对完成任务信心十足。

通过大会，有了统一的认识和统一的做法，河北省全省的中草药资源普查开展得轰轰烈烈又踏踏实实，快速而有序。第二年省里再组织专业队，把人分别派到各地巡回督促、检查、指导，使群众遇到问题时能就地解决。由于指导思想正确，措施有力，方法得当，加上各级领导重视，参与人员的共同努力，到9月底，全省群众性中草药资源普查的室外工作全面结束。各市、县查采到的标本，都按要求编号自留一份后，送交省中草药资源普查办公室等待鉴定。

2）鉴定标本。全省140多个市、县交来的十几万份标本中，绝大多数是植物标本，且相同品种很多。合并标本工作量之大是可想而知的。然而当时办公室只有4位搞植物的专业人员，且找不到外援。经过思考，胡纯一想出了让外行人可以插手的办法。

首先，鉴定标本时以地区为单位，每个品种建卡片一张，鉴定者对每份标本进行鉴定后，把结果和标本编号填入所属地区同品种卡片内，为以后合并标本创造便利条件。经讨论，大家都同意这种做法。当时参加鉴定工作的10位专业技术人员均按要求填写卡片，工作进行得非常顺利，仅用一个半月的时间就完成了全部十几万份标本的鉴定任务。

其次，要进行标本合并。常规合并标本的方法，是按科、属、种分次合并，每份标本要由专业人员经几次手、过几次目才能合成。胡纯一他们却利用鉴定时所建卡片，由2位专业人员带领20位外行人，一次性完成合并工作。具体做法是：先将各地区相同品种卡片合在一起，每地区由2名外行人负责将所属各市、县标本摆好等候提取标本。全部卡片由1人掌管，每合并一种时，将卡片分发给各地区负责提取标本的人，让其按卡片上各县市编号分别对号提取标本，提完后连同卡片一并交回分发卡片的人，收齐卡片和标本，这个品种的标本就得以合并完成。然后再由专业技术人员将合并后的标本全部检查一遍，如发现有鉴定错误，立即提出，重新鉴定、归类、改写卡片。

事实证明，这一做法确实解决了工作中的又一大难题，既能使外行人也参与标本合并，又能使鉴定时的错误得到检查纠正。在专业人员极少的情况下，仅用半个月的时间就完成了10万余份、2035种标本的合并，真是让人感叹不已。

（3）汇编普查资料

当时开展群众性中草药资源普查运动的目的，不单是查清全省中草药资源实际情况，还在于推动中医药发展，发掘中草药，以便于群众认药、采药、种药、制药、藏药于民。在普查过程中，群众情绪高涨，积极性很高。当知道身边有很多植物都是药材时，有人感慨地说："真是'不认识是棵草，认识了是个宝'！"例如，承德地区滦平县很多村庄，在技术人员的帮助下，开展了自采、自制、自用活动，每家都备有存药袋或存药盒，存放药材饮片少则二三十种，多则三四十种（无毒）。这些药都是他们自己采来拣净、晒干、制成饮片存放起来的，家庭成员有什么常见病就准备些治什么病的药，犯病时抓几样煮一喝就好了，做到了"小病不出家"。

河北省中草药资源普查办公室要求，普查结束后的各市、县要将标本编号自留一份后上交，以待鉴定结果出来后对号确认。整个鉴定、合并标本的工作完成以后，河北省中草药资源普查办公室，特将普查到的全部标本鉴定结果和标本编号，汇编成一本691页的《河北省中草药普查资料》（见图3-33），并将之发至各市、县，让其为自留标本对号定名，以使各市、县能真正认识自留标本和了解当地药源，从而确保全省人民共享普查成果，促进各地方的药源开发，更好地推动群众自采、自种、自制、自用，达到藏药于民的目的。该资料还被

1949

新 中 国
地 方 中 草 药
文 献 研 究

(1949—1979年)

1979

发至省内外各有关单位进行交流，为《河北中草药》的编写出版提供了可靠的资源依据。

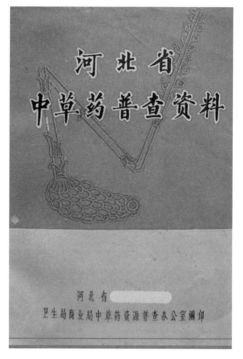

▲ 图 3-33　　《河北省中草药普查资料》

（4）《河北中草药》的编写

编写《河北中草药》是中草药资源普查工作的一部分，编写人员经过查阅古今医药书籍和现代医药资料，考虑到实际应用和资源多寡，从定为药用的1208种中草药中筛选出800余种作为《河北中草药》的编写品种。编写人员由两部分组成，一是文字编写人员，一是图谱绘制人员。

开始编写前，胡纯一草拟了编写提纲，经大家讨论充实后，其被用于指导编写的全过程。提纲明确规定了编写目的、意义、要求，提出该书的服务对象重点是"赤脚医生"和基层药材经营、保管、收购人员，但也要照顾到药检、制药、科研的需要。在文字方面，除术语外的部分要求简明、通俗易懂。在图谱方面，蔬菜、粮食类品种不附图，其余品种一部分附黑白图，一部分附彩图。其对书中各项应写的深度也做了规定，如关于成分、药理只写结果不写方法，关于临证效用要附有确效的常见处方等。

为了保证编写内容切合实用，胡纯一执笔编写出 7 个不同类型的品种样稿，发至各地广泛征求意见。在集思广益的基础上，编写工作正式开始。彩图绘制进行得比较艰辛，由 1 名植物专家带领 3 ~ 4 名绘图人员，自带铺盖，先后深入不同的山村，吃农家饭，对照实物描绘。他们用近 2 年的时间绘制彩图 300 多幅。文字编写是在查到的品种基础上选取品种编写的，参考资料比较齐全，且编写人员根据自己专长，按植物形态、生境分布、采集加工、药材鉴别、质量要求、成分、药理、性能、临证效用等部分分头编写，最后经讨论由一人统稿，均在室内工作，进行得比较顺利。

全书分总论、各论共 24 章，载有 800 余种中草药，包括植物、动物、矿物等，配有彩图 300 多幅和黑白图多幅。书中每种药的内容都经过资深医药专家审核定稿。全书于 1974 年底编成，轰轰烈烈的河北省群众性中草药资源普查运动至此宣告完成。《河北中草药》一书于 1977 年 10 月由河北人民出版社出版，河北省新华书店发行。

河北省中草药资源普查和《河北中草药》一书，后获河北省科技大会奖和卫生部科技大会奖，获奖单位是河北省卫生厅和河北省商业厅。胡纯一他们经过 4 年的努力，圆满完成了河北省中草药资源普查任务和《河北中草药》一书的编写任务。全省共采集标本 20 多万份，各市、县自留一份后上交的标本有 10 万余份、2035 种，经鉴定后定为药用的有 1208 种，其中植物药 1057 种，动物药 100 种，矿物药 30 种，菌类及其他药 21 种。这次普查发现的药物品种比过去河北省药材收购品种增加了 1 倍以上，且其中还有不少贵重短缺药材品种和防治常见病、多发病的新药材品种。另外，还有 827 种植物虽暂不能定为药用植物，但对以后中草药的进一步发掘和其他方面的实际应用，都具有一定的价值。通过这次资源普查，河北省基本上查清了全境的中草药资源实际情况。

2.《全国中草药汇编》的编写

在各地中草药实用手册的基础上，由中医研究院（现中国中医科学院）中药研究所牵头编写了《全国中草药汇编》（见图 3-34），此书是对全国中草药资源的一次全面概括。与同时期的《中药大辞典》相比，《全国中草药汇编》直接受益于各地的中草药手册以及全国中草药新医疗法展览会，而《中药大辞典》早在 20 世纪 60 年代就已经开始编写，中草药运动为其补充了丰富的资料。

1949

新 中 国
地 方 中 草 药
文 献 研 究
(1949—1979年)

1979

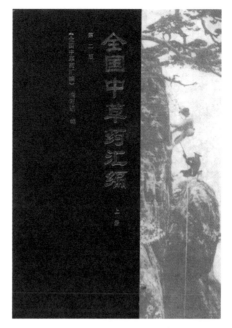

▲ 图 3-34 　　　《全国中草药汇编》

关于本书的编写过程的资料大部分来源于江西中医药大学（原江西中医学院）的范崔生，他是该书的副主编之一，《江西中医药大学学报》主编蒋力生对其进行了采访。

（1）编纂缘起

1968 年，大批医务人员被下放农村参加农村医疗服务工作。同时，农村合作医疗作为新事物，得到大力扶持和推广，"中草药群众运动"蓬勃发展。毛泽东同志又发出了"备战、备荒、为人民"的指示。为了总结"中草药群众运动"的成就和满足"备战、备荒、为人民"的需要，各地纷纷举办中草药展览。江西省也在 1968 年夏举办了全省中草药展览，展出地点设在原江西中药药科学校。全省集中了 19 位比较有名的中草药医生，在展览会上介绍运用草药的经验。卫生部在 1968 年也组织了全国性的中草药展览。在此基础上，当时已经实行军管的卫生部，为了汇总全国中草药展览的成果和落实毛泽东同志"备战、备荒、为人民"的指示，决定将展出的中草药资料汇编成书，于是就成立了一个全国性的编写组。江西省是中草药运动搞得比较好、展览也比较成功的省份，在江西省卫生局的推荐下，范崔生参加了全国的编写组，参与了这一很有意义的工作。1969 年进京，1972 年工作结束，他在编写组整整工作了 3 年多时间。

（2）编写人员

为了工作方便，《全国中草药汇编》（以下简称《汇编》）编写组设在当时的中医研究院（现中国中医科学院）中药研究所，而编写组直属中国人民解放军卫生部军事管制委员会业务组（简称卫生部军管会业务组）领导，参加编写的人员安排及对外联系业务，均需经卫生部军管会业务组同意并开具介绍信。

编写组成员来自全国中草药运动搞得比较好的 19 个单位。主编为谢宗万（见图 3-35、图 3-36），他是中医研究院（现中国中医科学院）中药研究所研究人员。范崔生作为副主编之一，是全国各省、市的基层代表，具体分管华东地区的联络工作。另一位副主编朱兆仪，是中国科学院植物研究所的研究人员。参加编写组的人员一共有 20 多位，其中既有从事植物分类或药物鉴定的专家学者，又有来自地方基层的中草药研究人员，还有知名老中医。尤其值得说明的是，编写组还有 4 名学部委员，即吴征镒、楼之岑、诚静容、涂国士。编写组的人员大多年富力强，都在 40 岁左右。20 余人都集中在一层楼办公，在 3 年多时间里集体上班，集体讨论，除了一些政治学习外，几乎没有受什么干扰或中断。图 3-37 为《汇编》编写小组的部分成员。

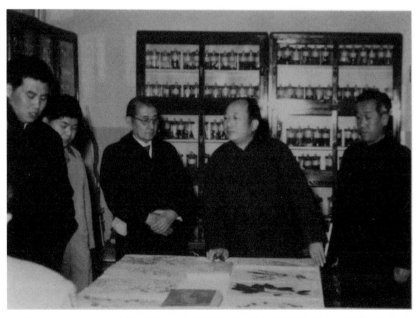

▲ 图 3-35　　　　中医研究院中药研究所研究员谢宗万在进行植物标本的讲解

1949

新　中　国
地 方 中 草 药
文　献　研　究
(1949—1979年)

1979

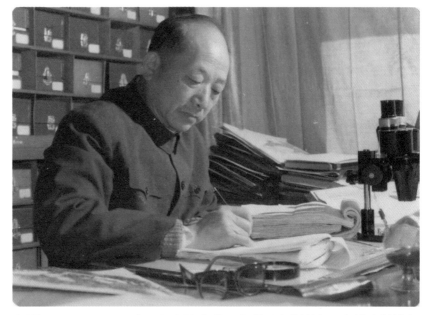

▲ 图 3-36　　　　中医研究院中药研究所研究员谢宗万在认真地进行
研究工作

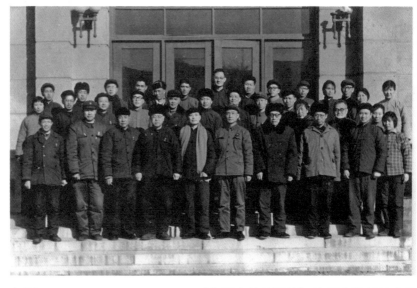

　　　　▲ 图 3-37　　　　　　　　《全国中草药汇编》编写小组部分成员

（3）编纂过程

整个编纂过程可以分为三个阶段。

第一阶段是编写准备阶段，主要任务是将各地进京汇报展览的中草药成果资料进行汇总、分类、核实，从而确定入编的标准与草药名录。

为了确定入编标准，编写组首先办了 3 个月的培训班，在培训班结束后又用了半年多编出了 2 本小册子，就是《全国中草药汇编品种名单》。这 2 本小册子实际是入编草药的种名释义注解，在经过 1 年多时间的反复修改后，分别于 1971 年 7 月和 1972 年 2 月打印成册。入选种名确定之后的工作，就是设计项目内容，经过多次反复讨论，最后确定每味入编的中草药设立学名、别名、来源、形态特征、生境分布、栽培要点、采集加工、化学成分、药理作用、性味功能、主治用法、附方、制剂及附注等项目，若某项内容没有，也可缺如。

第二阶段是编写讨论阶段，主要任务是按照制定的入编标准和项目内容，将入编的每种草药按项目内容要求以写实的形式撰写。除了来源项目中的学名、化学成分、药理作用等项目主要依据文献记载外，其余的项目都按照各地展览汇报的实际情况编写，决不虚构、抄袭。所谓写实，就是比较谨慎、客观地记载药物的功效主治，不夸大、不渲染、不造假。有些草药的功效可能很奇特，但难以核实，撰文时就特别慎重。

初稿撰成后，经过了近 1 年时间的集体讨论。集体讨论时，所有参编人员都一起参加，几位学部委员也一同参加，对每一味入编草药都按内容逐项地讨论，有时一上午只能讨论一味药。讨论时，大家基本能畅所欲言，没有什么顾虑，没有受到条条框框的约束，也不存在论资排辈的情况，有什么说什么，气氛非常融洽。因此可以说，这部《汇编》是集体智慧的结晶。

第三阶段是核对、润饰、定稿阶段，主要任务是对完成的初稿内容进行核实，如对形态分布等内容，均深入到汇报展览该药的地区调查其生境分布。遗憾的是，对每味草药的功效主治不能逐项进行核实，也没有把出处编入，以致不知道有些用法是在哪里使用的，因为有的草药在甲地主要用来消炎，而在乙地可能用来接骨疗伤，用处因地域而大为不同。文字的润饰工作，是由人民卫生出版社的 2 位同志负责的。编写组的大多数成员于 1972 年底就回到了原单位，《汇编》最后定稿于 1973 年 12 月。

1949

新 中 国
地 方 中 草 药
文 献 研 究
(1949—1979年)

1979

（4）编纂方式

《汇编》的编写以展览资料为基础，各人逐条按项目要求撰文，集体讨论修改定稿，总的来说其编纂方式属于集体编纂。这种方式，不是简单地集中各人的文稿，而是集体讨论、集体决定、集体修改、集体定稿。因此，书中的任何一个条目都不属于某个人，而都是集体智慧的结晶。

这次《汇编》的组织编写，类似于唐代的《新修本草》，由国家直接领导，调动全国有关人员，上下结合、通力协作，最终出版了能够久传于世的学术成果。《汇编》的编写是1949年以来规模较大的一次中草药信息汇编。编写小组集中了全国植物学、药物学和中医临床方面的几十位专家学者，对全国中草药展览的汇报材料，本着写实的态度，采取科学严谨的学术要求，集体讨论、集体修改、集体定稿。本书收药之丰富、内容之广泛、材料之真实、编撰之严谨，均是前所未有的，其是全国中草药运动以来的集大成之作，足可称为造福于民、千秋可传之作。

全国各地毫无保留地献方献药，自上而下地举办中草药展览，逐级汇报确有疗效的草药，为本书的编纂奠定了坚实可靠的基础，使整个编纂工作能够顺利展开。同时，这次编纂完全由政府组织领导，且得到了各地持续地大力支持和帮助，这就充分体现了社会主义制度的优越性，也反映了人们的社会责任感和精神风貌。在商品经济汹涌澎湃的今天，这一切是难以想象的。

五、开门办学与"中草药群众运动"

毛泽东同志曾说过这样的话："知识分子如果不和工农民众相结合，则将一事无成……看其是否愿意并且实行和工农民众相结合。他们的最后分界仅仅在这一点……真正的革命者必定是愿意并且实行和工农民众相结合的。"[1]

（一）医务界走在开门办学的前列

1971 年 8 月毛泽东同志批示下发了《全国教育工作会议纪要》，提出"建立教学、生产劳动、科学研究三结合的新体制"。在教育革命中建立起了开门办学新教学体制。开门办学有两种形式，一种是"请进来"，一种是"走出去"。受教育革命的影响，科研领域也响应毛泽东同志的号召，走出大门，实行开门办科研，打破"三脱离""学院式"的局面，形成一种独特景象。如果说开门办科研，是当时对科研单位和科研人员的要求，那么医务界的科研人员由于特殊的工作性质和服务对象，更是走在了时代的前列。早在"六·二六"指示发出以后，医务界就已经"开门"了。"把医疗卫生工作的重点放到农村去"，伴随着合作医疗蓬勃发展、"赤脚医生"茁壮成长，广大医药科研人员纷纷走出医院，走出科研大楼，奔赴农村，走进基层。

（二）医疗队的派遣

在当时，北京医疗队先后到甘肃、陕西、云南、江西等省和西藏自治区阿里地区工作。上海市及辽宁、江苏、山东、河南、湖南、湖北、四川等省派了赴藏医疗队。解放军派大批医务人员支援农村。各省、市、自治区也都组织医务人员到本地区的边远农村开展卫生工作。[2] 当时人们认为：城市医务人员到农村巡回医疗，把文化卫生知识和医疗技术带到农村，直接加强了农村卫生工作的力量，促进了当地缺医少药状况的迅速改变。

开门办学、办科研、办医院，派遣医疗队奔赴农村，具有以下目的。

1. 缩小城乡差别

农村卫生事业与城市卫生事业有较大差别。城市医务人员支援、加强农村

---

[1] 毛泽东选集：第 2 卷 [M]．北京：人民出版社，1991．

[2] 韦革．继续做好医疗队工作 [J]．陕西新医药，1975（4）：1-4．

1949

新　中　国
地 方 中 草 药
文　献　研　究
(1949—1979年)

1979

卫生事业，是在医疗卫生领域里逐步缩小"三大差别"的有力措施。特别是少数民族地区和边远地区，尽管国家已经建立了不少医院，但由于这些地区的历史条件、环境条件，仍然需要兄弟省、市给予大力帮助。这对巩固祖国边防、加强各民族人民的大团结，都有重要作用。

2. 占领农村的思想文化阵地

虽然当时中华人民共和国已经成立一二十年，但不少农村地区仍很落后，深受封建迷信思想影响。医疗队到农村的任务还包括协助当地有关部门严加取缔骗人的巫医、游医，加强卫生管理。许多医疗队下去后，揭露和打击封建迷信活动，教育广大群众积极同旧风俗、旧习惯决裂。

3. 改造医务人员的世界观

当时人们认为医疗队下乡是医务人员接受贫下中农"再教育"、改造世界观的好机会。

4. 搞好爱国卫生运动

坚持"预防为主"的方针，持久地搞好群众性的爱国卫生运动。很多农村地区没有良好的卫生习惯，容易引起疾病的传播。医疗队到农村去，要发动群众搞爱国卫生运动，把卫生工作变成群众的自觉行动，让他们自己同迷信和不卫生的习惯做斗争。

5. 培养当地医务人员

农村合作医疗成立以后，农村有了自己的"赤脚医生"。这些"赤脚医生"的医疗技术是极低的。医疗队到农村的一项重要任务，是帮助当地医药卫生人员提高水平、巩固合作医疗，留下一支"不走的医疗队"。这是解决当地缺医少药的根本措施，也是多快好省地培养农村医务人员的好办法。如果忽视了这个任务，医疗队的工作就不能很好地开展；医疗队离开后，取得的成绩也无法得到巩固。培养的方法主要是在实践中传、帮、带，有条件的还可以通过办学习班、开经验交流会，传授预防和医疗技术，使之学会用中西医结合治病，以及宣传计划生育和妇幼卫生知识。

（三）奔赴德兴县的北京医疗队

以中医研究院（现中国中医科学院）中药研究所为主组成的赴江西省德兴县的北京医疗队就是开门办科研的一个典型。根据周恩来同志的指示，中医研究院（现中国中医科学院）组织了长期的较为稳定的赴德兴县的北京医疗队。

在此之前，中药研究所曾经组派科研小分队，到云南、湖北等省搞开门办科研。中药研究所的性质本来就是以研究中草药为主，云南省的中草药资源异常丰富，所以科研小分队去云南省的次数也比较多。后来中药研究所还到湖北省杨村、咸宁一带考察，当时除调查中草药资源外，甚至还有举所迁往外地的打算。奔赴江西省德兴县的事情确定下来后，中药研究所科研人员开始轮流去开门办科研，与卫生部派遣的其他医疗队一起，被统称为北京医疗队。卫生部在江西省永修县还有"五七干校"，中国医学科学院药物研究所科研小分队就奔赴永修县，且还在当地办了药厂；中药研究所也有一些同志去了永修县的"五七干校"。

为了使工作更有针对性，在北京医疗队启程之前，中医研究院委派胡世林和李泽琳先到德兴县了解情况。从1971年3月28日至4月7日，德兴县委何兰芝、杨德森同志和县卫生局董主任、汪长生同志向他们做了详细介绍，并带他们参观了"百药山"和有关一些中草药和医疗卫生工作的典型单位。老区自力更生、大办合作医的积极性和创造性令人钦佩，而缺医少药的总体情况也令人担忧。经过详细的考察，他们对该地的基本情况有了充分了解，首批赴德兴县的北京医疗队相应地做好了各方面的准备。

开赴德兴县之前，周恩来同志接见了北京医疗队的负责人和主要成员。5月21日晚周恩来同志在人民大会堂接见了卫生部奔赴各地的医疗队，共9支。周恩来同志针对9支医疗队的不同情况提出了总体要求和每个医疗队的特殊任务。他首先强调了毛泽东同志"六·二六"指示的重要性，然后提出了对每支医疗队的总要求：①要送医送药上门；②积极开展爱国卫生运动；③改造卫生环境；④积极宣传计划生育等。对每个队各自不同的要求，周恩来同志分别做

1949
新中国
地方中草药
文献研究
(1949—1979年)
1979

了指示，如协和医院应以研究防治血吸虫病为主；去云南省、东北的2个队要研究防治克山病等地方病；因为德兴县是中草药先进典型，以中药研究所为主的医疗队应对当地中草药的认、采、种、制、用经验加以总结和应用。

6月1日首批赴德兴县的北京医疗队全体队员到达江西省上饶县，胡世林、李泽琳任正副队长。队里除中药研究所人员外，还有广安门医院和西苑医院的一些医生。由于洪水冲毁了通往德兴县的公路，短期内不能通车，他们只得绕道乐平县，乘船到戴村，将行李用拖拉机运往德兴县城，而人则步行前往。几百里路程，他们走了1周才到达。县委热烈欢迎北京医疗队的到来，一面向他们介绍情况，一面带领他们参观。德兴县老区革命传统更加激发了全体队员为人民服务的热情和干劲，他们走村串户，送医送药，吃住在农民家里，白天帮助农民干农活，晚上诊治疾病。首批医疗队中的许多人现已成为国内外知名的专家，如周超凡连任数届全国政协委员，是著名中医理论家和临床家；李泽琳跟踪国际抗艾滋病前沿，是享誉国内外的中药药理专家；胡世林是生药学方面的著名专家，在道地药材的理论和实践中多有建树。

赴德兴县的北京医疗队是以中药研究所为主组派的，其以发掘、研究和开发中草药为主要任务。中药研究所当时仅有80人左右，但仍然每年派遣一批人员赴德兴县，坚持了七八年，为中医研究院（现中国中医科学院）下属单位中派遣农村医疗队最持久、最活跃的单位。时至今日，当年的医疗队员仍深深怀念在革命老区的那段岁月。

（四）开门办科研时期的中草药研究

中医药科研人员在开门办科研过程中结合"中草药群众运动"，开展了大量的工作。他们利用自身优势，结合学科特点，与当地社员一起，进行了更加广阔的科研活动。当时大批医学科研人员深入基层，走进农村，搜集民间验方，深入采掘中草药，取得了不少成绩。

1. 药物栽培实践

中国医学科学院药物研究所栽培室、西北旺药用植物实验场是现中国医学科学院药用植物研究所的前身，当年的栽培室为中草药栽培做出的贡献是令人瞩目的。

栽培室从1956年起实际上已经开门办科研了。他们深入东北、华北、华东、中南、西南的10余个省的药材产区调查研究，发现许多亟待解决的问题。自1958年以来，他们先后派出9个小分队，深入药材产区，长期蹲点，进行试验。

他们发现，云南省的西双版纳很适合广东阳春砂仁的生长，于是从广东省引进种植，取得成功。在最初阳春砂仁的产量不高，他们就在开花季节仔细观察植物的情况，不顾狂风暴雨和炎炎烈日，有时脸被蚊虫咬肿了，还蹲在树林里坚持工作，终于发现了砂仁花不易授粉的原因，并提出了人工授粉的设想，还引入了为砂仁传粉的昆虫——彩带蜂。经过反复实践，不断改进，他们实验成功了砂仁的人工授粉方法和综合丰产措施，使砂仁的亩产量由0.5～1千克提高到20余千克。[1]

栽培室的徐锦堂从事过黄连、天麻和猪苓等的栽培研究。刘铁城从事过西洋参的栽培研究。

其实，1966年前徐锦堂就已经着手天麻野生变家栽的研究，且此项研究被列入药物研究所正式课题。1972年徐锦堂重新负责天麻的研究。当年冬天，徐锦堂经过一段时间的考察，把试验点定在陕西省汉中地区的宁强县滴水铺公社东风三队。这里群山环抱，山高坡陡，气候湿润，全年温差较小，且有野生天麻资源分布。他决定搞一种方法简单、农民易学、又省工稳产的天麻栽培方法。沿着产区—实验室、实验室—产区的科研路线，他不知更改了多少方案，爬了多少高山陡坡。1973年，"天麻无性繁殖固定菌床法"宣告成功。第二年（1973年），东风三队的天麻空窝率下降到1.1%，平均窝产由0.15～0.2千克提高到1.5千克，生长周期由2年缩短为1年。他发明的方法简单易学，省工省时，不与农作物

---

[1] 中国医学科学院药物研究所栽培室、西北旺药用植物实验场. 中草药栽培研究的体会 [J]. 医学研究通讯，1972（7）：6-8.

1949

新 中 国
地方中草药
文 献 研 究
(1949—1979年)

1979

争劳力，还解决了大坑培养菌材易污染杂菌的难题，深受农民的欢迎。为了全面推广这一技术，徐锦堂不辞辛苦，奔波于各地讲学，常常是刚在这个县讲完又奔往另一个县。为了抢时间，他有时顾不上吃饭、休息，甚至有几次晕倒在路上，但一醒过来又抖擞精神上了讲台。他先后在陕西省40余个县讲过课，听课人数超过2万。他培训出了几百名不脱产的技术骨干。这一成果曾荣获1978年全国科学大会奖。[1]

除将野生药物进行驯化外，有些科研人员还进行了异地栽培的尝试。有许多药物对生长环境要求比较高，只能在局部地区栽培。当时科技人员发扬征服自然、改造自然的革命精神，大搞科学实验，使得许多药物能在不同地区生境下生长结实。如上海农业科学院园艺所就将许多本来不适合在上海市生长的药用植物在上海市进行了移植。党参原产于高山地带，性喜稍冷而湿润的气候，若被移植到海拔低、地下水位高、气温高、雨水多、土壤湿度大的上海市进行栽培，则易发生烂根。他们就采取降低土壤水分，选择地势高、干燥、排水良好的田块，开深沟，做高畦，做到雨止水排净的方法来种植。他们还把多年生的党参作为1年生植物栽培，采取育苗移栽延长生长发育期和加强肥水管理法，使根部生长1年就达到采收入药标准。他们还试验了秋季大田直播，次年7月份前采收的方法种植党参，所种党参未烂根，且根部大小也可达入药标准。党参在上海地区栽培可以开花，但由于夏季高温出现倒苗和冬季枯死，种子一般不能成熟。为了留种，他们试验了秋季播种和用塑料薄膜覆盖留种田两种方法使党参在上海市开花结果。一见喜（穿心莲）原产热带，籽小皮厚，不易育苗和留种，上海市农业科学院园艺所根据其种子出苗对温度、湿度的要求，掌握了播种的技术条件和苗床温度、湿度管理，使育苗

---

[1] 中国科学技术学会. 中国科学技术专家传略·医学编 药学卷1［M］. 北京：中国科学技术出版社，1996.

成功。在留种中，他们以控制水肥条件的方法缩短生长期，而喜获种子。川芎在上海市不开花，需要用茎节繁殖。茎节需要低温保存，窖藏则容易腐烂，不易在农村推广。他们试验成功了使用苓子繁殖的方法，同时也试验成功了留种方法。[1]

2．土法与科研结合，发展中药制剂

在当年提出的"四自"中，有一条"自制"是针对中草药制剂的，由于中草药煎药不便，社员对制剂提出了要求，许多地方都坚持土法上马，研制中草药的制剂，有些地方也有科研人员参与。

由中医研究院（现中国中医科学院）组成的北京医疗队深入到江西省德兴县，与当地中草药科研小组一起，共同开展中草药的总结提高工作，建立了实验基地，开展了药理学、药物化学研究，以及中草药筛选验证工作，为巩固"中草药群众运动"成果起到了一定的推动作用。当时的《新医药学杂志》载文介绍了相关情况："临床与科研相结合，科研为临床服务。对临床筛选验证确有疗效的重点方药，进行了初步的实验室研究，找出其主要有效部分，以提高其疗效。如1971年2月，县人民医院用牡荆根治疗慢性气管炎110例，疗效较好，但原方用药量大，每日需鲜牡荆根200克，服用不方便。在北京医疗队的协作下，经实验室研究，筛选出牡荆主要有效部分挥发油，每日用药量只需50毫克。对于牡荆挥发油，起先是从种子提取，通过实践发现牡荆叶的挥发油含量较种子高得多，且不受采集季节的限制，药理实验及临床疗效基本相同。为了使这一科研成果及时推广，我们因陋就简设计了提取挥发油的'土设备'，开办了挥发油提取学习班，使挥发油制剂在公社卫生院中得到了推广。如新岗山公社卫生院，仅2个多月时间，利用'土设备'生产出牡荆叶挥发油一万毫升，可供给近万例慢性气管炎病人服药2个疗程。"[2]

上海蛇药，是上海医药工业研究院"三结合"，大搞科研群众运动的成果之一。上海医药工业研究院研究蛇药的专业科研人员与有关中药厂、医院组成"三结合"科研小组，深入广大农村、山区，依靠党的领导，发动广大"赤脚医生"和社员群众，搜集了上千份民间治疗蛇伤的中草药方。同时，他们还不断扩大"三

[1] 宗和. 坚持实践，打破药物栽培的地区局限——介绍几种中草药栽培的经验 [J]. 植物学杂志，1976（3）：16.
[2] 江西省德兴县卫生局. 以路线为纲，巩固发展中草药群众运动成果 [J]. 新医药学杂志，1974（10）：4-6，11.

1949

新 中 国
地 方 中 草 药
文 献 研 究
(1949—1979年)

1979

结合"的协作网，仅这一项目就扩大到江苏、浙江、福建、江西、安徽5省1市。由于各方协同作战，他们在较短时间内，就创制出一种高效的上海蛇药，此药对各种毒蛇咬伤的治愈率达99%以上。[1]

中国医学科学院中草药科研小分队深入粤北山区，在韶关地区各级党组织帮助下，开门办科研，取得了科学研究成果。他们开展了研究、利用和推广中草药的群众运动，组织了一个包括地区、县、公社的协作网。这个协作网包括党政领导、"赤脚医生"、当地卫生人员，以及专业科研人员共200余人，体现了领导、群众和专业人员的"三结合"。参加的单位包括15个县（市）的有关药厂、卫生院、工矿和县医院共26个单位，体现了研究、生产和使用"三结合"。他们召开了3次协作会议，先初步评选出疗效好且比较安全的鹿茸草注射液、独虎龙片和虎杖片等51种制剂，然后再将任务落实到基层，组织群众集体进行验证研究工作。他们对二三十种药物同时进行研究，在短短几个月内，就积累了1700多个病例，许多药物的疗效很快得到肯定。由于开展社会主义大协作，科研成果很快得到推广，一些县医院、公社卫生院使用中草药的比例，比原来提高了10%～20%，有力地支持了当地的防病治病工作。他们和当地群众一起，把群众长期应用且确定有效的方剂和药物挖掘出来，经过改方组方、剂型改革、研究提高和大量临床验证，进一步肯定它们的疗效、作用、特点、不良反应等，然后再将之推广到防病治病的实践中去。在3次协作会议上初步评选出来的51种中草药制剂，经过整理提高，已经有10多种的疗效得到肯定，且已在全地区得到普遍推广。[2]

3．中草药普查

借助开门办科研的机会，许多中药工作者，特别是生药专业

---

[1] 本刊通讯. 开门办科研旧貌变新颜［J］. 上海化工，1976（2）：2-3.

[2] 中国医学科学院中草药科研小分队. 坚持开门办科研，搞好中草药研究［N］. 人民日报，1976-3-16.

的科研人员深入考察各地药材资源。有些地区的卫生部门也组织了当地的中草药资源普查。

如陕西省中医研究所中草药调查组，就走遍全省，横跨长城内外，同当地的药农、药工及基层卫生人员用了近 10 年的时间，基本摸清了全省的中草药资源。他们在调查中发现，狼巴巴草、朱砂莲、羊红膻等在民间广泛流传的中草药，具有较好的抗菌、抗病毒作用，临床效果良好。肝病组长期深入农村工矿，对近千名病人进行了观察、治疗，终于研制成肝炎 1 号糖浆，此药对急性传染性肝炎的有效率达 90% 以上。冠心病组在凤翔、大荔、三原等县设点，进行普查防治和长期观察，发现冠心病在农村群众中的发病率和城市脑力劳动者的相近，从而打破了"冠心病是脑力劳动者疾病"的看法，证明其是影响广大劳动人民身体健康的一种常见病、多发病。气管炎组和药剂科同志根据广大工农病人的意见，改进了痰饮丸的服药方法，提高了其疗效，使其被列为全国防治气管炎有效药物之一。

宁夏回族自治区药材资源丰富，种类繁多。为了发掘、利用区内中草药资源，促进农村医疗卫生事业的发展，自治区卫生局积极发动医药卫生人员和各族社员开展报药活动，并组织中草药资源普查队，分别到六盘山区、罗山地区、贺兰山区和引黄灌区，在当地老中医、老药工、"赤脚医生"的配合与协助下，对野生药材开展全面普查工作。从 1972 年起，2 年来，他们对全区中草药资源的分布、品种、蕴藏量和民间用药、单方验方以及各地药材收购情况等做了全面调查研究，并采集了 11000 多份植物标本，从中鉴定出药用植物 600 多种。调查发现，过去一向由外地购入的金钱草、射干、白头翁、龙芽草等常用药材，宁夏回族自治区区内都有，且数量很多；过去很多人认为宁夏回族自治区不产的藜芦、红三七等药材，在六盘山、贺兰山等地也有。在普查的基础上，宁夏回族自治区陆续编写出版了《宁夏中草药手册》（见图 3-38）等书。广大农村合作医疗站在当时广泛利用中草药防治疾病，有力地推动了全区医疗卫生事业的发展。[1]

---

[1] 新华社. 促进农村医疗卫生事业更快发展——宁夏普查中草药资源［N］. 人民日报，1974-2-9.

1949

新 中 国
地 方 中 草 药
文 献 研 究
(1949—1979年)

1979

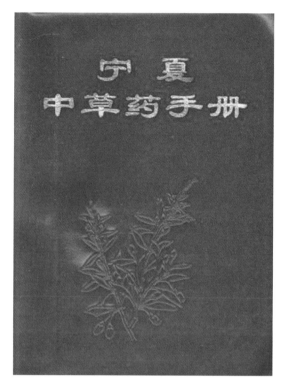

▲图 3-38　　　　　《宁夏中草药手册》

　　青海省各地开展了"中草药群众运动"。至 1973 年，青海省中草药普查工作基本结束，共查出中草药 710 种。其中农业区 480 种，内有稀有品种 18 种；牧业区 230 种，内有稀有品种 18 种。全省和各州县都编印了一批中草药资料。如 1970—1972 年编纂的《青海常用中草药手册》（共 2 册）（见图 3-39、图 3-40）收集常用中草药 259 种。1972 年出版的《青藏高原药物图鉴》（见图 3-41）第一册，收载植物类药物 153 种，其中大部分是藏药，一部分是中医和藏医共用的草药。《青藏高原药物图鉴》第二册原稿载药 200 种左右。1973 年，青海省药检所编印的《青海省中草药植物名录》，收载中草药植物 109 科、682 种和 49 变种，加上动物、矿物和其他类药，共载有约 800 种药物。这些药物，以草本植物居多，具有高原植物（及动物）的特点，是历代的中医本草学著作很少记载的。青海土地辽阔，地形复杂，药物资源不仅品种多，而且分布广，储量大。同时，由于中药和藏药互相补充，许多药物增添了新用途。因此，大搞中草药的群众运动不仅打开了青藏高原这一天然药库，全面填补了青海本草学的历史空白，而且还对创造我国独特的新医学、新药学做出了积极的贡献。[1]

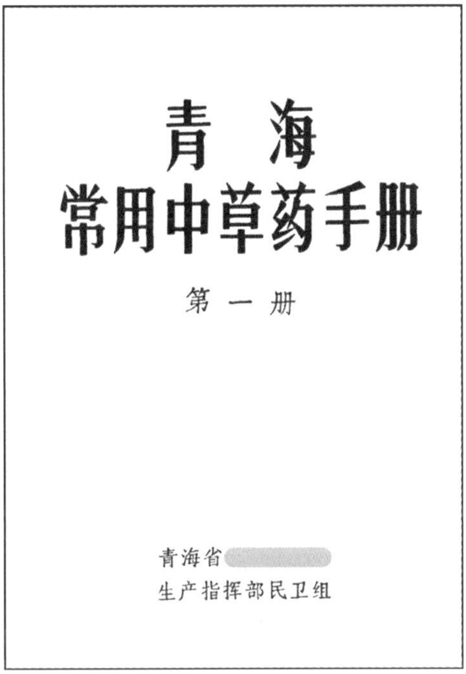

▲ 图 3-39　《青海常用中草药手册（第一册）》

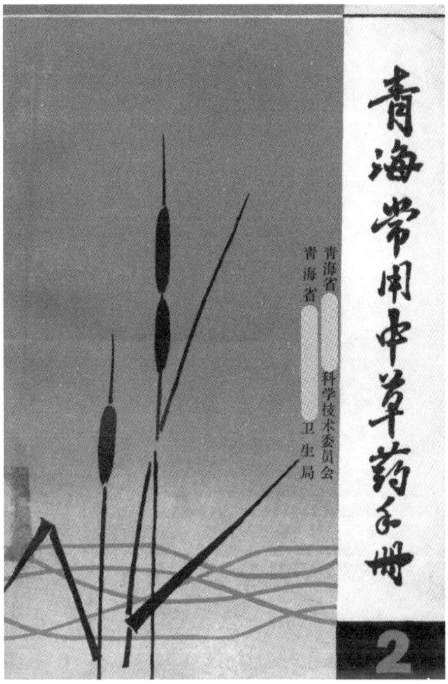

▲ 图 3-40　《青海常用中草药手册（第二册）》

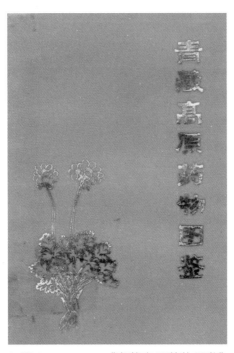

▲ 图 3-41　　《青藏高原药物图鉴》

[1] 诸国本. 关于青海中草药的若干资料 [J]. 青海卫生，1975（6）：45-48，51.

4. 发现草药新品种

草药是中国医药学的组成部分，凝聚着我国劳动人民长期与疾病做斗争的宝贵经验，具有资源丰富，易于取材，“廉、简、验、便”的特点，对保护人民身体健康、落实战备、巩固合作医疗制度等都具有重大的意义和作用。标题中所谓“发现”，其实并不准确。因为许多药材实际上在古代已有明确记载，而且民间流传着关于它们丰富的使用经验，只是其并未受到医疗卫生工作者的重视；在开门办科研中，这类药物陆续得到科研人员的普遍接受和深入研究。

1975年版《中华人民共和国药典》就增加了大量草药新品种。“中草药群众运动”期间，经过临床反复验证，筛选出一批疗效确切、安全可靠的草药和草药制剂。经科研人员认定，新增的药物有白花蛇舌草、紫珠草、穿心莲、了哥王、毛冬青、白毛夏枯草、肿节风、蓍草、牡荆子、十大功劳、矮脚茶、檵（jì）木、千里光、满山红、金钱草、猫爪草、千日红、蔊菜、七叶莲、雉子筵、垂盆草、天花粉、汉肌松、鹤草芽、冬青、鸭肠草、徐长卿、景天三七、虎杖、金荞麦、卤地菊、砂仁叶油、断血流、金莲花、肝炎草、小叶枇杷油、芸香草、川楝素、金龙胆草、福寿草、野马追、罗布麻、祖师麻、雅红隆、雪胆、青叶胆、大黄藤、三分三、雪上一枝蒿、穿心莲内酯、硝酸一叶萩碱、矮茶素、亚硫酸氢钠胡椒酮、鹤草芽素、福寿草苷、雅红隆素、雪胆素，共60种。

有些草药的发现曾给人们留下了生动美好的回忆。如冬凌草的发现就是如此。

在河南省济源县太行山、王屋山海拔200 ~ 1000米的壤土或沙壤土中，生长着一种奇特的植物。霜降后，其茎叶自上而下凝结成一层形态各异的冰凌，有的如蝉翼，有的绕茎叶呈翻花状卷起，且只有具有活性的植株才有，结冰顺序从上面的枝叶始至地上的茎而终。这些冰凌阳光照而不化，风沙吹而不落，晶莹多姿，光彩夺目，现象奇特。这种奇特的植物就是冬凌草，又名冰凌草。济源县的冬凌草为唇形科香茶菜属植物碎米桠，该植物药用记载始于明代朱橚所著《救荒本草》（刊刻于 1406 年），书中说冬凌草："生田野中，茎方、容面四棱，开粉紫花，叶味苦。"济源县一带民间有用冬凌草"茶疗"的历史。冬凌草被当地人用于治疗噎膈证（食管癌），效果显著，很多山民每年夏秋采收一些冬凌草，将其晒干悬于屋檐之下，每有头疼脑热，伤风感冒，喉咙不适或上火之时，便水煎代茶饮，相当灵验。在"中草药群众运动"中，冬凌草的神奇植物学现象及其独特功效引起了河南医学科学研究所张覃沐教授的重视。他会同中国科学院昆明植物研究所孙汉董院士，河南中医学院（今河南中医药大学）、河南医科大学、河南医学科学研究所等科研院校进行了联合攻关。研究结果表明，冬凌草中含有大量的对映 – 贝壳杉烷类二萜化合物，其中冬凌草甲素、冬凌草乙素具有显著生理活性。药理研究证实，冬凌草甲素、冬凌草乙素是具有抗肿瘤和抗菌作用的有效成分。经高效液相色谱法（HPLC）测得的济源县的冬凌草的指纹图谱和其他地方产的冬凌草不同，其有效成分丰富、含量高，种群独特，品质地道。[1]

又如，蓍草为菊科植物蓍草的地上部分，虽然早在《神农本草经》中就有记载，但使用不多。其常生于山坡草丛、林缘、沟边，分布于东北、华北、西北等省区，江西省庐山、德兴县、上饶地区等地有栽培。德兴县的福泉山垦殖场卫生院的医务人员，报告了它们 1969—1970 年使用蓍草治疗蝮蛇咬伤、急性乳腺炎、急性扁桃腺炎、急性阑尾炎等疾病，并获得较好疗效的事迹。1971 年北京医疗队来江西省德兴县研究中草药，德兴县卫生局向北京医疗队推荐了蓍草，并将之列入科研项目，进行了生药鉴定、临床应用和药理药化等研究。1971—1972年，北京医疗队和德兴中草药科研所的科研人员将蓍草经水煮、乙醇沉淀，制成片剂和注射液，由县卫生局组织德兴县人民医院，香屯、绕二、银城、潭埠、万村公社卫生院和大茅山化工厂卫生院临床协作验证，观察的病例包括急性扁桃腺炎、急性肠炎、急性阑尾炎、急性菌痢、急性乳腺炎、皮肤外科感染、胆道感染等共 188 例，痊愈 137 例占 72.84%，好转 36 例占 19.16%，无效 5 例占8%，总有效率为 92%。在肯定疗效的基础上，北京医疗队和德兴县中草药科研所对蓍草进行了有效部分的提取、药物制剂和有效部分的药理试验等实验室研

---

[1] 姜恒. 把冬凌草打造成济源新名片［N］. 中国医药报，2008-2-26.

1949

新 中 国
地 方 中 草 药
文 献 研 究
(1949—1979年)

1979

究，并分别采用酸酒法和石硫法两种工艺，将之制成薯草片和针剂。1972—1977年，由北京医疗队和德兴县、上饶地区薯草临床验证协作组，按统一方案在上饶地区医院、上饶市人民医院、上饶铁路医院、德兴县人民医院、铜矿职工医院、铅锌矿职工医院，及长田、福泉山、万村、香屯、银城、海口等公社的卫生院临床验证604例，总有效率为90.1%，显效者占72.6%。薯草被载入1977年版《中华人民共和国药典》。北京医疗队1978年返回北京后，中医研究院（现中国中医科学院）中药研究所科研人员继续对薯草进行了药理、药化的实验研究。[1]

5. 总结发现，编写中草药书籍

通过对中草药资源的调查、对民间草药经验的收集，全国多数地区都编写了本地区的各种中草药书籍。其内容有多有少，有正式出版的，也有内部印刷的；既有全国范围的，也有省、市、县、乡一级的；编著者一般不署个人姓名，而是署以单位名称，有的甚至只署名某某书编写小组。

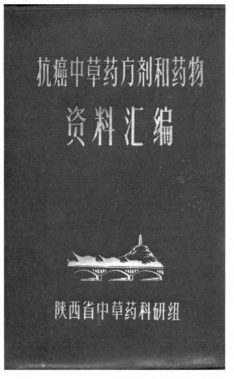

▲图3-42　　　《抗癌中草药方剂和药物资料汇编》

如陕西省中医研究所，通过开门搞科研，深入农村工矿，整理完成了《中医防治钩体病手册》《陕西动矿物药》《陕西草药》《陕西中医验方选编》《抗癌中草药方剂和药物资料汇编》（见图3-42）等资料和书籍8种，这对广大工农兵防治疾病起到了一定作用。

云南省卫生部门组织对

[1] 汪长生. 薯草的研究进展 [J]. 德兴医药通讯，2002（67）：47-50.

群众性中草药运动经验进行总结，编写出版了多种中草药书籍。其中昆明市卫生局主编的《昆明民间常用草药》（见图3-43、图3-44）于1970年出版发行。此书收载了昆明地区分布的中草药302种，其通过配伍，能防治内、外、妇、儿、五官、皮肤等科的常见病60余种。云南省卫生局主编的《云南中草药》及续集（见图3-45、图3-46）分别于1971年和1973年出版，共收载云南全省分布的中草药757种，选择了防治常见疾病的处方1400多个。在军队系统中，昆明军区后勤部主编的《云南中草药选》也随之问世。全书共收载中草药330种，其编排体例与《昆明民间常用草药》相同，更增添了精致彩色标本图谱，是质量较高的中草药选集之一。1974年云南省卫生局主持邀请有关单位的医药人员，以《昆明中药咀片规范》（1963年）为蓝本，写成《云南省中药咀片炮炙规范》，印发全省医药单位使用；该书记载了548种中药材的加工炮制方法，在提高药材质量、增强临床疗效方面，做出了新的贡献。1977年，云南省药品检验所和药品标准编审领导小组办公室协力，收集制剂179种，编写完成《云南省农村中草药制剂规范》（第一集），经省卫生局批准印发；书中除记载了传统的膏、丸、散、药酒剂型外，又增添了片剂、冲剂、合剂、糖浆、注射剂、胶囊等多种新剂型；这些创制革新，为中药现代化做出了有益的探索，为中草药的进一步发展开辟了广阔的天地。

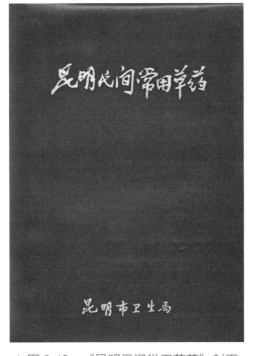

▲ 图 3-43　《昆明民间常用草药》封面　　▲ 图 3-44　《昆明民间常用草药》扉页

1949

新 中 国
地 方 中 草 药
文 献 研 究
（1949—1979年）

1979

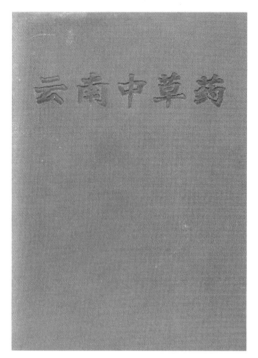

▲ 图 3-45　　　　《云南中草药》

▲ 图 3-46　　　　《云南中草药（续集）》

　　"中草药群众运动"期间出现的集大成著作，当属中医研究院（现中国中医科学院）牵头编写的《全国中草药汇编》（详见本章第109页"《全国中草药汇编》的编写"）和江苏新医学院（由当时的南京中医学院与南京医学院合并而成）编写的《中药大辞典》（见图3-47）。

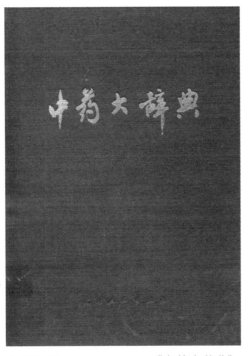

▲图3-47　　　　　　　　《中药大辞典》

　　《中药大辞典》的编写始于1958年冬季，最初是由少数教师带领部分进修学员进行的。1959年冬根据组织安排，原《中医学概论》编写组人员转入《中药大辞典》编写组，编写工作一直持续到1966年才中断。当时初稿完成了约90%，草稿放满了整整3个书橱。1972年在全国各地兴起的"中草药群众运动"期间，《中药大辞典》的编写工作重新启动。在初稿的基础上，当时江苏新医学院（当时南京医学院和南京中医学院合并）的教师们进行了修改、补充、审稿、定稿、誉清校对等工作，吴贻谷、宋立人等数十位教师参加了工作。当时编写力量单薄，编写经验不足，物质条件差，又无专用经费，尤其是随着编写工作的逐步深入，发现的问题也越来越复杂。为了澄清一组药物的名实混淆、追查一个名称的原始出处，往往要查阅数十种参考资料，有时甚至如同大海捞针；为了改进体例中的某一做法，常牵一发而动全身，不得不回头返工。他们要求"条条追根，字字落实"，要求引用的资料必须是原始的。为查找资料，在南京市

1949

新 中 国
地 方 中 草 药
文 献 研 究
(1949—1979年)

1979

找不到就去上海市找，在上海市找不到就到北京市找，有时为了追考一个药名的原始出处，需要查上1个星期的资料。《中药大辞典》内引用的古今文献有2000多种，其引文大都经过认真选择。若引用的是二手资料，则尽力查对原著，或追查较早的文献。对于所引的部分现代临床报道，他们从报刊上找案例，找到原单位、原作者，通信进行核实，了解信息是否可靠，有没有需要修正、补充的地方。为了核查中药标本，编写人员的足迹遍布全国各地。严格的要求，提高了该书资料的准确性和可靠性。经过反复修订、增补，1977年10月，《中药大辞典》终于出版。

6. 中药化学和新药研制

在开门办科研的过程中，部分科研项目取得了重大成果。青蒿素的发现和相关药物的研制开发，就是一个典型事例。

1969年2月屠呦呦接受了中草药抗疟研究的艰巨任务。她从收集整理历代医籍、本草、地方药志的单方及验方入手，还走访当时中医研究院（现中国中医科学院）内老中医专家，搜集建院以来的有关群众来信，整理了一个以640种药物为主的抗疟方药集，并且在此基础上，进行实验研究，组织鼠疟筛选。然而，筛选的大量样品，均无好的效果。不久，屠呦呦服从组织安排，到海南岛疟区实验室工作半年之久，回北京后，由于种种原因工作难以开展。1971年抗疟队伍再次在广州召开专业会议，周恩来同志对此做了重要指示。屠呦呦也参加了这次会议，并肩负新的任务回到北京，组织力量成立课题组，投入了新的攻关研究。

这次，在重新考虑对一些基础比较好的药物进行复筛时，她又系统查阅有关文献，特别注意在历代用药经验中吸取药物合理提取方法的线索，以寻找突破口。东晋名医葛洪《肘后备急方》中称，有"青蒿一握，水一升渍，绞取汁服"可治"久疟"。她细细琢磨这段记载，觉得里面大有文章。屠呦呦根据这条线索，改进了提取方法，采用乙醇冷浸法将温度控制在60℃，所得青蒿提取物对鼠疟效价有了显著提高；接着，用低沸点溶剂提取，使鼠疟效价更高，而且趋于稳定。……在 1971 年 10 月 4 日，即广州会议后的第 191 次实验（先后筛选方药 200 余种）中，获得了青蒿抗疟发掘的成功。青蒿提取物对鼠疟原虫抑制率达 100%。她又把青蒿提取物分为中性和酸性两大部分，并发现中性部分抗疟效价高而毒副作用低，酸性部分无效而毒性大。在确证中性部分为青蒿抗疟有效部分后，她又进行猴疟实验，取得同样满意的效果。

此后，她又进行了深入的药理、毒理研究，为确保用药安全她还亲自试服。在这种情况下，屠呦呦于 1972 年 8—10 月，偕同有关医务人员携药赴海南省昌江地区试用，从间日疟到恶性疟，从本地人口到外地人口，首次取得 30 例青蒿抗疟的成功。1973 年又在同一地方首次试用青蒿素单体，肯定其抗疟疗效胜于优选抗疟药氯喹。接着，在全国各地的大力协助下，进一步扩大临床验证，至 1978 年共治疗 2099 例（其中包括间日疟 1511 例，恶性疟 588 例），全部获得临床痊愈，使青蒿素真正成为一种令人瞩目的新结构类型抗疟新药。

在临床证实青蒿抗疟有效的基础上，屠呦呦等人发扬连续作战的精神，从中性部分进一步分离提纯青蒿有效单体。这种新型化合物被命名为"青蒿素"。经大量化学工作、衍生物制备结合四大光谱研究，确定为倍半萜类成分。由于其结构的特殊性，后她又在中国科学院生物物理研究所和有机化学研究所等单位的支持协助下，用 X–衍射方法最终确定了其化学结构。青蒿素为一具过氧基团的倍半萜内酯，该结构仅含有碳、氢、氧 3 种元素，这突破了抗疟药必须具有含氮杂环的理论"禁区"。结果还揭示，青蒿素的抗疟活性与倍半萜内酯结构中的过氧基团相关，为结构改造工作打下了理论基础。

1977 年 3 月首次以"青蒿素结构研究协作组"名义撰写的论文《一种新型的倍半萜内酯——青蒿素》发表于《科学通报》（1977 年第 3 期），引起了世界各国的密切关注和高度重视。

青蒿素的发现和研制，是人类防治疟疾史上的一件大事，也是继喹啉类抗疟药后的一次重大突破。1981 年 10 月在北京召开的由世界卫生组织等主办的国际青蒿素会议上，屠呦呦以首席发言人的身份做了名为"青蒿素的化学研究"

1949
新中国
地方中草药
文献研究
(1949—1979年)
1979

的报告，引起国内外代表们的极大兴趣。[1]

7. 培训"赤脚医生"

培训"赤脚医生"是开门办科研的一项重要内容，详见第41页"'赤脚医生'的培训与教育"，此不赘述。

在整个"开门办学""开门办科研""开门办医疗"的过程中，原有的教学、科研和医疗卫生秩序被打乱。作为科研的主体，研究人员积极地"开门""深入基层"，主动地接受实践锻炼、接受"再教育"，与工农兵相结合，进行世界观的改造，从而更好地进行工作、为人民群众服务。

在中医药科研人员深入农村的过程中，许多有价值的草药、验方被发现，医疗科研因此具备了源头活水；科研人员还帮助农民学习医药知识，种植药材，坚持至今。这些实践活动，有力地促进了中医药学的发展。

六、"中草药群众运动"的发展

（一）范围遍及城乡边寨

"中草药群众运动"的重点是在农村，但并不局限于农村。城市的郊区、街道、厂矿、部队也在大搞"中草药群众运动"。只不过农村开展得更有声有色，效果更加显著。

《人民日报》刊登了上海市川沙县赵行大队的经验：有土就有草，有草就有药。只要依靠群众，充分发动群众，大城市郊区和平原地区也有取之不尽、用之不竭的药材。赵行大队1969年1月实行合作医疗，每人每年交费2元，很多人担心钱不够用。大

---

[1] 中国科学技术协会. 中国科学技术专家传略：医学编 药学卷1[M]. 北京：中国科学技术出版社，1996：568-571.

队马上组织办学习班，通过学习，大家认为可以利用草药治病。他们首先使用挂金灯烧茶治咽喉痛、苦楝皮煎汤杀蛔虫、地丁草捣烂敷疔疮，达成完全可以自力更生采集中草药治疗疾病的共识。于是土法上马，用中草药给社员看病，节约了经费。在推行中草药治疗过程时遇到药源问题，他们发动群众开动脑筋想办法，得出一个结论——"有土就有草，有草就有药"。金银花、麦冬、地丁草、仙鹤草等许多中草药被发现了。[1]

解放军某部二营卫生所驻扎在湖南长沙郊区，他们号召部队官兵献药献方，并向社员群众学习，采集了100多种中草药，搜集了单方、验方、秘方800多个。广西壮族自治区柳州市郊区中心卫生院地处柳州郊区，除在本地挖掘草药外，还采取了集中到山中采药、和其他地区交换草药、引种移植草药等方法扩大药源，解决了城市郊区草药资源不足的问题。[2]

黑龙江鹤岗市岭北煤矿职工医院大力采制中草药，推动了医院的各项工作的深入开展。他们几年来共挖掘72种中草药，采集12.5万多斤，制出148种、17个剂型的中成药和针、配、片剂。1975年平均每个职工采药332斤。全院各科室中草药使用量平均达70%以上。与此同时，他们还大胆地进行了14个剂型的改革，把中草药的汤剂变成了冲剂，推倒了药架子。全院自采、自制、自用中草药已蔚然成风，每个人都有采、制、用的本领，最少也能辨认五六种中草药，多则二十几种，每人都会制1～5种药。他们在生产第一线办了3个"红医站"，开设了街道家庭病房，并且还下设了3个防治站，4个防治点，培训了13名"红工医"，32名街道群众疫情报告员和保健员。他们还根据季节性多发病和常见病的到来时间，分别在春天到来之前制滴鼻液、防流一号，夏天到来之前制防痢糖浆，肺炎到来之前制肺炎合剂等中草药，并深入到第一线和居民委员会搞预防工作，坚持送医送药到第一线。

解放军某部1970年来了一批新兵，其中有些人到部队后患上了疟疾，部队深入当地群众中，收集民间防治疟疾的土方，并对其进行改良，有效地治疗了

[1] 唐龙标、郭臻根. 大城市郊区能否推行草医草药［N］. 人民日报，1969-11-21.

[2] 解放军某部二营卫生所、广西壮族自治区柳州市郊区中心卫生院陈耿灏. 大城市和城市郊区也可以推行草医草药［N］. 人民日报，1970-1-19.

1949

新　中　国
地方中草药
文　献　研　究

(1949—1979年)

1979

疟疾。[1]

边远的内蒙古、西藏、新疆、青海、甘肃、宁夏等地也有了自己的"赤脚医生"，且还出现了少数民族的"赤脚医生"，他们也使用中草药为当地社员服务。云南省怒江两岸高黎贡山和碧罗雪山就有傈僳族、怒族、独龙族的"赤脚医生"。怒族"赤脚医生"陈琨听说老放牧员丁种病了，为丁种爬上满是积雪的高黎贡山采药。独龙族"赤脚医生"夏付益自力更生，开荒种植木香、秦当归等，还登上海拔4000多米的雪山采集野生药材。[2] 湖南省花垣县道二公社是一个水源缺乏、卫生条件很差的苗族山区，当地办起了合作医疗，坚持采用中草药治病，花钱少，疗效好，深受群众的欢迎，他们说："我们山区草药多，出门就是药，西药价太高，我们治病一靠中草药，二靠土办法。"[3] 云南省建水苏租公社白里大队，有近200户彝族社员，1969年建立了合作医疗，办了4期学习班，培养了120多名骨干。这些骨干向社员介绍中草药知识，并在全大队6所小学校讲授中草药及防病治病知识。全大队1/3的农户种上了中草药，每个生产队储备三四十种药。他们做到了大队有医疗室和"土药厂"，寨寨有医疗组和草药室，家家有卫生员和草药兜。[4]

（二）出现的问题和解决的办法

1. 大力宣传，广泛动员

对于中草药的信任程度各地有所不同。有些地方的群众对中草药的疗效有怀疑，当地的党委会和"赤脚医生"就做动员和宣

[1] 中国人民解放军某部卫生队. 在实践中研究和提高土方土法 [N]. 人民日报，1970-12-30.

[2] 新华社. 少数民族的"赤脚医生" [N]. 人民日报，1969-6-18.

[3] 花垣县、花垣县人民武装部、花垣县道二公社联合调查组. 我们的道路走对了——苗族山区道二公社办合作医疗的经验 [N]. 人民日报，1969-1-20.

[4] 建水县、苏租公社调查组. 彝族社员大办"红医寨" [N]. 人民日报，1970-8-20.

传工作。

《人民日报》还刊登了江苏省兴化县西冯大队推广土方草药的小故事"两张处方单"。一天，西冯大队"赤脚医生"李玉林听说社员张根香的关节炎发作了，疼得不能起床，就开了一张疗效较好的草药处方送去。张根香不愿用草药治病，李玉林也没做任何宣传解释，又给她开了一张西药处方。事情传到大队党支部书记李玉柱的耳朵里，引起他的深思：明明治疗关节炎的土方草药很管用，为什么张根香不愿意使用呢？"赤脚医生"又为什么不宣传不解释呢？他想来想去，认为根源还在自己身上。以前自己对土方草药只注重采集，没有注重使用，有时自己有病，"赤脚医生"主动给西药，自己也没有什么意见。社员曾批评干部："喜欢吃'素'（抗生素），不喜欢吃'土'（中草药）。"李玉柱找到李玉林，做了自我批评，同时也指出不该开两张处方，要李玉林好好学习，向群众宣传中草药的好处，以便巩固合作医疗。李玉林回想到几个社员曾经提出的批评——"土医生，不学'土'，看病爱用'四大素'，这样继续搞下去，合作医疗难巩固"，觉得这个批评有道理，自己确实有"土药挂招牌，洋药当主菜"的思想。卫生室里土方草药摆得不少，但并没有得到很好使用，就是使用土方草药，也是不宣传、不观察、不总结、不提高。李玉林这么一学、一想、一比较，认识到土方草药不能全面推广，是因为自己工作没有做好。党支部书记李玉柱从李玉林家里出来，又在考虑另一个问题：为什么张根香要两张处方？第二天早上，李玉柱来到张根香家，问寒问暖。张根香说："大医院都说我的病治不好，没什么指望。发起病来只想弄点止痛片吃吃算了。"李玉柱安慰张根香："你这个病现在可以治得好。"接着向她讲了土方草药的好处，以及外地用土方草药治好许多常见病、疑难病的事例，提高了她治好病的信心。之后，李玉林天天给张根香送草药上门，留心观察，细心护理。张根香天天服药，经过 20 多天的治疗，病果然慢慢痊愈了。[1]

干部不但要动员群众使用中草药，还要自己带头使用中草药。江苏省淮阴县武墩公社严集大队办起合作医疗后，有些病人不愿意使用中草药，医疗经费

[1] 《人民日报》通讯员. 两张处方单——江苏省兴化县西冯大队推广土方草药的故事［N］. 人民日报，1972-5-11.

1949

新 中 国
地 方 中 草 药
文 献 研 究
(1949—1979年)

1979

开支大，影响合作医疗的巩固。为什么中草药推广不开？大队党支部深入群众调查研究。群众说："推广中草药，干部要带头。"大队党支部根据群众的意见，在抓农业生产的同时，认真抓中草药的种植、管理和采集。许多干部除了带头种药外，还亲自采药。去年，这个大队种植和采集中草药 120 多种，研制丸、散、膏、丹等成药达 90 多种。中草药治病花钱少，疗效好，深受广大群众欢迎。这个大队的干部，还带头服用中草药。大队党支部书记朱寿昌患肠出血，主动对"赤脚医生"说："如中草药能治，就给我服中草药。"医生根据病情，给他服用自制中草药，很快就使之痊愈了。干部家属生病时，干部就主动做家属的思想工作，动员他们服用中草药。二队队长侯少龙的小孩患肠胃炎，侯少龙说服家人用中草药和新针疗法配合治疗，孩子的病不久就痊愈了。由于干部带头，这个大队去年采、种的药材，除自己留用外，还向国家交售一部分，自制的成药基本满足了治病的需要，有效地巩固和发展了合作医疗。[1]

2. 落实党的政策

在"中草药群众运动"中，会涉及一些党的政策问题，群众对此类问题也会提出批评建议。各地大多会根据政策酌情调整。

（1）正确对待中医和民族医、民间医问题

江苏省大丰县大道公社卫生院在开展广泛运用中草药的群众运动中，有一段时间，只注意培训新生力量，而忘记发挥原有的老中医的作用，结果，不仅不利于中草药工作的开展，而且挫伤了老中医建设社会主义的积极性。后来，他们吸取了教训，从进行思想和政治路线教育入手，调动老中医的积极性，使老中医充分发挥作用。全公社的老中医不仅主动地运用中草药防病治病，还积极地采集和种植中草药。一些老中医深入群众，反复实践，搜集、整理出不少行之有效的民间单方及验方。还有的老中医献

[1]《人民日报》通讯员. 推广中草药，干部要带头［N］. 人民日报，1973-4-29.

出了祖传秘方，把平时运用中草药治病的经验编写成册，热心地向"赤脚医生"和社员传授。这件事深刻地教育了公社卫生院，他们认识到，在广泛运用中草药的群众运动中，必须充分发挥老中医的作用。[1]

青海省乌兰县在刚筹建合作医疗站时，首先遇到的一个问题是如何对待民间医生。全县有将近20名民间蒙医、藏医。他们过去分散在草原上，在长期的医疗实践中积累了许多经验，对当地的常见病、多发病很熟悉，并且善于运用当地的蒙草药、藏草药来防病治病。乌兰县决定要团结蒙医、藏医，经过群众讨论，绝大多数蒙医、藏医都被吸收为"赤脚医生"。民间医生当了"赤脚医生"之后，在群众的鼓励下充分发挥自己的专长，积极采集、加工、使用当地出产的蒙草药、藏草药，为合作医疗节省了经费开支，进一步巩固了合作医疗。宗务隆公社光明大队合作医疗站负责人桑吉同志，原是民间蒙医，自从当了"赤脚医生"之后，热情地为群众服务。他不仅会利用蒙药，并且很快学会了用一些西医知识和新医疗法治病。他经常用一些偏方、单方和针灸治疗常见病、多发病、地方病。他因这种全心全意为人民服务的精神深受群众赞扬，并光荣地加入了中国共产党。[2]

（2）合理解决合作医疗中的报酬问题

"赤脚医生"既要从事医疗活动，还要坚持参加集体劳动。对他们因看病而误的工要给予合理的工分补贴。至于补贴多少，要结合他们平时在劳动、服务态度等方面的表现而定。青海省乌兰县采取社员群众讨论决定的方法确定误工补贴。误工补贴实行男女同工同酬。县里要求讨论误工补贴要公平合理，做到社员、"赤脚医生"两满意。"赤脚医生"每年的总工分收入不低于同等劳动力。"赤脚医生"的人数，每个牧业大队2~4名，农业大队2~3名。[2]

合作医疗需要中草药，为鼓励集体或个人采集和种植中草药，需要在党的政策允许的情况下给予合理的报酬。如湖北省潜江县刁市公社实行合作医疗以后，开展了采集中草药的群众运动。1971年，这个公社发动群众，就地采集了各种药材1.7万斤，专门固定药农6人，种植药材35亩。但是由于没有认真执

[1] 陈远亚. 充分发挥老中医的作用［N］. 人民日报，1972-7-28.
[2] 青海省乌兰县. 落实党的政策，巩固合作医疗［N］. 人民日报，1972-7-28.

1949

新 中 国
地方中草药
文 献 研 究
(1949—1979年)

1979

行党在农村的经济政策，群众的积极性没有被充分调动起来。例如，把群众采集的和大队药田收获的药材无偿地交给公社卫生所使用，群众意见很大。潜江县民卫科就提出建议：①把药材生产纳入生产队多种经营范围，在人、田、物、财四方面，由生产队统一领导，统一管理，统一核算，执行"谁种谁受益"的政策；②公社合作医疗管理委员会应建立由领导、医务人员、社员代表三结合的领导小组，根据本地区和其他地区的需要，有计划地安排药材生产任务，组织药农交流药材生产经验，研究和解决药材的生产、贮藏、加工、销售、使用等问题；③药农的报酬，应执行"按劳取酬"的原则，由社员评定工分，与社员一样参加分配，且药农因公外出时，要按规定给予补助；④社员采集的药材，不能无偿交给合作医疗站使用，而要因地制宜订出一个合理的方案，依质依量记工分，给予适当报酬。[1]

青海省乌兰县规定：社员利用业余时间采集的中草药，交给合作医疗站的，可以记工分，或划价作为个人上交的合作医疗费，且对于采药、种药比较积极的还给予表扬；集体采集或种植的中草药，交给合作医疗站的，也同样按质按量给以合理报酬，作为集体副业收入；允许社员个人、生产队向国家交售中草药，收入归个人或集体。希里沟公社落实了政策后，1971年共采药4800斤，合作医疗站只留用了1800斤，并将剩余的都交售给了国家。这不仅保证了合作医疗的需要，还超额完成了国家的药材收购任务。[2]

（三）注意保护药源

中草药运动是一场群众运动，如果没有有效的引导，就会出现许多盲目的现象，造成损失。如对于中草药资源保护的认识上

[1] 潜江县民卫科. 发展中草药要注意政策［N］. 人民日报，1972-6-14.
[2] 青海省乌兰县. 落实党的政策，巩固合作医疗［N］. 人民日报，1972-7-28.

就有这样的问题。辽宁省宽甸满族自治县青山沟公社就有盲目采药的倾向，细辛、五味子、龙胆草等产量大大减少。有一个大队为了多卖钱，就一下子剥了1000多斤黄柏，破坏了药源。公社及时发现问题，认为这种"杀鸡取卵"的做法是错误的，并因此做了三方面的工作：①合理采集，对社员宣传采药知识，实行有计划、有组织的采药，如采大留小、采密留稀、挖根不断根、挖根撒种留"后代"等；②对部分荒山野坡实行管山育药，对常采易枯的山块施行有计划的停采还药，对部分本地奇缺和稀有的药材实行引种或野生家种；③统一安排外销。[1]

有些有心的社员也有很强的主人公意识，会积极提出批评建议，提醒周围和更大范围的群众注意保护中草药资源。人民解放军某部中草药研究小组在使用中草药过程中，敏锐地发现有些人只顾眼前利益，发现名贵稀有中草药，不论老株、幼株、大株、小株，统统采尽挖绝，来个"一锅端"；有些人不按需要，盲目采集，造成中草药积压，霉烂变质。因此，他们投书建议采取有效措施，充分发动群众，让大家都来保护中草药资源。[2]

有些很不起眼的药材也受到了群众的注意。如广西壮族自治区平果县果化公社布尧大队部分贫下中农就给《人民日报》写信，提出要爱护田边地角的中草药。他们说，当前正是各种植物旺长季节，不少地方的田边地角都长着中草药。但是，有些社员在中耕除草、护理农作物时，都把它们铲掉，这是非常可惜的。有些中草药适宜在田边地角生长，如含羞草、田基黄、鹅不食草等，如果把田边地角的中草药随意割掉，就会减少药源。几年来本地社员结合生产劳动，利用休息时间，采得中草药4.4万多斤，为办好合作医疗出了不少力。希望各地的干部和"赤脚医生"对社员进行宣传教育，让他们注意保护中草药，使之发挥应有的作用。[3]

还有社员认为应该抓紧时机种植中草药。他提醒大家，应抓紧种植、移栽中草药的时机。江苏省南通县袁桥公社十一大队利用宅旁、院内、沟渠岸边等空闲地方，栽种了上百种中草药。走"自力更生"道路，积极推广使用中草药，

[1] 《人民日报》通讯员. 群防群治运动中的三个怎么办 [N]. 人民日报, 1971-1-31.
[2] 《人民日报》通讯员. 人民解放军某部中草药研究小组. 大家都来保护中草药资源 [N]. 人民日报, 1971-3-29.
[3] 广西平果县果化公社布尧大队部分贫下中农. 要爱护田边地角的中草药 [N]. 人民日报, 1972-5-11.

1949

新 中 国
地 方 中 草 药
文 献 研 究
(1949—1979年)

1979

是巩固合作医疗的重要一环。该大队办合作医疗以来，自采、自制、自养、自用中草药，不仅疗效很好，而且大大节省了合作医疗经费，去年（1971年）全大队平均每人只花了5分钱的医疗费。[1]

（四）钻研医疗技术

《人民日报》1972年6月14日集中讨论了提高"赤脚医生"技术的问题，陕西省岐山县青化公社南武大队"赤脚医生"康怀公的文章介绍了他当"赤脚医生"的经历。他是1969年被社员推荐当上"赤脚医生"的。通过1年多的学习和临床实践，他学习了多种技术，并运用中草药自制了苦参散、黄芩酊、保婴丹、伏龙丸等18种膏、丹、丸、散、针剂。实践使他深深体会到，只有认真刻苦钻研医疗技术，才能更好地为人民服务，为巩固和发展合作医疗做出贡献。[2]《人民日报》通讯员的文章《为革命钻研医疗技术》介绍了河南省新野县城关公社西关大队"赤脚医生"的经历。1970年春，河南省新野县城关公社西关大队办起了合作医疗，选拔了几名"赤脚医生"到合作医疗站工作。他们没有经过专门训练，缺少实践经验。针对这种情况，党支部组织大家学习，提高了大家为革命钻研技术的积极性。"赤脚医生"赵学先，原来在一位民间医生那里学习过很短的时间，只会治小疮小伤，对内科疾病的防治一点不懂。他积极学习中医内科，学习使用中草药。1年多来，他读完了《中医入门》《新编中药学》等十几本医药书。经过边学习，边实践，他已经能够使用常用中草药，单独处理常见病、多发病。"赤脚医生"还通过参加一些疑难病的会诊，在实践中提高医疗水平。[3]湖北省安陆县河水公

[1] 李福春. 抓紧时机种植中草药［N］. 人民日报，1972-5-11.

[2] 康怀公. 提高为革命学习医疗技术的自觉性［N］. 人民日报，1972-6-14.

[3] 《人民日报》通讯员. 为革命钻研医疗技术［N］. 人民日报，1972-6-14.

社在 1969 年实行合作医疗，选拔和推荐了 32 名"赤脚医生"。他们在实践中初步学会了一些当地农村常见病、多发病的防治本领。根据群众的需要，公社组织"赤脚医生"讨论"如何提高医疗水平"，提出到上级医院或学校学习，及分批、分期轮训等方案。经讨论，他们认为外出学习不现实，远水不解近渴，于是采取了互教互学的方法，分批、分期组织"赤脚医生"医疗队"在干中学""兵教兵"，互相取长补短，共同提高。[1]

陕西省长安县王莽公社刘秀大队"赤脚医生"在大队党支部的领导下，刻苦钻研医疗技术。他们的具体做法有 5 条，分别是搜集民间验方，吸收群众经验；学习书本知识，坚持刻苦实践；把革命热情和科学精神结合起来；"派出去"，"请进来"；互教互学，共同提高。"赤脚医生"对搜集来的民间验方还要逐个进行分析研究，通过实践来鉴别、掌握验方的效能。他们在分析研究民间验方的时候，还结合自己的医疗实践，去粗取精，去伪存真，合理配方，制成药剂，以方便给社员治病。当年春天，邻近生产队发现一些小孩患麻疹合并肺炎。在治疗中，他们使用自制的"抗菌一号"等中草药针剂，使小孩们很快恢复了健康。此外，他们根据民间验方制成的疗耳散、偏头草、咽炎散，对治疗化脓性中耳炎、神经性头痛和慢性咽炎也有明显的效果。[2]

在"中草药群众运动"的发展过程中，广大群众和"赤脚医生"已经不满足于仅依靠秘方、验方治疗疾病了，他们根据自己的实践，对各种验方进行筛选。如广东省五华县各级党组织发动群众，以当地常见病、多发病为课题，积极开展群众性的科学实验，提高了中草药治疗感冒、肺炎、肠胃炎、"蚕豆病"等常见病及多发病的效果，还治好了一些疑难病证。全县合作医疗站治病所用中草药的量占总用药量的 60% 左右，有力地巩固了合作医疗。五华县是开展"中草药群众运动"比较早的县之一。但是，其在一段时间内出现了停滞的状态。群众批评说："五华草药好是好，挂得多，用得少。"针对这种情况，县委举办了学习班，组织大家学习了马克思、列宁和毛泽东同志关于政治与技术统一的论述，认真总结了 2 个单位的典型事例，对大家深入进行教育。梅林公社卫

[1] 安陆县报道组. 取长补短，共同提高［N］. 人民日报，1972-6-14.
[2] 既要有好思想，又要有真本领［N］. 人民日报，1972-7-28.

1949

新 中 国
地 方 中 草 药
文 献 研 究
(1949—1979年)

1979

生院带头积极开展中草药的研究工作，并且抽调了中医、西医、药剂员到县医院学习，搞实验工作。1年多来，他们研究出疗效显著的草药35种，试制的胃痛丸、感冒茶、跌打膏等深受群众欢迎。治病所用中草药量由原来的占总用药量的30%增加到60%～70%，进一步巩固了合作医疗。另一个公社卫生院，在药源、技术力量和设备条件方面都比梅林公社好，但其治病所用中草药量只占总用药量的30%，以致全公社20个大队合作医疗站只有6个得到巩固。正反两方面的经验教训，使大家提高了认识。县里成立了"中草药研究小组"，各公社卫生院成立了"中草药研究分组"，县里曾举办3期中草药研究学习班，培养了120多名中草药研究工作骨干。群众性的中草药研究工作扎扎实实地向前发展。

在开展中草药研究工作的过程中，中草药研究小组始终坚持探索中草药治病的原理，不断提高中草药疗效。华城公社兴中大队社员叶激扬用草药毛冬青治疗脉管炎的文章在《人民日报》上发表后，有些人就把毛冬青看成了"万能的药物"。但是治疗一段时间后，其对一部分病人没有效果，有人就对毛冬青的疗效怀疑起来了，说"毛冬青还是一根草，不是一件宝"。这时有些病人对毛冬青失去了信心，有些医务人员也不大敢用毛冬青治疗脉管炎了。毛冬青到底有没有用？中草药研究小组运用一分为二的观点，对毛冬青的药性进行了深入的研究分析。毛冬青属苦寒药物，根据中医"寒者热之，热者寒之"的治疗理论，其对热毒型脉管炎疗效较好，对偏阴属虚寒型疗效较差。以后凡属偏阴型病人，在服用毛冬青的同时，适当配合一些温性药物，则有效率从原来的63.5%提高到80%以上，治愈率从原来的22.2%提高到49%。五华县医务人员在实践中认识到：推广中草药、献方采药的是群众，用药、服药的是群众，进行科学实验还是要靠群众；不依靠群众，草药下不了山，医学经验总结不出来。因此，医务人员纷纷走出医院大门，拜群众为师，认真总结群众的实践经验。

五华县每到蚕豆收获季节，就会发现"蚕豆病"病人。县医院一支下乡医疗队到谭下公社，发现当地也种了很多蚕豆，但患"蚕豆病"的人却很少，这是什么道理呢？经过深入访问，发现原来当地群众在蚕豆收获季节，习惯用一种叫田艾（又名白头翁）的青草做糕吃。科研小组人员从中得到启示，把田艾和"蚕豆病"联系起来研究，与当地群众一起实验，研制出田艾合剂、田艾针剂，这两种药对防治"蚕豆病"具有较好的效果。3 年来，共治愈了 135 例病人，改变了过去主要靠输血、输液治疗的办法，大大减轻了群众的经济负担。县医院去年收治"蚕豆病"病人 19 人，用田艾合剂、田艾针剂治疗，大部分 3 天就可治愈出院，具有疗效高、花钱少、简便易行的特点。与此同时，当蚕豆收获季节，他们普遍发动群众用田艾做糕吃，使"蚕豆病"发病率大大降低。[1]

中医有许多西医不能取代的优势和作用，这在临床实践中会逐渐体现出来。解放军某部医院传染科的医务人员在防治痢疾、急性肝炎、流感等常见的、多发的流行性疾病的过程中，实行中西医结合，取得了较好的成果。刚开始时，这个科有的同志说："西药治疗传染病，品种多，见效快，已经够用了，还搞中西医结合干啥？"有一次，这个科收治了一个患有结核性脑膜炎的小孩，小孩病情危急，出现频繁的抽搐。全科医务人员立即对其进行抢救，用了多种具有镇静、解痉等作用的西药都未见效。参加抢救的医务人员感到能用的西药都用了，希望不大了。这时，科主任陈爱仁想起社员向他介绍的中药九里香可以解痉，便立即取来使用。约 20 分钟后，小孩停止了抽搐，生命转危为安。党支部抓住这个事实，组织医务人员进行学习，大家认识到，西医西药治疗传染病，虽然有许多方法，但是并不能包治百病，有些时候还需要用中医中药来解决问题，只有走中西医结合的道路，才能更好地为人民服务。

中医临床需要靠中医理论指导。当时以速成形式培养"赤脚医生"时往往忽略了中医理论。但"赤脚医生"中的杰出者在实践中发现了中医理论对于临床实践的重大作用。1970 年，解放军某部医院利用中草药治疗了 70 多个急性肝炎病人，有的痊愈出院了，有的没有痊愈。由于没有中医理论做指导，对痊

[1]《人民日报》通讯员. 加强科学试验，提高中草药疗效——广东省五华县开展群众性的中草药研究工作的调查报告［N］. 人民日报，1973-2-6.

1949

新 中 国
地 方 中 草 药
文 献 研 究
(1949—1979年)

1979

愈了的病人为什么痊愈，讲不出道理；对没有痊愈的病人为什么没痊愈，找不出原因。这使大家感到，不学习中医理论，发展下去就有"废医存药"的危险。从此，全科掀起了一个学习中医理论的热潮。在学习过程中，能者为师，互教互学。"赤脚医生"们用学到的理论来指导医疗实践，又通过医疗实践加深了对中医理论的理解，巩固了学习成果。党支部还经常组织医务人员向当地中医学院、中医医院等单位学习，请老中医具体帮带。"赤脚医生"们在初步掌握了中医理论的基础上，用中医、西医两种理论指导医疗实践，观察、分析、研究疾病，不断加深对疾病的认识，提高治疗效果。病人朱玉民患慢性痢疾，经西医长期治疗不愈。他来到传染科后，痢疾研究小组的同志经过诊断，认为对于这样的病人，不能单独治胃肠，而要通过健脾等办法来解决。在中西医理论的指导下，痢疾研究小组的同志在用中医的补肾健脾、经络疗法、艾灸等调整病人脏腑功能的同时，又用西医的药物、理疗等方法直接消除病人结肠局部慢性炎症。经过 2 个多月的治疗，病人痊愈，且出院后 1 年多未复发。以后传染科陆续收治了25 例慢性痢疾的病人，他们经过短则 1 年，长则 10 余年的治疗，都恢复了健康，重返岗位。[1]

七、草药的广泛应用

（一）草药的含义

1970 年 12 月，卫生部在北京举办了"全国中草药和新医疗法展览"，其中介绍了江西省德兴县的相关内容。当时召开的全国中西医结合工作会议确定了 22 个先进典型，江西省德兴县就

[1] 《人民日报》通讯员. 中西医结合防治常见病、多发病［N］. 人民日报，1972-5-26.

是其中之一。当地有一座"百药山"，因盛产中草药而闻名。1971 年 5 月 21 日晚 6 时周恩来同志亲自接见了卫生部赴各地北京医疗队的队长及部分队员，其中赴江西省德兴县医疗队的队长为中医研究院（现中国中医科学院）中药研究所的胡世林、李泽琳。周恩来同志要求他们在全心全意为贫下中农服务的同时，要学习当地的草药经验。周恩来同志说："这个地区中草药确实不坏。江西德兴医疗队，要研究中草药。"

什么是草药呢？一般而言，中药、草药是不做区分的。但是细究起来，二者是有细微区别的。中药一般是指历代经常使用、在本草和现代教科书中有记载、在任何中药店都可以买到的药材；草药则是指中药以外、不常使用、本草和现代教科书没有记载、在药店买不到的药材。民间有许多草药，主要靠师徒授受、口耳相传传承。事实上，中药和草药也不可以截然分开，草药使用多了就会转变为中药，而中药使用少了也就会成为草药。但许多地区在习惯上会对中药、草药进行区分，如在福建省使用的青草药，不懂医药的群众也可以明确说出它不是中药；贵州省的苗族所用之药简称苗药，是一类草药，当地人会明确地指出什么是苗药，什么是中药；在陕西省为了将草药与中药相区别，草药医们把中药称为"官药"，而把他们使用的药称为草药。草药具有很强的民间性、地区性、民族性。多数草药只是某个地区、某个民族的民间医生或农民、牧民等在使用。草药的使用者并不一定是医生，固然有些地区有专门的草药医，但更多的应用草药的是民间的普通百姓。草药医往往文化水平很低，他们的知识来源于实践，来源于师承，多数不外传；他们在生产生活实践中还在不断地发现新的药源。

其实，古代本草书中往往也记载了大量的草药，这些草药被人广泛使用后就变成了中药。如三七，本来就是一种典型的草药，到明代李时珍才把它收进《本草纲目》，但它由于突出可靠的疗效，得到中医师的普遍应用，也就逐渐成了名副其实的中药了。现在看到的许多篇幅巨大的中药书中所载之药，绝大多数实际上是草药，一般中医对此了解也不多。草药是中药的源头活水，草药如果能被人们充分认识和使用，中药就会不断发展。如果作为源头的草药不存在了，中药也就不会再发展了。

虽然"中草药群众运动"中没有明确地把草药单独提出来进行弘扬，但是

1949

新　中　国
地 方 中 草 药
文　献　研　究
(1949—1979年)

1979

它与"中草药群众运动"、与中医药一起搭车前行了，草药得到了充分使用和研究，草药医们也都将他们的宝贵经验传授给了"赤脚医生"等医疗卫生工作者。

（二）采药

学生对采药往往会留下深刻印象，陕西中医药大学的陈选平是该校 69 届学生，他深情地回忆了当年认药、采药的过程。

1969 年夏天陕西中医学院（现陕西中医药大学）学生的毕业中药实习中有一项是识别、采集中草药。那年中草药采集的规模宏大，师生员工全部出动，地点在长安县内的秦岭山脉。带队的老师不时告诉同学们：路边山坡上的那个植物叫八月札，路旁这个草叫盘龙七……老师走一路，说一路，大约教授了 30 余种中草药药名，一一指出了各种植物的生物学分类的科、属、种，把植物分类学知识教给了同学们，并说出了这些植物各自的生长习性、所含化学成分等。老师渊博的专业知识让同学们敬佩。

秦岭是我国重要的中草药产地，秦岭的主体大山——太白山是著名的药山。狭义的秦岭指秦岭山脉中段，即位于陕西省中部的部分。秦岭南北坡的自然景观差异明显。属黄河流域的北坡为暖温带针阔混交林与落叶阔叶林地带。古人说"太白山上无闲草"，也有说"秦巴无闲草""秦地无闲草"的。在秦岭中各个季节都能够见到上山采药的农民，但是以春秋两季最多。虽然夏天不是采药的最佳季节，但这并不妨碍同学们学习的热情。此次实习的主要目的是学习识别中草药，把课堂学习的理论知识和进山采集中草药的感性认知结合起来。

对于医学生而言，采药可能仅仅是一种实习；而对于医生而言，采药则是当年的一种特殊工作了。1970 年 2 月福州市卫生主管部门将福州市人民医院改组为综合性战备医院，迁往北峰。现工作于福州市中医院的肖诏玮回忆起当年在北峰的巡诊采药经历时说，每次出诊要背上药箱，手持一根拐杖，一可防山陡路滑，二可避蛇。他还说，他们在采药过程中不断向草药医学习，向当地社员学习，掌握了许多草药知识。他的讲述，让我们犹如身临其境。他说：

"某年秋日，我与若干'赤脚医生'到深山采药，寻寻觅觅，不意在林下阴湿处发现一丛金线莲，其体态小巧优雅，金黄色的叶脉镶嵌在紫红色的叶面上，淡紫色的花飘散着淡淡的清香，真是金线无言最可人！作为医生，刻意追求的是它的药效，莫向人间逞颜色，不知还解济人无？'赤脚医生'说这叫鸟人参，鸟吃了它会矫健飞翔，人吃了它则精神倍增，故又称'乏力草'。

"我以往看到的金线莲均是干草，价格昂贵，只知道它有平肝作用，高热惊厥患儿的家长往往重金购买它。有人说它能治疗糖尿病，有位新加坡的亲戚年前曾来函托我购买，但我要验证它的药效，实属不易，因药源甚少，非经济殷实人家则买不起。

"北峰一'赤脚医生'某日示我寮刁竹（学名徐长卿），据云系祖传蛇伤要药。来到北峰后，蛇伤病人夏天可见多例，可谓见之不怪。乡医蛇药多用白花蛇舌草、半边莲、雄黄、烧酒之类内服或外用，效果甚佳。本人孤陋寡闻，此前还未闻及徐长卿治蛇伤最灵，该'赤脚医生'见我似信非信的样子，便悄声对我说，他曾做过试验，在竹笼中关进几种蛇，竹笼口敷以新鲜的捣烂的徐长卿，青竹蛇仍昂首吐信子，其余诸蛇皆蛰伏不敢动。此方是他爷爷的爷爷所授。将徐长卿干燥研末装入布袋，绑在裤管上可以避蛇。他还赠我 2 袋药末，每次出诊，我以之捆扎在裤管，不敢懈怠，治疗蛇伤病人亦必用徐长卿。"

作为城里医生，采药、学习草药治病经验也许是锦上添花，可对于"赤脚医生"来说，那就是最基本的工作了。

当时采挖中草药的不仅有实习的医学生、巡回医疗的医生、"赤脚医生"，还有厂矿、部队、农场等单位的医务人员。

其实到深山中采药是很艰苦的，要忍受劳累、蚊叮虫咬、饥饿口渴，有时甚至会遇到危险。陕西省周至县终南镇东关村卫生所耿国印详细介绍了采药的艰苦："由于当时粮食短缺，我们带着少量简单干粮上山采药。每天只能用鲜中草药，加上少量玉米面芯子熬成的糊糊果腹。有些草药苦味较小，如藁本叶子、太白花、叶上花、黑洋参等，可食用，但也有不良反应，大量食用可造成胃胀、

1949

新　中　国
地方中草药
文　献　研　究
(1949—1979年)

1979

腹泻、头晕。出坡采到上述药物，若少了只能少吃点，多了大家就可饱餐一顿。虽然饥饿问题得到解决，人却非常难受。到了晚上就睡在庙里，找不到庙就到较浅的岩石山坳里休息，周围燃起篝火，以驱赶熊、狼等动物。20世纪70年代，有一次在西太白五里峡采药时，上山13天，粮食快吃完了，大家都在寻找可食用的中草药，可1天的时间什么可食用的中草药都没找到，大家都又累又饿。当时正值农历五月，满山坡金黄的杏看了都叫人眼馋，于是，大家就边走边吃。俗话说，桃补杏伤，到了晚上扎营，大家个个想吐又吐不出来，好几天不想吃东西。几乎每次上山采药都有像这样粮食不够吃的经历，渴了就喝山上的泉水，饿了来不及做饭就吃麸子馒头，馒头吃完了就只能等到晚上扎营才能吃饭。上山采药最怕的就是下雨，山上的雨说来就来，而且很大，一旦下雨没有休息的地方，就只能躲在树下等雨停。有时运气不佳，上山半个月，却下了半个月的雨，粮食吃完了，就只能空手而返。有时，由于生产队农活太多，只能待农活干完后才能上山。因每年上山时间以5月、6月最佳，如果错过了最佳上山时间，上山后没几天就下起雪来，那么只能把雪拨开寻找需要的草药，如果药苗已被冻死，也只能空手而归。1975年8月生产队农活干完后，我们上了太白山，走到小文宫时，开始下起小雪，无法再走，只好就在小文宫采药。等了5天，终于不下雪了，我们急忙出坡找药。在雪地里寻找草药非常困难，加上天气寒冷，一边用手拨开雪，一边采药，等下山回来，我们每个人的手都冻得像熊掌，就这样还要赶忙晾晒、加工采回来的中草药。"

现陕西西京中医药研究院主任医师刘明德，当时在镇巴县卫校担任教师。他在卫校除授课外，每年夏天还要带学生上山采药。巴山的主峰叫光头山，海拔2000多米，每次去他们都住在距光头山较近的后坪林场，每日早出晚归，攀登于光头山周边数十里的山草丛悬崖峭壁之间。刘明德为纪念这一经历，写了5首采药歌：

"端午过后百草长,学员个个备锄忙,破苗采药正合时,誓踏松坪诸峰岗。

"细拨荆棘稳踩石,忙攀峭壁上峰岗,良药常在险处生,莫惜气力畏险峰。

"详加茎叶细对照,再取根花口来尝,采药必须先认药,莫将伪品当真苗。

"珍品常在千米上,细辛在阴贝母阳,二荒天麻一支箭,阴沟重楼党参长。

"高山难得好日光,采药时间更无常,恶雾常遮山头照,每每归宿鸡落汤。"

（三）草药的学习途径

草药往往不见于课本,如何去发现、辨认草药呢?大致说起来有三条途径:向草药医学习;向"赤脚医生"学习;通过当地中草药手册学习。

1.向草药医学习

陈选平回忆了他们实习时的情景:

"上山前的第一课,是公社社长给我们上的。社长还带来一位山民,中年汉子,头上缠着青布,腰间束着布带,腿上打着裹腿,手里拿着砍刀。社长说高山上一般没有路,今天让他给你们做个示范。社长上完课之后,只见山民在山边攀上一根粗藤,向一侧山崖荡去,随后又攀缘而上,矫健敏捷地登上了悬崖。这一惊险的动作把同学们惊出了一身冷汗。待山民从容地顺藤而下回到众人面前之时,同学们瞠目结舌,半天缓不过劲儿来。社长还趁势说,山里人常说'上山一身水,下山一身汗,腿肚子还满打战'。

"身手矫健的山民只是在气势上使同学们感到震惊,而老药农给上的第二课才深深地触动了我们。

"上山前的第二课是一位老药农给我们上的,他大约有70岁。老人家生于斯、长于斯,一生以采药为生,与大山相依为命。言谈话语间,他流露出对我们不欢迎的情绪,生怕学生们手下无情,滥采、滥挖他赖以为生的中草药,伤了秦岭的'脉气'。老药农极不情愿地向同学们讲解了采集中草药的技巧,说出他赖以为生的采药之道。老人家说,采药最重要的是发现产地,找到富集处,比如找茯苓,要在松树林里找,一旦发现,找出它的窝就会获得丰厚的财富。"

2.向"赤脚医生"学习

"赤脚医生"有些是祖传的民间医生,也有些是靠自身勤奋好学而学成的,

1949

新 中 国
地 方 中 草 药
文 献 研 究
(1949—1979年)

1979

其中不少人掌握了当地的草药知识。陕西省中医药研究院的洪文旭当年在陕西省长武县工作，20世纪70年代初被县里抽调去整顿合作医疗站。那时有一个村的合作医疗站办得非常好，很受群众欢迎。站里有一位姓王的"赤脚医生"，50多岁。洪文旭和他一起去采过中草药标本。他回忆了这段经历：

"我和王医生、鱼医生一行3人，每天上午9：00出发，下午4：00返回。王医生既是向导，又是老师。他对每个山沟里的草药资源分布，真是了如指掌，如数家珍！尤其是他下坡、爬山，步履矫健，不喘不累，且一路上谈笑风生，令我非常叹服。由于王医生掌握哪个山沟里有什么中草药，所以采集标本工作便有条不紊地进行着。

"记得有一次，我们到一个山林里，发现一丛金雀花，那金黄色的花使人眼前倏然一亮，他告诉我此花根可代替黄芪用，有补气的功效。当找到手掌参时，我们更是欣喜若狂！遇到有些草药新品种，我们便坐在草地上，仔细对照草药图谱进行辨认。如有一小草开蓝色花，全株味极苦，经查对确认为当药时，我们简直是兴奋异常，难以言表。对于那些不能确定药名者，则根据其科属、性味进行辨别，用当地别名收录，并注意总结其功效。

"就这样从春到夏，经过3个月的艰难跋涉，我们采集标本130余种，并将之精心布置在一面墙壁上，还编写了几万字的《中草药图谱》和《长武中草药歌》。县上也组织在这里召开了现场会，举办了中草药学习班，推广办站经验，受到省、市有关部门领导的好评。"

3. 通过当地中草药手册学习

各地自发地编写了当地的中草药手册，这些小册子往往成为指导辨认草药的武器。如图3-48至图3-85，反映了当时各地编写、出版当地中草药手册的情况。

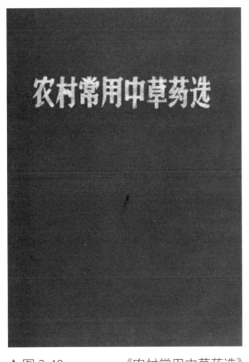

▲ 图 3-48　　　　　《农村常用中草药选》

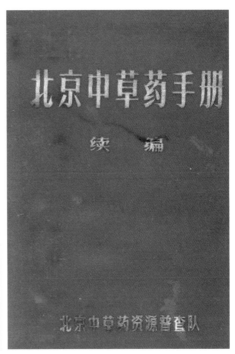

▲ 图 3-49　　　　《北京中草药手册(续编)》

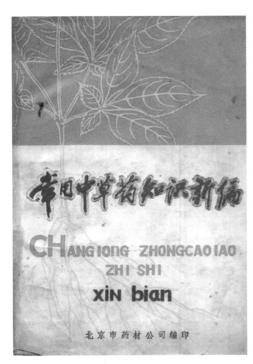

▲ 图 3-50　　　　《常用中草药知识新编》

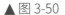

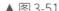

▲ 图 3-51　　　　　　　《天津中草药》

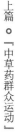

1949

新 中 国
地 方 中 草 药
文 献 研 究
(1949—1979年)

1979

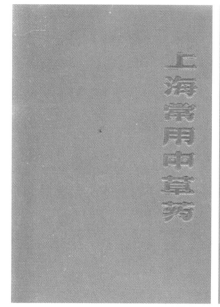 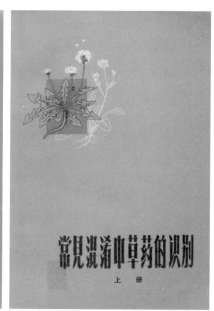

▲ 图 3-52 　　《上海常用中草药》 ▲ 图 3-53 　　《常见混淆中草药的识别（上册）》

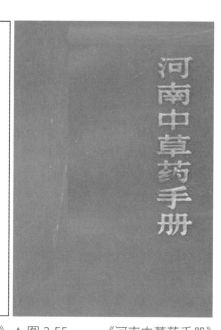

▲ 图 3-54 　　《河北中药手册》 ▲ 图 3-55 　　《河南中草药手册》

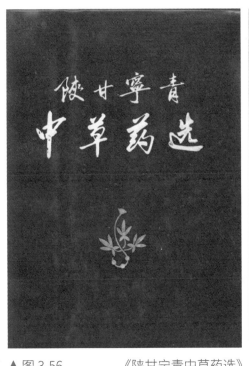

▲ 图 3-56　　　　　《陕甘宁青中草药选》

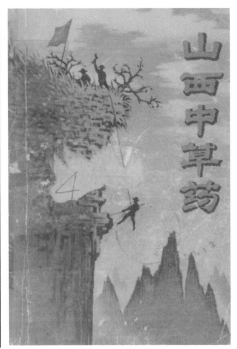

▲ 图 3-57　　　　　《山西中草药》

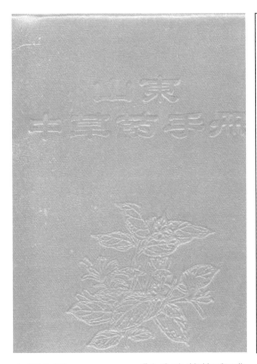

▲ 图 3-58　　　　　《山东中草药手册》

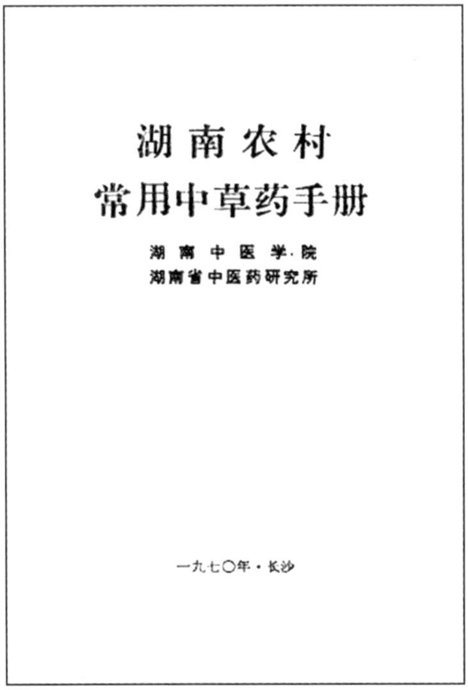

湖南农村
常用中草药手册

湖 南 中 医 学·院
湖南省中医药研究所

一九七〇年·长沙

▲ 图 3-59　　《湖南农村常用中草药手册》

1949

新 中 国
地 方 中 草 药
文 献 研 究
(1949—1979年)

1979

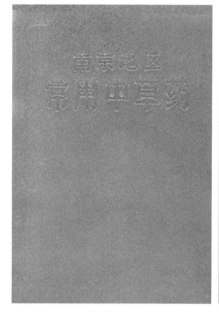
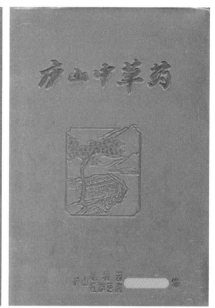

▲图 3-60 　《南京地区常用中草药》▲图 3-61 　　　《庐山中草药》

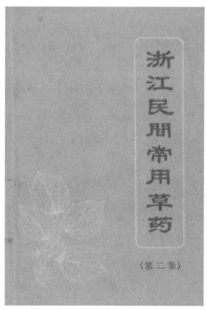
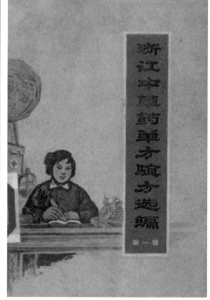

▲图 3-62 　　《浙江民间常用草药
　　　　　（第二集）》

▲图 3-63 　　《浙江中草药单方验
　　　　　方选编（第一辑）》

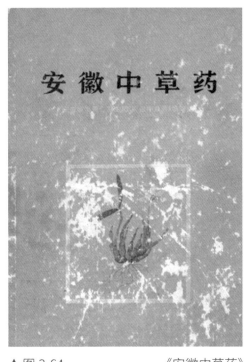

▲ 图 3-64　　　　　　　《安徽中草药》

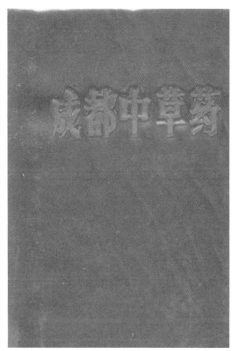

▲ 图 3-65　　　　　　　《成都中草药》

▲ 图 3-66　　　　《重庆常用草药手册》

▲ 图 3-67　　　《贵州草药（第一集）》

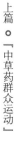

1949

新 中 国
地 方 中 草 药
文 献 研 究
(1949—1979年)

1979

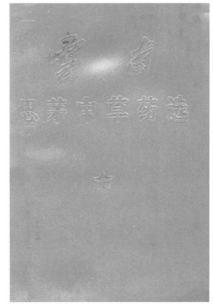

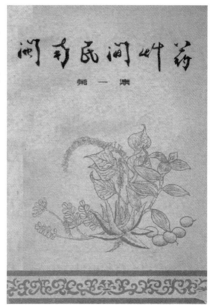

▲图 3-68 　《云南思茅中草药选》　▲图 3-69 　《闽南民间草药（第一
集）》

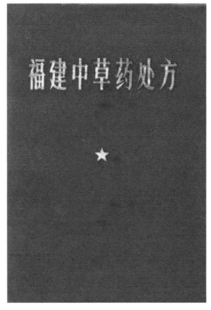

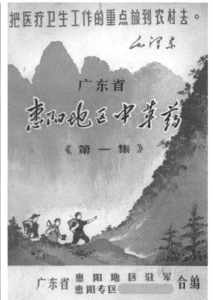

▲图 3-70 　　《福建中草药处方》　▲图 3-71 　《广东省惠阳地区中
草药（第一集）》

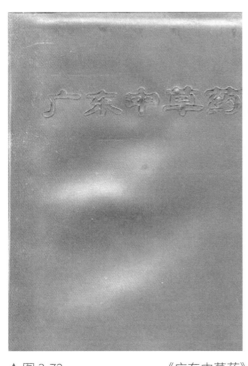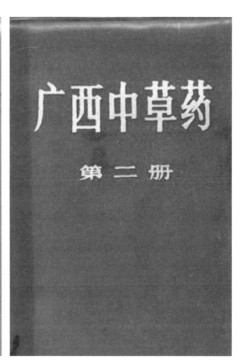

▲图 3-72　　　　　　　　《广东中草药》▲图 3-73　　　《广西中草药（第二册）》

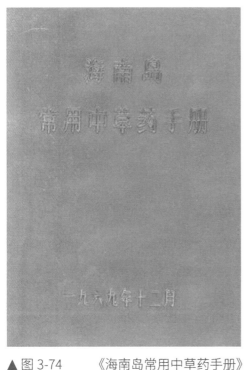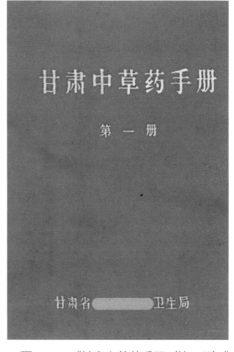

▲图 3-74　　　《海南岛常用中草药手册》▲图 3-75　　《甘肃中草药手册（第一册）》

1949

新　中　国
地方中草药
文　献　研　究
(1949—1979年)

1979

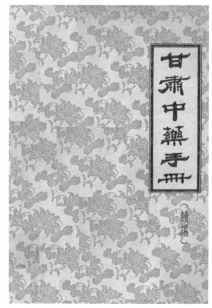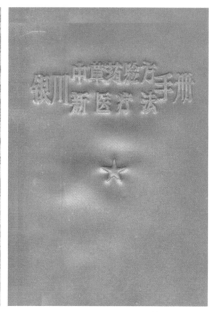

▲ 图 3-76　《甘肃中药手册（续编）》　▲ 图 3-77　　《银川中草药验方、

新医疗法手册》

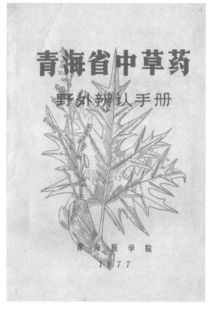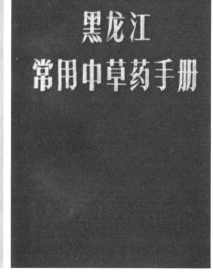

▲ 图 3-78　《青海省中草药野外辨　▲ 图 3-79　　《黑龙江常用中草药

认手册》

手册》

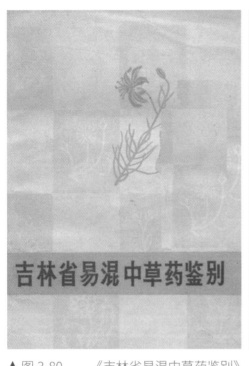

▲ 图 3-80　　　《吉林省易混中草药鉴别》

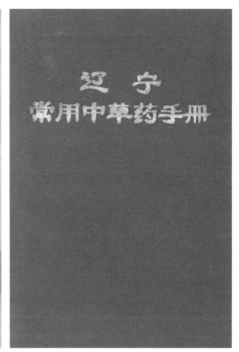

▲ 图 3-81　　　《辽宁常用中草药手册》

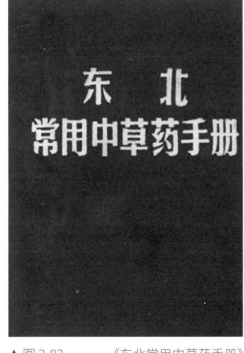

▲ 图 3-82　　　《东北常用中草药手册》

▲ 图 3-83　　　《内蒙古中草药》

1949

新 中 国
地 方 中 草 药
文 献 研 究
(1949—1979年)

1979

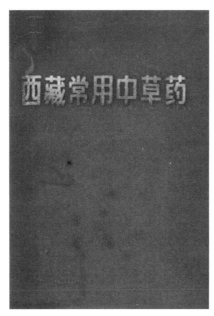

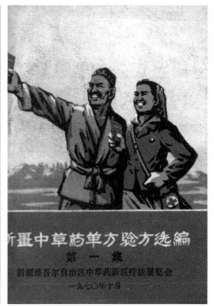

▲ 图 3-84　　《西藏常用中草药》　▲ 图 3-85　　《新疆中草药单方验
　　　　　　　　　　　　　　　　　　　　　　　　方选编（第一集）》

　　陕西省岐山县中医医院的刘耀辉是 1974 年高中毕业回乡的。回乡以后他立志要学习中医，所以白天在地里干农活，闲下来就自学，抽空看书。他回忆说：

　　"在自学理论的基础上，我一心想去村上的医疗站当一名'赤脚医生'，但由于名额限制我不能如愿。但我始终坚持不懈地自学，并把自学的草药单验方知识利用黑板报的形式向群众宣传。由于我经常私下请教医疗站的医生，和他们熟了，他们在卫生防疫和采草药人手不够时就叫我去临时帮忙。这使我所学的理论结合上了实践，增加了我的草药知识，使我爱上了中草药。我买了一本《陕西中草药》，一有空就照着图谱去田间地头识别草药，遇到不懂的就去求教老药工。渐渐地我能辨认 160 余种本地草药，如甘遂、豨莶草、马齿苋、地锦草、萹蓄草、青蒿、茵陈、王不留行、地骨皮、防风、苍术、柴胡等。我还学到了药物的特征、入药部分、采收时间、性味功能、主治等系统知识。即使是在去五曲湾修水利、植树造林的时候，我也利用大好机会，在山坡上采中药、辨别中药，并利用采到的中药为群众服务，如用黄芩叶子煮水给大家防暑，用艾叶给大家除虫，用艾叶、板蓝根、大青叶等煎汤防治流行性感冒等。由于自学买书缺钱，我就在闲时采药，卖了药之后买医学书。我后来被选任民办教师，心中仍热爱中医药，在任教期间给学生传授中草药知识，勤工俭学时带领学生上山挖草药，给学生打针服务，课余时间有空就看医学书籍。1977年冬天恢复高考制度后，我坚决选择了中医专业考入中医学校。从此，我实现了个人心愿，走上了学习中医学的道路。"

岐山县中医院院长罗科让当年也是一位"赤脚医生"。1971年9月，他在岐山兵团北干渠施工现场当"赤脚医生"。当时岐山县卫生局在全县开展了"中草药群众运动"，组织了部分医药卫生人员拜老草医、老药农为师，对岐山县中草药进行了比较全面的普查，并对查出的品种进行整理归纳，共整理出了312种中草药。岐山县卫生局还编成《岐山中草药》一书，供医药卫生人员参考。罗科让也得到了该书，他回忆：

"当时我获得了这本《岐山中草药》后，十分高兴。我读了不知几百遍，对该书收集归纳的18类中草药的标本、性能都非常熟悉，至今还记得有解表药23种，清热解毒药44种，活血止血药48种，镇咳祛痰药24种，祛风湿药23种，补益药30种，消化药20种，利水通淋药26种，外伤药20种，以及止痛药、安神镇惊药、驱虫药、清肝明目药、拔毒药、泻下药、蛇咬伤药等。这些中草药在岐山县分布较广。因为岐山县的自然环境比较特殊，南有秦岭屏障，北有千山余脉，群山逶迤，重峦叠嶂；中部为广阔的平原，渭水、横水、雍水向东流去，土地肥美，林木茂密，植被丰富。这里蕴藏丰富的中草药资源。我记得很清楚，当时许多'赤脚医生'根据《岐山中草药》一书中的标本，上山采集中草药。当时还在高中学生中开设了学医、学工、学农的专业课。学校组织学生上山挖药材，请懂中草药的内行教学生辨识中草药，使学生识别草药的名称、性能。那个时期高中毕业的学医班学生，后来大多走上'赤脚医生'之路。据不完全统计，岐山县当时有210余人成为初级中草药医务人员，同时学医班也为本地发展中药、中医培养了一大批人才，如今他们大部分都已到花甲之年，成为现在中医药文化知识的传人。"

1949

新　中　国
地 方 中 草 药
文 献 研 究
(1949—1979年)

1979

（四）草药的应用

从各种回忆"赤脚医生"的文章中，都可以看到关于"赤脚医生"使用草药和民间单验方治愈疾病的故事。虽然，草药和民间单验方只是"赤脚医生"行医治病的手段之一，但从中可见草药和民间单验方在农村医疗保健中具有不可替代的重要地位。

陕西省中医药研究院的郑怀林是 1969 年进入岐山县杜城（当时叫"红光大队"）医疗站的，他们当时采取外涂雄黄和鸡蛋清、内服板蓝根、蒲公英、地丁草、露蜂房等中草药的方法防治腮腺炎，取得了非常满意的效果。

西安神龙中草药眼病研究所的侯天民回忆了当时用中草药防治流行病的情况。由于医疗、卫生、防疫条件很差，当地流行性感冒、疟疾、麻疹、水痘、流行性脑脊髓膜炎、乙型肝炎、伤寒、百日咳、流行性出血热肆虐流行，防不胜防。为了迅速控制病情，他和老师利用附近太白山和田间地头的中草药，土法上马，挽救了众多的疑难病病人的生命。在流行性感冒、疟疾、痢疾、百日咳、流行性脑脊髓膜炎等传染病的流行季节，他们将中草药柴胡、蒲公英、板蓝根、金银花、防风、黄芩、常山、青蒿等，用大锅熬成汤剂，送到学校、田间地头，让广大群众服用，这对控制流行病的蔓延起到了重要的作用。

福建省武夷山市中医院罗肱良，1965 年时还在湖南省平江卫校上学，一次随老师到一个山村出诊，遇上了 3 名流行性脑脊髓膜炎患儿。他们头痛发热已 3～4 天，有时抽搐、呕吐。老师见病情危重建议送县医院治疗。可是其中一名患儿的家长因故要求就地治疗，带教老师只好带领实习生们上山采来贯众、忍冬、板蓝根、深层黄土等煮汤给患儿洗澡。开始每小时洗 1 次，每次洗 10 分钟左右，洗 2 次后改为 2 小时洗 1 次。另外，老师又拿来新鲜萝卜，取 1 斤左右捣汁，给患儿慢慢饮用。6 个小时后，患儿情况好转，体温由 39.5℃降至 38.2℃，无呕吐，无抽搐，于是老师交代其家属暂按此法治疗，如有情况及时报告。另外，老师还安排全村人员服用预防流行性脑脊髓膜炎的草药，以防传染。3 天后去巡诊，患儿已经能起床活动，各种体征检查正常。当地的流行性脑脊髓膜炎流行情况也初步得到控制，这使罗肱良第一次对草药产生了"崇拜"心理。

陕西省周至县中草药研究所的肖学忠、程小娟写文章报告了用中草药治疗腰痛、脚肿的案例。1966 年底周至县陈河乡陈河大队来了很多青年学生。由于在这深山老林里穿行了很长时间，加之对气候环境等不适应，许多学生都出现了腰痛、脚肿，甚至全身疼痛的症状。当地离县城 50 多千米，交通不便利，又缺乏医疗条件，于是肖学忠就地挖了些草药，如飞天蜈蚣七、土三七、桐树根、野葡萄根、见肿消等，熬了一大锅药汤，给他们洗脚、洗身子。第二天早上起来，他们都肿消痛止。在一番感谢之后，他们又继续上路了。其中有个男生马某，18 岁，不小心将腿摔折了，立即肿胀起来，疼痛不已，不能行走，肖学忠用野芹菜、铁杆蒿、夏枯草、野葡萄根、白三七等草药捣烂给他外敷，一个星期后，他就能自己走到县城去了。

从民间收集来的验方有些简直"匪夷所思"，河南省中医药研究院的刘道清回忆起了他们当年收集到的治疗老年性慢性支气管炎的验方，其中有：①腌制咸菜的缸里的蛆（苍蝇的幼虫，白色，身体柔软）若干，捞出用清水冲洗干净，晒干或焙干，研成细末，每次 3 克，温开水冲服，饭后服用；②大青蛙 1 只，去头及内脏，放锅内加水煮熟，吃肉喝汤，不用加盐，每日 1 次；③蛴螬 3 条，洗净，焙干，研成细末，温开水或稀米粥送服，每日 2 次，饭后服用；④白矾 1 份，茶叶 5 份，蜂蜜适量，先将前 2 味研成细末，然后炼蜜为丸，每丸 10 克，每次 1 丸，每日 2 次，温开水或稀米粥送服，饭后服用。现在这类验方可能很难被医生和病人认可，但当时在民间使用时常有不可思议的良效。

（五）活跃的草药医

王应歌回忆，20 世纪 60 年代初，在陕南诸县的乡村集镇中，还偶尔可以看到草医；他们在街道门檐前的地上，敷一红布，上置有三四十种装有草药根茎

1949

新 中 国
地方中草药
文 献 研 究
（1949—1979年）

1979

的红包，根据病人自诉或家属代诉，从中选择十几种草药，现场用特制的斧形刀，给病家切片配方出售，所治疾病也多局限于风湿骨痛、跌打损伤之类。

陕西省中草药科研组的工作很有代表性。杨世勇详细回忆了中草药科研组在汉中地区调查草药医的情况。他们去汉中地区工作了 40 余天，深入到洋县、宁强县、略阳县等地公社、大队，了解当地草药医的情况，收集到了许多草药和民间秘方，还收集到一些草药医的经验抄本。有些草药医向他们介绍了自己如何服用有毒草药以了解治疗和中毒剂量，并用草药解毒的经验。有些草药医还把自己珍藏的秘方也献了出来，如洋县草医刘振民，介绍了鸡蛋壳研细末冲服治胃痛、蛋清调陈石灰治烫伤、紫皮蒜捣敷治鸡眼、枳椇子（拐枣）解醉酒等。略阳县卫生局办公室陈希林介绍了用鱼虱（寄生鱼鳃处）、老母猪虫（即云实蛀虫，生于豆科云实枝、茎中的天牛幼虫）等给其父亲治食管癌的经验。

这一时期发现了许多确有真才实学的草药医，如陕西省的草医名家王家成。王家成（1907—1985），原为陕西省安县人，后迁至柞水县西川乡关山村定居。当地原是一个交通闭塞、贫穷落后的地方，缺医少药。但当地草药资源异常丰富。王家成从年轻时就希望能成为一个草药医生，于是他到处求教草医和药农，收集学习治病方法，逐步掌握了手法接骨、小夹板固定和中草药治疗骨折、骨髓炎等病证的方法和技术。他勤奋好学，通过学习、积累，总结出一套治疗骨伤科疾病的技术方法和方药。作为农民，他除了种地之外，还经常走村串户，为百姓治病，解决了不少群众的疾苦。1966 年解放军某医院派医疗队来到柞水县山区，发现王家成用中草药治疗骨折、骨髓炎有独到之处，并通过实践观察和验证肯定了其疗效。此时的柞水县医院还没有骨科，在治疗骨伤方面是个空白。1970 年王家成被正式聘请到柞水县医院工作，建立骨科。那时的王家成，虽年事已高，但仍经常带着年轻人，去高山采药，一跑就是一天。王家成声名远播之后，病人不断增多，有许多是从外省远道而来的，病情复杂，但王家成总要想尽办法给予治疗，从不拒绝。1972年柞水县医院根据王家成献出的接骨草药秘方研制成了龙藤须片。此药治疗骨折，效果颇佳，其声誉传至全国。就是这年春天，病人夏某从河南省赶来，他的左大腿股骨骨折已快3年了，曾在多家医院治疗无效，又转往北京著名的医院治疗，前后做了3次内固定手术，但骨痂始终无法形成，因而被诊断为陈旧性骨折，骨折延迟愈合。病人没有办法，便来到这个深山小县求王家成治疗。当时医院里配合王家成工作的西医大夫看了病人病历，坚决不收，但王家成坚决要收，他说："病人老远来了，我们总要尽一下我们的心么！"经过王家成的精心治疗，这位病人竟然在很短的时间里痊愈了。这个病例被《光明日报》进行了详细报道，同时中央人民广播电台对这篇报道也进行了播放，于是许多陈旧性骨折病人远道而来，请王家成给予治疗。此后的几年里，王家成收治陈旧性骨折延迟愈合病人近50例，疗效大都较为满意。据统计，1972—1977年王家成负责的骨科组接诊病人5万余人次，他们来自全国26个省市。此后，王家成又献出了盘龙七方和马铜砖方。此二药经进一步研究，分别被制成了片剂和药酒。其中盘龙七药酒，1985年在西安市通过了专家鉴定。次年柞水县药厂即批量生产这种药，将之投放市场。目前其除在国内市场销售外，还打入国际市场。

1972年王家成加入了中国共产党。1975年6月任柞水县医院副院长。1975年和1978年当选为全国第四届、第五届人大代表，1978年4月出席了全国科学大会，他的龙藤须片获得了大会嘉奖。王家成共参加全国卫生工作会议4次，周恩来同志曾3次接见过他，其中2次是单独接见。1981年5月王家成任柞水县中医医院副院长。1985年其被选为商洛地区中医学会名誉会长。1985年王家成去世。近年来，王家成的经验方盘龙七片年产值达上亿元。这个识字不多的老实农民兼草药医的成名，与"中草药群众运动"密不可分。

山西省当时也有一个有名的"赤脚医生"杨文水。《人民日报》1976年3月16日头条刊登本报通讯员、本报记者联合采写的文章《赤脚医生能够治大病——记稷山县南梁大队赤脚医生杨文水治疗骨髓炎的事迹》。杨文水1962年初中毕业，回到南梁大队当农民。后来他受党支部和社员的重托，到大队卫生所工作。大队实行合作医疗之后，杨文水当了"赤脚医生"。多年来，杨文水

1949

新 中 国
地方中草药
文 献 研 究
(1949—1979年)

1979

坚持参加农业集体生产劳动。他克服种种困难，奋发学医，先后阅读了《本草纲目》《医宗金鉴》等许多中医名著，搜集了大量民间流传下来的土方、单方、验方，走访过50多个名老中医，学会了自制中成药达150多种，还掌握了针灸、按摩等多种疗法，能够用中医、西医两种方法给社员防病治病。他是从1967年开始学习治疗骨髓炎的。1967年8月翟店大队黄根喜12岁的女儿黄喜枝，右手拇指患了化脓性骨髓炎，曾经在公社医院治疗过2次。第一次截去了一节拇指，花了100多元；不久，旧病复发，又去治疗，医生建议再截去一节，家长没有同意。黄根喜听说杨文水会用土方、单方、验方治病，效果很好，就领着女儿到南梁大队。杨文水翻阅了一些古今医学名著，发现中医名著中描述的"附骨疽"和"脱骨疽"与黄喜枝的病状相似，就根据书中提供的方法，大胆地配制了去腐生肌的药给黄喜枝敷用；同时，给她内服清热解毒等汤药。仅仅1个多月的时间，黄喜枝的骨髓炎就治好了。但是，前进的道路并不是一帆风顺的。1968年，杨文水用同样的方法，连续给2个骨髓炎病人治疗，治了2个月，伤口仍在继续扩大，病人失望地离开了。就在这时，有人说："大医院都治不好的病，一个'赤脚医生'哪能治得了！"杨文水认真总结实践中的经验教训，决心研究新的治疗方法。他从《疡科纲要》上看到三仙丹对各种溃疡疗效很好，可是四处寻找都没有找到这种药。在党组织支持下，他和卫生所其他几个"赤脚医生"一起，决心参照书上的记载自己炼制。为了炼制这种丹药，杨文水先后行程几百里，向几十人求教。他对各种意见加以分析，取其精华，去其糟粕，大胆实践，经过反复试炼，终于炼制成功了。当他把这种丹药第一次用于病人时，虽然疗效还好，但病人疼痛难忍。杨文水分析三味药的性能，发现问题在白矾上。又经过反复试验，他用枯矾代替白矾，炼成了新的三仙丹。为了检验疗效，他用刀在自己的小腿上划开口子，涂上2种药，做对比试验。果然，用枯矾炼制的丹药，不但疼痛轻，而且疗效好。新三仙丹在临床应用后，收到了令人满意的效果。杨文水经过医疗实践，不断提高对骨髓炎病理的认识，不断改进治疗方法。在治疗过程中，他善于抓住主要矛盾，根据不同的病情，在不同的阶段，采取不同的治疗方法，内治与外治并举，有的以内治为主，有的以外治为主。他在以中医中药为主的基础上，也采用西医的方法，如用西药抗菌消炎、动手术扩创伤口、刮取死骨。此外，他还根据动与静的辩证关系，把功能锻炼作为一个辅助疗法，让病人在治疗期间注意参加一定的体育活动。这样，杨文水治疗骨髓炎的新方法日臻完善。这个新疗法，疗效高，疗程短，病人痛苦小，避免截肢，而且方法简便，特别适宜在农村推广，受到广大群众的欢迎。[1]

---

[1]《人民日报》通讯员、《人民日报》记者. 赤脚医生能够治大病——记稷山县南梁大队赤脚医生杨文水治疗骨髓炎的事迹［N］. 人民日报，1976-3-16.

1949
新中国
地方中草药
文献研究
(1949—1979年)

1979

附　录
"中草药运动"大事记

1958—1965 年

1958 年 9 月 4 日　河南省遂平县卫星人民公社在《卫星人民公社试行简章（草案）》第十八条中明确提出"公社实行合作医疗，社员按照家庭人口多少，每年交纳一定数量的合作医疗费，就诊不另交费"。这是在中国较早提出实行合作医疗制度，并制订具体方案的公社。（《人民日报》）

1958 年 12 月 14 日　为发掘祖国医药宝库而开展的收集民间单方、秘方、验方和医疗技术的运动收集到全国各地的各种药方已有数十万件。（《人民日报》）

南京中医学院（现南京中医药大学）中医进修班的学员开始集体编写《中药大辞典》和《方剂大辞典》。他们准备编入 3000 多种药材和 8 万多个药方。（《人民日报》）

1962 年　中医研究院（现中国中医科学院）在暂时困难时期派出医疗队赴甘肃防治营养不良。（中国中医科学院档案）

1963 年 中医研究院（现中国中医科学院）派眼科医疗队到广西壮族自治区（1958 年 3 月至 1965 年 10 月称广西僮族自治区，1965 年 10 月改名广西壮族自治区）开展白内障的治疗研究。（中国中医科学院档案）

1965 年 6 月 26 日 毛泽东同志对医药卫生工作做了重要指示，号召"把医疗卫生工作的重点放到农村去"。（《中华人民共和国医药大事记 1949—1983》）这就是后来人们简称的"六·二六"指示。这一指示批评："卫生部的工作只给全国人口的 15% 服务，而这 15% 中主要还是老爷。广大农民得不到医疗，一无医，二无药。卫生部不是人民的卫生部，改成城市卫生部或老爷卫生部或城市老爷卫生部好了。"

1965 年 中医研究院（现中国中医科学院）派出几个医疗队分别到北京郊区顺义县、山东省（重点防治疟疾）等地开展医疗研究。（中国中医科学院档案）

1965 年 8 月 31 日 全国物价委员会与化工部、商业部、卫生部共同研究，降低了一批下乡成药的价格，其中出厂价平均下降了 20.7%。（《中华人民共和国医药大事记 1949—1983》）

1965 年 9 月 27 日 北京市由北京医学院（现北京大学医学部）、中医研究院（现中国中医科学院）、友谊医院、同仁医院、北京中医医院 5 个单位组成的第一批 9 个医疗队共 91 人，于 2 月初去通县、顺义县等地开展了巡回医疗工作。在农村共工作了四个半月，到 6 月底先后返回原单位。（《人民日报》）

1965 年 10 月 6 日 在"六·二六"指示的指导下，甘肃、安徽、贵州等省纷纷派巡回医疗队深入农村、牧区，为当地人民治疗疾病。这是自"六·二六"指示发出后，较早深入农村治疗疾病的医疗队。（《人民日报》）

编写并出版的中草药书籍：

时间	书名	著者
1964 年	《鄂西草药名录》	中国科学院武汉植物园
1965 年	《民间常用草药汇编》	成都市卫生局

1949

新 中 国
地 方 中 草 药
文 献 研 究
(1949—1979年)

1979

1966 年

3 月 14 日　中医研究院（现中国中医科学院）在山西省稷山县农村建立了一所专门研究农村疾病的研究所。其通过开展农村卫生工作，培养农村卫生人员，搜集、整理和研究农民同疾病斗争的经验，开展防治农村疾病的研究工作。（《人民日报》）

6 月 8 日　卫生部批准中医研究院（现中国中医科学院）稷山农村疾病研究所成立。工作人员共 89 人，占地面积 17310 平方米。（中国中医科学院档案）

编写并出版的中草药书籍：

书名	著者
《农村常见疾病草药治疗手册》	成都市中医学会
《治疗农村常见疾病土单验方》	河南省卫生厅

1967 年

6 月 22 日　周恩来同志亲自组派第一批北京医疗队去西北农村。（《中国卫生年鉴 1983 年》）

年内　周恩来同志组派过 2 支医疗队，一支到酒泉地区，一支到张掖地区。（中国中医科学院档案）

编写并出版的中草药书籍：

书名	著者
《69 种中药抗瘤作用的过筛实验》	刘世赓
《黑龙江中医学院栽培植物名录》	黑龙江中医学院

1968 年

1 月 3 日 周恩来同志、李先念同志在国务院会议室接见了全国卫生工作会议代表。（中国中医科学院档案）

1 月 7 日 周恩来同志在工人体育馆会见卫生系统人员，在"首都卫生系统把医疗卫生工作的重点放到农村去誓师大会"上发表了讲话。（中国中医科学院档案）

上海《文汇报》发表了《关于上海郊县赤脚医生发展状况的调查报告》。文章首次提到"赤脚医生"这个名词，并将其定义为"不拿工资，帮助种地，亦工亦农，赤脚行医"。王桂珍被称为"赤脚医生"第一人。（《文汇报》）

9 月 14 日 《人民日报》头版头条以上海市川沙县江镇公社为典范展开对"赤脚医生"的讨论，文章标题为《从"赤脚医生"的成长看医学教育革命的方向——上海市的调查报告》。该文章指出"赤脚医生"是上海市郊区贫下中农对"半医半农"卫生员的亲热称呼。（《人民日报》）

12 月 5 日 《人民日报》以头版头条发表了《深受贫下中农欢迎的合作医疗制度》，指出："1966 年 12 月，湖北长阳县乐园公社创造了一种新型合作医疗制度"；其管理办法是"根据社员历年来的医疗情况、用药水平，确定每人每年交 1 元钱合作医疗费，每个生产队按照参加人数，由公益金中交 1 角钱。除个别老痼疾病需要常年吃药的人以外，社员每次看病只交 5 分钱的挂号费，吃药就不要钱了"。（《人民日报》）

12 月 8 日 《人民日报》以"关于农村医疗卫生制度的讨论（一）"为主题，提出"充分挖掘有效的土方、偏方，发挥针灸的作用""可以采集使用当地出产的药材，以节约医药费"等。从此以后，《人民日报》开始了关于合作医疗制度的整版讨论。（《人民日报》）

12 月 13 日 《人民日报》以"关于农村医疗卫生制度的讨论（二）"为主题，提出合作医疗以预防为主、土洋结合为方针，并建议合作医疗最好以大队形式开展。（《人民日报》）

1949

新 中 国
地 方 中 草 药
文 献 研 究
（1949—1979年）

1979

12月19日 《人民日报》以"依靠群众、预防为主、土洋结合、勤俭办医——关于农村医疗卫生制度的讨论（三）"为主题，探讨有关合作医疗的问题。解放军某部军医提出要自己动手培植药材，解决药材来源问题的建议。（《人民日报》）

12月 广东省汕头制药厂根据民间验方，追踪发现了草药穿心莲的显著疗效。经研究，该药厂首先将其制成穿心莲片，并在临床试验后推广。该药被列为国家重点药物研究项目。（《中华人民共和国医药大事记 1949—1983》）

12月 四川省中药研究所南川试验种植场用密环菌、木材拌栽天麻成功，进而在人工培养菌株提高繁殖手段及促进稳产、高产等方面进行了一系列研究。（《中华人民共和国医药大事记 1949—1983》）

年内 驱蛔药苦楝素是从苦楝皮中分离出来的驱蛔有效成分。广西壮族自治区中药研究所对苦楝树进行系统的种植品种调查、化学、药理和生产工艺的研究。（《中华人民共和国医药大事记 1949—1983》）

1969 年

1月4日 《人民日报》以"依靠群众、预防为主、土洋结合、勤俭办医——关于农村医疗卫生制度的讨论（四）"为主题发表了3篇文章：河北省兴隆县的文章介绍了实行合作医疗的经验；广东省龙门县永红大队的文章介绍了自己实行合作医疗的经验——充分发动群众，利用土医草药；解放军某部卫生队的文章说，其卫生队全体医务人员认为"中西医结合"就是好。（《人民日报》）

1月12日 《人民日报》以"关于农村医疗卫生制度的讨论（五）——怎样巩固和发展农村合作医疗"为主题，探讨有关

合作医疗制度的问题。（《人民日报》）

1月20日 《人民日报》以"关于农村医疗卫生制度的讨论（六）——怎样巩固和发展农村合作医疗"为主题，探讨有关合作医疗制度的问题，并提出"用中草药防病治病好处多"。（《人民日报》）

1月21日 中医研究院（现中国中医科学院）接受国家下达的抗疟药物研究任务。（中国中医科学院档案）

1月31日 《人民日报》以"关于农村医疗卫生制度的讨论（七）——怎样巩固和发展农村合作医疗"为主题，探讨有关合作医疗制度的问题。中国人民解放军某部提出"用中草药防病治病好得很"的观点。（《人民日报》）

2月14日 《人民日报》以"关于农村医疗卫生制度的讨论（八）——怎样巩固和发展农村合作医疗"为主题，讲述了广东省"赤脚医生"李荣裕用草药配置各种药粉、药片、药膏，用"土办法"治病的事迹；河北医学院医教四联在平山县小觉地区自力更生、白手起家办药厂，就地采药、就地制药，制出中西成药40余种的事迹。（《人民日报》）

2月27日 《人民日报》以"如何培养农村医务人员——关于农村医疗卫生制度的讨论（九）"为主题，重点讨论如何解决农村医务人员缺乏问题。（《人民日报》）

3月25日 《人民日报》以"如何培养农村医务人员——关于农村医疗卫生制度的讨论（十）"为主题，探讨如何培养农村的医务人员的问题。贵州省黔南布依苗族自治州罗甸县董王公社用自己的实际经验提出"以中草药为主是山区防治疾病的方向"的观点。（《人民日报》）

5月10日 《人民日报》以"自力更生、勤俭节约、备战、备荒、为人民——关于农村医疗卫生制度的讨论（十一）"为主题，介绍了河南省长探河公社自力更生办"土药房"的事迹，并介绍了其办"土药房"的经验；介绍了安徽黄山公社一老药农建议采取发动群众和组织药农相结合的办法，大力加强中草药采集工作的事迹。（《人民日报》）

5月23日 《人民日报》以"自力更生、勤俭节约、备战、备荒、为人民——关于农村医疗卫生制度的讨论（十二）"为主题，介绍了余江县邱坊大队利用零星土地种植草药，解决了药材的不足的事迹。此主题下河南省内黄县在文章《穷

1949

新中国
地方中草药
文献研究
（1949—1979年）

1979

队怎样办合作医疗》中第一次提出"三土"名称（即"土医、土药、土方"），并提出可以用"三土"来克服"三少"（即"医生少、资金少、药品少"）。（《人民日报》）

6月5日 《人民日报》以"自力更生、勤俭节约、备战、备荒、为人民——关于农村医疗卫生制度的讨论（十三）"为主题，登载相关文章。（《人民日报》）

6月18日 青岛市医药卫生部门制成一批农村迫切需要的中药成药新品种，如治疗胆囊炎的利胆片、治疗跌打损伤的跌打止痛丸等，且这些药已经正式投入生产。（《人民日报》）

6月26日 《人民日报》以"关于农村医疗卫生制度的讨论（十四）——医务人员的思想革命化问题"为主题，讨论医务人员要提高政治思想修养的问题。（《人民日报》）

6月26日 沈阳部队某团卫生队在辽宁省本溪县偏岭山区建立了一个民军医药研究小组，经过1年多的时间，先后研制出170多种治疗常见病、多发病的常用药品，还创造并研究成功了治疗烧烫伤、甲状腺肿、高血压等的11种新药新法（如八号新药等），有效地防治了农村常见病、多发病。（《人民日报》）

7月12日 《人民日报》以"备战、备荒、为人民，彻底消灭血吸虫——关于农村医疗卫生制度的讨论（十五）"为主题，讨论血吸虫病的防治。（《人民日报》）

8月5日 《人民日报》以"备战、备荒、为人民，持续开展爱国卫生运动——关于农村医疗卫生制度的讨论（十六）"为主题，探讨有关疫病防治的问题。（《人民日报》）

8月30日 《人民日报》以"利用、推广中草药，备战、备荒、为人民——关于农村医疗卫生制度的讨论（十七）"为主题，整版讨论中草药运动的相关问题。中国人民解放军某部提出"随着中草药防治疾病运动的开展，保护药源成了新的问题"。吉林省石嘴公社建立"土药厂"，用土办法自制哮喘栓、烫伤灵、健胃散、癣药水、止咳合剂等成药。江西省安福县在5月上旬举办为期 8 天、300 多人参加的草医草药学习班，同时从中抽调 10 名"土医生"组成草医草药宣讲团，传播草医草药知识。（《人民日报》）

9月19日 《人民日报》以"中西医结合，开展群众性的草医草药运动——关于农村医疗卫生制度的讨论（十八）"为主题，整版讨论中草药运动的相关问题。海南部队卫生人员利用海岛天然药源防病治病，掀起发掘祖国医药学宝库的群众运动。他们普及了中草药知识，使"土医生"大批成长，"土药厂"遍地开花。兴国县南坑公社通过举办草医草药学习班，举办草医草药展览会，组织草医草药队伍，和切实实行草医草药治病来推广草医草药。（《人民日报》）

10月2日 商业部、国家计委下达《关于降低中药价格的联合通知》。通知指出：遵照毛泽东同志和周恩来同志关于药品价格的指示精神，8 月份召开了中药物价会议，研究了降低中药价格的问题，会后报国务院批准。该通知还指出，在安排价格时，必须贯彻"发展经济、保障供给"的财经工作总方针，要有利于合作医疗制度，有利于逐步缩小在药品供应方面的城乡差别，有利于改善经营管理；要求经过降价和初步改革后，全国中药的再生产费用留 3% 左右；利润分配原则上工业大于商业，产地略大于销地，零售稍高于批发；要坚决贯彻执行药品应当降价的指示，在这次降价中，对零售只降不升；此次调整的分类价格，一律于 1969 年 12 月 1 日起在全国同时执行。（《中华人民共和国医药大事记 1949—1983》）

10月18日 《人民日报》以"中西医结合，开展群众性的草医草药运动——关于农村医疗卫生制度的讨论（十九）"为主题，整版讨论中草药运动的相关问题。江西省德兴县开展群众性草医草药运动。1 年多来，全县 123 个大队都办起了"土医院"，培养"赤脚医生"679 名，中草药医务人员 361 名。江苏省高邮县周山公社努力发掘水中药物资源，不少大队还办起了"土药房"。（《人民日报》）

10月31日 《人民日报》以"中西医结合，开展群众性的草医草药运动——关于农村医疗卫生制度的讨论（二十）"为主题，整版讨论中草药运动的相关问题。广东省琼中县开展了用中草药防治疾病的群众运动，开展献方、采药活动，学习中草药知识。县、社、队层层举办中草药展览，组织群众参观、学习，以普及中草药知识。1 年多来，全县献方 500 多个，采集中草药 30 多万斤。县、社、大队都有中草药房，有的生产队有土药房，广泛使用中草药防治疾病。广

1949

新 中 国
地 方 中 草 药
文 献 研 究
（1949—1979年）

1979

西壮族自治区宜山县祥贝公社福禄大队今年（1969年）2月实行合作医疗，开展了"采一把草药"的群众活动，自制六神水、消炎止血粉等药。江苏省射阳县今年（1969年）1月实行合作医疗，全公社发掘土方202个，采集中草药117种，改变了农村缺医少药的情况。（《人民日报》）

11月14日 《人民日报》以"关于农村医疗卫生制度的讨论（二十一）——加强思想政治工作，巩固合作医疗制度"为主题，讨论如何提高思想政治觉悟、减少药物浪费的问题。（《人民日报》）

11月21日 《人民日报》以"中西医结合，开展群众性的草医草药运动——关于农村医疗卫生制度的讨论（二十二）"为主题，整版讨论中草药运动的相关问题。上海市川沙县赵行大队认为"有土就有草，有草就有药。大城市郊区也可以推行草医草药"，将草医草药运动从农村扩大到了城市郊区。河南省泌阳县赊湾公社刘岗大队通过登门走访、召开座谈会广泛收集民间土方、验方，经过分科整理，将之汇集成册。该大队自今年（1969年）2月实行合作医疗以来，已经总结、推广行之有效的土方、验方290多个，采集、种植草药370多种，办起"土药房"13个。社员一般都能识别和采集四五十种野生药材，掌握六七种农村常见病的防治方法。（《人民日报》）

12月4日 《人民日报》以"中西医结合，开展群众性的草医草药运动——关于农村医疗卫生制度的讨论（二十三）"为主题，整版讨论中草药运动的相关问题。江苏省高邮县组织草医草药探索小分队，到不同类型地区发掘、收集、推广草医草药，将采集、培植和储存相结合。对于药源较多的品种，采集起来后，由大队、生产队办"土药厂"，将其加工炮制成丸、散、膏、丹和药酒，以利于储存。对于本地产量少和缺乏的品种，注意留种、引进、培植。他们还召开中草药标本展览会、座谈会等活动来宣传中草药。江西德兴县龙头山公社东坞大队"土医生"王谷水运

用草药成功地进行了断指再植。（《人民日报》）

11月26日 达斡尔族有了第一代"赤脚医生"。汕头制药厂大力发掘民间草药，发现山熊胆对治疗胆道炎、腮腺炎、肠胃炎等各种急性炎症有很好的效果。（《人民日报》）

11月 中国医学科学院药物研究所与卫生部药品检验所、北京同仁堂医院等单位及上海地区的15个单位协作，从黄花夹竹桃果仁中分离得活性成分黄夹苷。（《中华人民共和国医药大事记1949—1983》）

12月27日 《人民日报》以"建立一支革命化的'赤脚医生'队伍——关于农村医疗卫生制度的讨论（二十四）"为主题，讨论赤脚医生的培养问题。（《人民日报》）

编写并出版的中草药书籍：

书名	著者
《赣中草药》	江西省宜春专区教育卫生站
《单方验方汇编》	上海中医学院赴青浦教改实践队、上海市青浦县文教卫生局
《草药与土方》	上海中医学院赴青浦教改小分队
《土方草药汇编》	江西省德兴县抓革命促生产指挥部文卫组
《江西中药炮炙学》	江西药科学校
《中草药汇集》	南雄县
《农村常见病草药治疗手册（内部学习资料）》	福建省宁化县民卫组
《草药汇编》	万安县文卫组
《中草药手册》	嘉定县卫生工作领导小组
《中草药选编（第一集）》	中国人民解放军六六四七部队后勤卫生科
《土方草药选编》	兴化县李健区
《中草药单验方》	福州军区后勤部卫生部
《单方验方选编》	江苏省吴县卫生系统
《草药验方选编》	江西省卫生局
《常见疾病单方汇编》	天津市卫生局、天津市红十字领导小组
《广西实用中草药新选》	广西壮族自治区

1949

新 中 国
地 方 中 草 药
文 献 研 究
（1949—1979年）

1979

书名	著者
《农村常用草药手册》	湖南省卫生服务站、湖南中医学院、六九五五部队
《常用中草药治疗手册》	《常用中草药治疗手册》编辑组
《平原丘陵草药验方汇编》	江西省上饶专区万年县陈营公社
《草医草药简便验方汇编（第一集）》	赣州专区"六·二六"卫生人员学习班
《丰顺中草药》	丰顺县、中国人民解放卅一野战医院
《兴宁草药》	兴宁县卫生工作站
《广东中草药》	《广东中草药》选编小组
《民间草药处方选》	龙州县生产组卫生小组
《农村常用中草药选》	湘潭地区生产指挥组卫生组、醴陵县生产指挥组卫生组、中国人民解放军第一六七医院
《浙江民间常用草药（第一集）》	浙江省生产指挥组卫生办公室
《广东中兽医常用草药》	广东省农林水科学技术服务站
《四会草药》	四会县人民武装部
《粤北草药（第一集）》	韶关专区卫生工作站
《铅山草药汇编》	江西省铅山县卫生组
《常用中草药手册》	中国人民解放军广州军区空军后勤部卫生部
《草药手册》	阳春县生产组科技领导小组、阳春县卫生战线
《肝病新医药疗法（供内部学习参考）》	湖北医学院防治肝病毛泽东思想学习班
《南京地区常用中草药》	南京军区后勤部卫生部
《海南岛常用中草药手册》	海南行政区卫生事业管理局
《农村常见病草药治疗手册（内部学习资料）》	福建省宁化县民卫组
《潮汕草药》	广东省汕头专区草药研究委员会
《潮阳草药》	广东省潮阳县人民卫生服务站
《中草药手册》	平南县、中国人民解放军一九一医院、六·二六卫生工作队
《常用中草药》	贵县人民卫生防治院
《常用草药治疗手册》	成都中医学院教育组

书名	著者
《常见病多发病中草药手册》 又名《农村常见疾病中草药方选》	柳州专区卫生组、中国人民解放军广西柳州军分区卫生科
《中草药选》	博白县、中国人民解放军一八三医院驻博白县六·二六卫生工作队
《民间草药》	江西省丰城县抓革命促生产指挥部卫生组
《中草药汇编（下集）》	中国人民解放军驻军某医院、江西省奉新县教卫处
《吉水草药汇编》	吉水县抓革命促生产指挥部卫生组、吉水县医药卫生服务站
《广西民间常用中草药手册（第一册）》	广西壮族自治区政治工作组卫生小组
《吉林省常见中药手册》	吉林省药品检验所
《战备草药手册》	南昌市卫生局

1970 年

1月19日 《人民日报》以"中西医结合，开展群众性的草医草药运动——关于农村医疗卫生制度的讨论（二十五）"为主题，整版讨论中草药运动的相关问题。湖南省耒阳县坪田公社利用广播等各种形式积极宣传中草药预防疾病的知识，在很短的时间内收集了二十几个预防感冒、中暑、痢疾、疟疾等病的防病药方，还把防病的草药种在屋前。他们在春季，把草药熬成石木合剂、鹰山合剂，以预防伤风感冒、流行性脑脊髓膜炎；夏季，自制土十滴水和草药凉茶，并将之送到田头，以预防中暑；秋季，用草药预防疟疾；冬季，让群众服用带补性草药，以增强其御寒和防病能力。广西壮族自治区柳州市郊区各个公社通过就地取材，广开药源，互通有无、互相支援，引种、移植等一系列办法解决了大城市没有草药的问题，认为城市郊区也可以推行草医草药。（《人民日报》）

1月27日 《人民日报》以"备战、备荒、为人民，彻底消灭血吸虫病——关于农村医疗卫生制度的讨论（二十六）"为主题，讨论血吸虫病的防治。江西省瑞昌县高丰公社制成闹羊花合剂等 24 种草药灭螺剂。（《人民日报》）

1949

新 中 国
地方中草药
文 献 研 究
(1949—1979年)

1979

2月10日　《人民日报》以"备战、备荒、为人民，彻底消灭血吸虫病——关于农村医疗卫生制度的讨论（二十七）"为主题，讨论血吸虫病的防治。湖南省湘阴县洞庭公社自1967年办起血吸虫病的治疗点，共收集到30多个单方和30多种草药。他们对这些单方、草药进行了试验，并将这些土方、草药的实物标本在全大队展览。（《人民日报》）

3月13日　《人民日报》以"认真执行预防为主的方针——关于农村医疗卫生制度的讨论（二十八）"为主题，讨论疾病预防的问题。山西省晋城县东四义大队坚持用土方、草药防病11年，将黄芩、连翘等十几味草药碾成末，把板蓝根、金银花等煎成汤，把松针、甘草配成糖浆，用来预防疾病。（《人民日报》）

3月　中国医学科学院药物研究所海南药用植物试验站、云南热带亚热带药用植物试验站1964年引种爪哇白豆蔻成功。1973年又引进了泰国白豆蔻根茎，并已总结出一套栽培技术。目前，泰国白豆蔻已具有一定的种植面积，可供生产利用。（《中华人民共和国医药大事记1949—1983》）

4月3日　《人民日报》以"把群众性的医疗卫生工作办好——关于农村医疗卫生制度的讨论（二十九）"为主题，介绍了有关中草药运动的情况。黑龙江省明水县繁荣公社创办了一个"群防群治，'专''群'结合，预防为主，防治结合"的医疗卫生网，贫下中农将其称为"红医村"。他们还将治疗疾病的药物编成顺口溜："出血不用愁，快上八牯牛；肠炎不可怕，快服高粱花；产后失血不用慌，赶快服下百草霜。"（《人民日报》）

4月20日　《人民日报》以"把群众性的医疗卫生工作办好——关于农村医疗卫生制度的讨论（三十）"为主题，介绍了有关中草药运动的情况。湖南省湘西土家族苗族自治州桑植县五道水公社开展自种、自采、自制、自用（"四自"）中草药的群众运动，全大队种有党参、当归等110多种药材。江西省东沅公社合港大队开展了人人动手挖草药、户户建立草药篮的活动。广

西壮族自治区平南县官成高中在学校办起了"土药室"。（《人民日报》）

5月17日 《人民日报》以"把群众性的医疗卫生工作办好——关于农村医疗卫生制度的讨论（三十一）"为主题，介绍了有关中草药运动的情况。河北省静海县王口公社西岳各庄大队自建"土药房"，利用土方、草药治病。浙江省文成县龙跃公社"赤脚医生"运用野菊花、岩珠、蒲公英等8种草药治好了一个患皮炎性脓疱疮的孩子，只用了8分钱。（《人民日报》）

6月 卫生部举办中草药、新医疗法筹展会，展览会在北京举行。（这是据给余田民、赵金铎的一封信中提到"1970年6月27日—7月1日高副主任与我参加了卫生部举办的'中草药、新医疗法筹展会'"推知的。）（中国中医科学院档案）

6月15日 《人民日报》以"大力防治地方病，备战、备荒、为人民——关于农村医疗卫生制度的讨论（三十二）"为主题，介绍了有关中草药运动的情况。广州部队某部医院通过对五指山地区270种植物的反复试验筛选出3种中草药，并将其制成疫苗，以预防钩端螺旋体病。河南省方城县老安庄大队创办"土药房"，并制定了管好"活药库"的3条措施。（《人民日报》）

6月24日 云南省在全省范围内开展了自种、自采、自制、自用中草药防治疾病的群众运动，80%以上的合作医疗站采用了中草药防治疾病，全省队办、社办"土药厂"2000多个。腾冲县东方红公社制药厂，利用瓜藤代替制药用的胶管，制成了60多种药品，制出了用于镇痛和外伤止血接骨等有显著疗效的药品。（《人民日报》）

7月14日 《人民日报》以"把群众性的医疗卫生工作办好——关于农村医疗卫生制度的讨论（三十三）"为主题，介绍了有关中草药运动的情况。河南省宁陵县逻岗公社黄尧大队科研小组研究发现中草药杏仁、苏叶可代替西药解热止痛片治疗感冒，并自制伸筋活血药酒和接骨膏药。（《人民日报》）

7月27日 《人民日报》以"把群众性的医疗卫生工作办好——关于农村医疗卫生制度的讨论（三十四）"为主题，介绍了有关中草药运动的情况。（《人民日报》）

8月1日 中医研究院（现中国中医科学院）稷山农村疾病研究所科研工作共6项：研究流行性感冒气管炎、研究布鲁氏菌病、研究胃病、研究湿疹、

1949

新 中 国
地 方 中 草 药
文 献 研 究

(1949—1979年)

1979

采集种植中草药以及为当地培训医务人员。前两项为重点。药厂的同志大搞中草药采集种植活动。半年内，他们采药多次，仅配合气管炎组科研用药就采集了败酱草、车前草400多斤。在种药方面，他们引种了有广谱抗菌作用的一见喜、勒马回、大青叶等。此外，他们还种植了地黄和洋金花。（中国中医科学院档案）

8月20日　《人民日报》以"把群众性的医疗卫生工作办好——关于农村医疗卫生制度的讨论（三十五）"为主题，介绍了有关中草药运动的情况。河北省兴隆县跑马公社"赤脚医生"登上手术台，为贫下中农做了100多例炕头手术，都获得了成功。（《人民日报》）

8月31日　《人民日报》以"大力防治地方病，备战、备荒、为人民——关于农村医疗卫生制度的讨论（三十六）"为主题，介绍了有关中草药运动的情况。河南省原阳县祝楼公社阎庄大队利用草木灰、碱水、生石灰对布鲁氏菌进行灭菌，并创造性地用雄黄大蒜丸、猫眼草煮鸡蛋等办法治疗布鲁氏菌病，解决了布鲁氏菌病后遗症。（《人民日报》）

10月28日　《人民日报》以"把群众性的医疗卫生工作办好——关于农村医疗卫生制度的讨论（三十七）"为主题，介绍了有关中草药运动的情况。河南省内乡县西庙岗公社桃庄河大队的12个生产队全部办起了"土药房"。（《人民日报》）

11月12日　《人民日报》以"把群众性的医疗卫生工作办好——关于农村医疗卫生制度的讨论（三十八）"为主题，介绍了有关中草药运动的情况。山西省壶关县树掌公社各村、各队都办起了"土药厂"，户户都能制药。他们还印发了草药、土方的小册子以普及中草药知识。（《人民日报》）

12月9日　《人民日报》以"把群众性的医疗卫生工作办好——关于农村医疗卫生制度的讨论（三十九）"为主题，整版讨论了大骨节病的防治问题。（《人民日报》）

12月30日　《人民日报》以"把群众性的医疗卫生工作

办好——关于农村医疗卫生制度的讨论（四十）"为主题，探讨有关合作医疗制度的问题。河南省宁陵县逻岗公社黄尧大队建立由"赤脚医生"、有草医草药经验的贫下中农和干部参加的"三结合"医药研究小组，对中草药进行科学研究，将本地草药制成丸、散、膏、丹、酊、片共160余种成药，以及25种草药针剂。他们提出：贫下中农也能够进行医药科学研究。（《人民日报》）

年内 上海中药制药一厂在第二军医大学药学系化学教研组研究的基础上，以人工竺黄代替进口竺黄的研究获得成功。（《中华人民共和国医药大事记1949—1983》）

年内 关于薯芋植物资源的调查研究，在国家科学技术委员会、卫生部、化工部领导下，中国医学科学院药物研究所和中国科学院南京植物研究所、湖北省医药工业研究所、中国科学院昆明植物研究所、大同制药厂、哈尔滨制药厂等单位，先后对19个省、市、自治区进行了系统调查，确定了5种资源丰富、皂素含量高的薯芋植物，具有较大的经济意义。1978年此研究获全国科学大会奖。（《中华人民共和国医药大事记1949—1983》）

编写并出版的中草药书籍：

书名	著者
《草药手册》	景德镇市卫生局
《南澳草药》	解放军七〇一三部队卫生队、广东省南澳县卫生战线
《资料选编（中草药、新医疗法部分）》	辽宁省中草药新医疗法展览会
《贵州草药（第一集）》	贵州省中医研究所
《贵州草药（第二集）》	贵州省中医研究所
《中草药手册》	福建省晋江专区民卫组
《中草药手册》	苏州医学院《中草药手册》编写小组
《中药学讲义》	甘肃省
《文山中草药》	云南省文山壮族苗族自治州生产指挥组卫生组
《吉林中草药》	长春中医学院
《荆州中草药》	荆州地区民政卫生科
《常用中草药》	南京部队后勤部卫生部

书名	著者
《湖南药物志（第一辑）》	湖南中医药研究所
《辨症与用药》	上海中医学院赴青浦教改实践队
《中草医药汇编》	武汉市民政卫生局
《河北中药手册》	河北省商业局医药供应站、中国科学院植物研究所、卫生部中医研究院
《上海常用中草药（内部发行）》	《上海常用中草药》编写组
《中草药防治手册（内部发行）》	常德地区生产指挥组卫生组
《中草药资料汇编》	湖南医药工业研究所
《中药材栽培方法》	江西省宜春专区药材公司
《甘肃中草药手册（第一册）》	甘肃省卫生局
《北京中草药手册》	北京市卫生局药品检验所
《苦楝素资料汇编》	广西壮族自治区医药研究所
《常用中草药图谱》	中国医学科学院药物研究所、浙江中医学院
《常用青草药选编（第一集）（内部资料）》	福建省三明专区生产指挥处卫生局
《新疗法与中草药（选编）》	厦门市生产指挥处卫生组
《新疆中草药手册》	新疆部队后勤部卫生部
《广西药用植物名录Ⅲ·单子叶植物》	广西壮族自治区药物研究所
《中草医药经验介绍》	驻湖北中医学院工宣队
《中草医药经验交流》	湖北中医学院教育组
《南方主要有毒植物》	广东省农林水科学技术服务站经济作物队
《常用民间草药手册》	贵州省药品检验所
《浙江民间兽医草药》	温岭县生产指挥组
《土单验方中草药汇编（内部资料）》	永城县文教卫生局编写小组
《中草药制剂资料选编（内部资料）》	北京医学院、京字九〇九部队卫生处
《北方常用中草药手册》	北京部队后勤部卫生部、沈阳部队后勤部卫生部、兰州部队后勤部卫生部、新疆部队后勤部卫生部
《辽宁常用中草药手册》	辽宁中医学院
《农村中草药制剂手册（内部资料）》	上海医药工业研究院中草药小分队
《农村中草药制剂选编》	广州市药品检验所

书名	著者
《青海常用中草药手册（第一册）》	青海省生产指挥部民卫组
《常用中草药彩色图谱（第一册）》	广东省农林水科学技术服务站经济作物队
《新疗法与中草药（选编）》	厦门市生产指挥处卫生组
《九江地区草医草药汇编（第一集）》	江西九江专区卫生局
《昆明民间常用草药》	昆明市卫生局
《单方验方调查资料选编（内部资料）》	江苏新医学院教育组
《黑龙江常用中草药手册》	黑龙江省卫生局
《中草药验方、制剂、栽培选编（内部资料）》	沈阳药学院教育组
《中草药新医疗法资料选辑》	旅大市中草药新医疗法展览会
《邵阳地区中草药新医疗法展览资料选编》	邵阳生产指挥组科技办卫生组
《浙江中草药单方验方选编（第一辑）》	浙江省生产指挥组卫生局
《湖南中草药单方验方选编（第一辑）》	湖南省中医药研究所
《湖南农村常用中草药手册》	湖南中医学院、湖南省中医药研究所
《新疆中草药单方验方选编（第一集）》	新疆维吾尔自治区中草药新医疗法展览会
《中草药新医疗法展览资料选编》	湖南省卫生局
《中草药新医疗法展览资料选编》	广西医学院
《吉林省中草药展览会资料汇编（供内部参考）》	吉林省生产指挥部卫生局
《安徽省中草药单验方新医疗法选编》	安徽省技术革新增产节约展览会办公室
《石家庄市中草药新医疗法展览资料汇编》	石家庄市文教卫生工作委员会
《江西省中草药新医疗法展览资料汇编》	江西省中草药新医疗法展览馆
《江苏省中草药新医疗法展览资料选编》	江苏省中草药新医疗法展览会
《安义草药》	江西省安义县政治部教卫组、医疗卫生防治处
《草医草药展览汇编》	景德镇市卫生局
《农村常用中草医药手册》	隆回县政工组教卫组
《疟疾防治中草药选》	云南省卫生局、云南省科技办公室、昆明军区后勤部卫生部
《宜春草药》	宜春县医药卫生服务站
《实用中草药》	福建省龙溪专区民政卫生组
《湛江地区常用中草药手册》	广东省湛江专区卫生战线

书名	著者
《浙南常用中草药单验方选（第一集）》	浙江温州地、市卫生办公室
《常用草药手册》	江西省婺源县草药编写小组
《婺源草药验方选集（一）》	婺源县卫生组
《烟台地区中草药手册（内部试用）》	《烟台地区中草药手册》编写组
《中草药单验方选编》	成都市卫生局
《中草药临床应用汇编（第一辑）》	嵊县人民防治院中草药研究、推广小组
《中草药新医疗法汇编》	石家庄市文教卫生工作委员会
《江西草药》	江西省卫生局
《草药手册》	江西药科学校
《草药新编》	江西省井冈山专区安福县卫生局
《草医药汇编（附中西医、偏方、针灸）》	江西省萍乡市卫生局
《江苏验方草药选编（上集）》	江苏省卫生局
《农村中草药验方选》	宁明县卫生服务组、中国人民解放军第三〇三医院
《新医新药展览方选》	广西壮族自治区卫生工作会议"新医新药展览"办公室
《溆浦农村常用草药手册（第一集）》	溆浦县政工组卫生组
《单方草药选编（内部发行）》	安徽中医学院
《宜丰草药选编》	江西省宜丰县教卫组、江西省宜丰县医卫站
《广西中草药（第二册）》	广西壮族自治区卫生管理服务站
《宝鸡县中草药选编》	陕西省宝鸡县卫生局
《红安中草药》	红安县民政卫生局
《云南中草药选》	昆明军区后勤部卫生部
《恩施中草药手册（内部发行）》	湖北省恩施地区中草药研究小组
《中草药新医疗法展览资料选编（内部发行）》	乐山地区卫生局领导小组、宜宾民卫组、自贡市卫生局领导小组
《商洛地区战备中草药展览资料汇编》	陕西省商洛地区卫生局
《中草药手册》	中国人民解放军福州军区后勤部卫生部

书名	著者
《草药验方集》	余江县草药编写小组
《梧州地区中草药》	梧州专区卫生服务站、梧州专区各县卫生组
《百色地区常用中草药验方选（第一册）》	百色专区中草药验方编写组
《衡阳地区常用中草药手册》	衡阳地区生产指挥组卫生组
《常用中草药手册》	蓬溪县生产指挥组民卫组
《福建中草药（第一册）》	福建省医药研究所
《民间医药汇编》	江西省波阳县抓革命促生产指挥部卫生组
《常用中草药手册》	四川省中药研究所、南川药物试验种植场
《中草药单验方手册》	福建省邵武县生产指挥部卫生科
《常用中草药配方（上册）》	衡山县人民医院
《浙江民间常用草药（第二集）》	浙江省生产指挥组卫生局
《福州中草药临床手册》	福州市生产指挥处民事卫生组
《北海民间常用中草药手册》	北海市卫生组
《战备草药》	江西省上高县卫生局
《验方草药手册》	江苏省高邮县卫生局
《山东中草药手册》	《山东中草药手册》编写小组
《河南中草药手册》	河南省文教卫生局中草药调查组
《南平中草药手册（第一集）》	南平市生产指挥组卫生科
《重庆常用草药手册》	重庆市卫生局领导小组
《东北常用中草药手册》	沈阳部队后勤部卫生部
《送瘟神除四害灭六病手册》	贵州省卫生防疫站
《中草药汇编（第一集）》	湖北省黄冈地区民卫局
《土方草药选编》	江阴县中草药新医疗法展览馆
《曲靖专区中草药手册（内部发行）》	云南省曲靖专区生产指挥组卫生组
《恩施中草药（第一期）（内部资料）》	恩施地区综合局、民卫局《恩施中草药》编写组
《天津中草药》	天津市卫生局、天津市医药公司药材场
《中草药单方验方选编（内部参考资料）》	四川省温江地区《中草药单方验方选编》编写组
《浙江嵊县民间常用中草药（一）》	浙江中医学院赴嵊教改草药探索小分队、嵊县医药公司、嵊县人民防治院
《中草药研究资料（第一集）（内部资料）》	陕西省中草药科研组

1949

新中国
地方中草药
文献研究
(1949—1979年)

1979

1971 年

1 月 10 日　《人民日报》以"把群众性的医疗卫生工作办好——关于农村医疗卫生制度的讨论（四十一）"为主题，介绍了有关中草药运动的情况。（《人民日报》）

1 月 31 日　《人民日报》以"把群众性的医疗卫生工作办好——关于农村医疗卫生制度的讨论（四十二）"为主题，介绍了有关中草药运动的情况。辽宁省宽甸满族自治县青山沟公社针对大量采集中草药后药源减少的现象，提出"合理采集""管山育药"和"注意外销"3 个管理手段。（《人民日报》）

1 月　全国中西医结合工作会议在北京举行，期间周恩来同志发表了讲话。（中国中医科学院档案）

2 月 3 日　周恩来同志接见了卫生部及部直属单位有关负责同志，就医疗卫生相关问题进行了谈话。（中国中医科学院档案）

2 月 6 日　周恩来同志接见了全国中西医结合工作会议代表和"全国中草药新医疗法展览会"工作人员。展览会展出中草药品种 3000 多种。（中国中医科学院档案）

2 月 8 日　周恩来同志接见了卫生部及有关直属单位负责人员。之前周恩来同志还参观了全国中草药新医疗法展览。（中国中医科学院档案）

2 月 8 日—10 月 15 日　卫生部、商业部和燃化部（燃料化学工业部）在北京联合主办"全国中草药新医疗法展览会"。正式展出之前，经过 6 个月的筹备，于 1970 年 12 月 9 日进行了预展。1971 年 2 月 7 日周恩来同志亲临审查。2 月 8 日正式展出。各省、市、自治区为展览会送来资料 4050 件，展品 23258 件，新鲜药用植物 430 种。其中展出 2037 件，上版面 1202 项，实物 835 件。展出期间共接待参观者 588800 余人次。展出期间还编写了有关资料 11 种，最后经修订、补充编成《全国中草药新医疗法展览会资料选编》。（《中华人民共和国医药大事记 1949—1983》）

2 月 17 日 周恩来同志接见了全国中西医结合工作会议的"赤脚医生"代表及卫生部负责人员。（中国中医科学院档案）

2 月 22 日 《人民日报》以"把群众性的医疗卫生工作办好——关于农村医疗卫生制度的讨论（四十三）"为主题，介绍了有关中草药运动的情况。（《人民日报》）

3 月 3 日 《人民日报》以"把群众性的医疗卫生工作办好——关于农村医疗卫生制度的讨论（四十四）"为主题，对群众性医疗卫生运动中草医草药、"赤脚医生"及医疗队的先进典型事例进行了介绍。（《人民日报》）

3 月 29 日 《人民日报》以"把群众性的医疗卫生工作办好——关于农村医疗卫生制度的讨论（四十五）"为主题，介绍了有关中草药运动的情况。河北省井陉县实行"四间作"（林药、果药、粮药、菜药间作）"两利用"（利用荒山秃岭和闲散土地种药），使种药不与粮食争地。辽宁省旅大地区在农村医院建立了医药批发代销点，使大队合作医疗站随时随地能买到药。（《人民日报》）

4 月 8 日 《人民日报》以"把群众性的医疗卫生工作办好——关于农村医疗卫生制度的讨论（四十六）"为主题，介绍了有关中草药运动的情况。（《人民日报》）

4 月 19 日 中医研究院自 4 月 8 日成立了一个由军代表、干部、群众结合的 5 人领导小组，明确当前以攻克老年慢性气管炎为重点，要求集中力量、狠抓重点，迅速做出成绩。通过讨论，确定了中医研究院当前研究方药的重点，一是研究气管炎膏（原名"315"橡皮膏），一是研究气管炎片，由中药研究所负责药物剂型改进和生产供应，广安门医院、西苑医院和稷山农村疾病研究所负责临床观察、总结疗效。各个单位齐心协力，赶制出 6000 人份（中药研究所说是 12 万余片）的气管炎 1 号、2 号。（中国中医科学院档案）

5 月 18 日 《人民日报》以"把群众性的医疗卫生工作办好——关于农村医疗卫生制度的讨论（四十七）"为主题，介绍了有关中草药运动的情况。（《人民日报》）

5 月 21 日 周恩来同志接见了北京医疗队和延安医疗队，不仅提出了所

1949

新 中 国
地 方 中 草 药
文 献 研 究
(1949—1979年)

1979

有医疗队都需要完成总的 6 项任务，而且还根据每个医疗队所去的地方提出了不同的任务。总的 6 项任务是：①宣传毛泽东思想，宣传党的政策；②防病治病，预防为主，群防群治；③调查研究，总结防治地方病的经验；④大力开展爱国卫生运动（包括挖井、挖茅厕）；⑤帮助当地培养"赤脚医生"和不脱产卫生员；⑥巩固合作医疗，没有建立合作医疗的要帮助建立。（中国中医科学院档案）

6月4日　《人民日报》以"把群众性的医疗卫生工作办好——关于农村医疗卫生制度的讨论（四十八）"为主题，介绍了有关中草药运动的情况。（《人民日报》）

7月2日　中医研究院中药研究所气管炎研究小组于 6 月中旬接受了卫生部交给的关于仙人掌的镇咳、祛痰、平喘作用的实验观察研究。经过半个月的努力，初步完成了任务。研究结果：①仙人掌鲜汁对小白鼠，未见明显毒性；②给小白鼠口服和注射仙人掌鲜汁，在现用剂量下未见镇咳和祛痰作用；③给小白鼠口服和注射仙人掌醇提取物，有一定镇咳和祛痰作用；④给豚鼠口服仙人掌鲜汁和醇提取物，在现用剂量下未见平喘作用。（中国中医科学院档案）

7月9日—7月11日　中国医学科学院药物研究所从大戟科植物一叶萩的叶子中提取出一叶萩碱。他们对一叶萩进行了植物资源、引种栽培方面的研究，并对一叶萩碱的提取工艺、含量测定、药理及临床进行了研究，证明它是中枢神经系统兴奋药。1971 年通过鉴定。上海第五制药厂进一步改进工艺，降低了成本。在上海第五制药厂、济宁新华制药厂、开封药厂、常州制药厂及西南合成制药厂等单位生产。1978 年获全国科学大会奖。（《中华人民共和国医药大事记 1949—1983》）

7月17日　《人民日报》公布针刺麻醉成功的消息。（《人民日报》）

7月22日　《人民日报》以"把群众性的医疗卫生工作

办好——关于农村医疗卫生制度的讨论（四十九）"为主题，介绍了有关中草药运动的情况。（《人民日报》）

8 月 21 日 《人民日报》以"把群众性的医疗卫生工作办好——关于农村医疗卫生制度的讨论（五十）"为主题，以列举海上、平原、牧区 3 个中草药资源相对匮乏的地区很好地实行了合作医疗，来说明合作医疗和中草药资源的开发要因地制宜。（《人民日报》）

8 月 30 日 《人民日报》以"把群众性的医疗卫生工作办好——关于农村医疗卫生制度的讨论（五十一）"为主题，介绍了有关中草药运动的情况。（《人民日报》）

8 月底，全国 74% 的生产大队实行了合作医疗。有 49 万多人次参加农村巡回医疗工作。（中国中医科学院档案）

9 月 16 日 《全国中草药汇编》现有 20 余人参加编写工作，这 20 余人分别来自 8 省 1 市，参加领导小组的有 3 人。目前《全国中草药汇编》已有初稿，收录药物 1000 多种，并已印发征求意见。预计 10 月审稿，11 月完成，12 月付印。（中国中医科学院档案）

9 月 22 日 《人民日报》以"把群众性的医疗卫生工作办好——关于农村医疗卫生制度的讨论（五十二）"为主题，介绍了预防布氏杆菌病和血吸虫病的经验。（《人民日报》）

9 月 南京药学院和南通医学院进行了植物、药理、制剂和临床等方面的研究，发现四季青是治疗烧伤和抗细菌性感染的有效药物。此发现获得全国医药卫生科学大会奖和江苏省科技成果奖。（《中华人民共和国医药大事记 1949—1983》）

10 月 4 日 中医研究院取得中药青蒿抗疟发掘的成功。（中国中医科学院档案）

11 月 4 日 《人民日报》以"把群众性的医疗卫生工作办好——关于农村医疗卫生制度的讨论（五十三）"为主题，介绍了有关中草药运动的情况。内蒙古自治区商都县大黑沙土公社石山大队创办了小型制药厂，先后研制出狼毒膏、藿香正气散和黄芩解毒丸等 36 种成药。（《人民日报》）

11 月 16 日 《人民日报》以"把群众性的医疗卫生工作办好——关于农

1949

新　中　国
地方中草药
文　献　研　究
(1949—1979年)

1979

村医疗卫生制度的讨论（五十四）"为主题，讨论多发病、常见病的治疗与预防。山西省沁源县法中公社制成治疗大骨节病的乌附丸、新乌丸、四味治拐散、松蘑酊和治疗甲状腺肿的坤海丸、黄碘丸、黄夏丸等丸、散、膏、丹28种。其疗效均很好。（《人民日报》）

12月2日　《人民日报》以"把群众性的医疗卫生工作办好——关于农村医疗卫生制度的讨论（五十五）"为主题，讨论多发病、常见病的治疗与预防。（《人民日报》）

12月22日　《人民日报》以"把群众性的医疗卫生工作办好——关于农村医疗卫生制度的讨论（五十六）"为主题，讨论多发病、常见病的治疗与预防。（《人民日报》）

12月　卫生部、商业部、燃化部（燃料化学工业部）三部联合举办的"全国中草药新医疗法展览会"，接待观众50多万人次，有力地推动了发掘和利用中草药的群众运动的开展。（中国中医科学院档案）

12月　除害灭病的爱国卫生运动的开展，使一度流行的流行性脑脊髓膜炎、钩端螺旋体病、急性眼结膜炎（红眼病）、流行性乙型脑炎和流行性感冒等迅速得到控制。防治血吸虫病的工作进展很快，1971年消灭了血吸虫病的县（市）有30个，加上前几年已经消灭了血吸虫病的116个县（市），消灭了血吸虫病的县（市）共达146个。国家还对威胁北方15个省、市、自治区1亿多人民健康的地方病，积极开展了防治工作。1971年上半年，共治疗患有克山病、布氏杆菌病、大骨节病、甲状腺肿的病人32万人。至1971年6月底止，甘肃、吉林、黑龙江、辽宁等省，已有17个县（市）接近拔掉或拔掉了鼠疫疫源；河北、山西、吉林等省分别有2个县基本上控制了急性克山病的暴发性流行；河北、宁夏、陕西、辽宁等省或自治区，分别已有5个县控制了甲状腺肿的发生。防治老年慢性气管炎的工作，也在全国各地很快地形成了群众性运动。（中国中医科学院档案）

年内　遵照周恩来同志指示，卫生部又组织了一批医疗队深入西藏、云南、江西、甘肃、湖北、黑龙江、湖南等省或自治区的农村防治疾病第一线。（中国中医科学院档案）

编写并出版的中草药书籍：

书名	著者
《中药学》	成都中医学院
《中草药（试用教材）》	辽宁中医学院教育组
《草药学》	上海铁道医学院
《新药学（试用教材）》	湖北中医学院
《新药学（试用教材）》	河北新医大学医教部
《中草药学（试用教材）（内部发行）》	江西药科学校
《中草药学（试用教材）》	上海中医学院
《中药麻醉》	徐州医学院附属医院
《云南中草药》	云南省卫生局
《中医方药学（试用教材）》	云南中医学院教材编写组
《中草药制剂（研究动态及临床成果选编）》	浙江省建德县新医疗法中草药研究推广组、衢州化工厂建德石灰石矿医务所
《中药方剂学（试用教材）》	北京中医学院教育组
《中药学讲义（试用教材）》	驻山东医学院工人、解放军毛泽东思想宣传队、山东医学院
《中药学讲义（试用教材）》	河南中医学院教育组
《红河中草药（第一册）》	红河州卫生局
《庐山中草药》	庐山植物园红旗医院
《实用中药学》	河南中医学院
《陕西中草药》	陕西省卫生局、商业局
《常用中药学》	成都中医学院
《简明中药学》	成都中医学院
《土单验方汇编》	陕西省宝鸡县卫生局
《中草药鉴定学（试用讲义）》	北京中医学院
《医药资料选编》	潍坊市卫生局医药科研小组
《荆门中草药志》	荆门县民政卫生科
《药物治疗手册》	中国医学科学院业务组
《神农架中草药（第一集）》	神农架林区、湖北中医学院教育组

1949

新 中 国
地 方 中 草 药
文 献 研 究
（1949—1979年）

1979

续表

书名	著者
《婺源常用蛇药》	江西省婺源县草药编写小组
《中草药制剂手册》	石家庄地区卫生工作站
《中草药制剂手册》	杭州市第五人民医院
《中草药制剂手册（供内部参考试用）》	广州军区后勤部卫生部
《中草药治疗选编（一）》	杭州市中草药服务部
《中草药单方选编》	福建省晋江地区医院
《中草药资料汇编1——处方选》	湖南医药工业研究所
《中草药资料汇编2——生产工艺选》	湖南医药工业研究所
《中草药资料选编（内部资料）》	河北省卫生局卫生科学研究所
《中草药普查常识》	河南省卫生局中草药调查组
《四川常用中草药》	四川省中药研究所
《齐齐哈尔中草药》	齐齐哈尔市卫生局、齐齐哈尔市科技局、齐齐哈尔市卫生局药品检验所
《宁夏中草药手册》	《宁夏中草药手册》编写组
《民间常用中草药（第一集）》	建始县民政卫生科
《西藏常用中草药》	西藏自治区卫生局、西藏军区后勤部卫生处
《全国中草药汇编第一、二册品种名单（初稿）》	《全国中草药汇编》编写组
《陕甘宁中草药选》	兰州军区后勤部卫生部
《常用中草药栽培手册》	中国医学科学院药物研究所
《常用中草药手册》	武汉医学院教育组
《大同药用植物手册》	大同市中医院
《云南思茅中草药选》	云南省思茅地区生产指挥组文卫组
《中医中药资料选编》	中国人民解放军后字245部队科研处
《中医临床方药手册》	广东中医学院教育组
《中草医药常识手册》	湖北省黄石市民政卫生局
《中草药精粉的生产：问题的提出（内部资料）》	黑龙江省祖国医药研究所新药实验车间
《中药知识宣传手册》	北京市药材公司
《草药红孩儿的研究（新医药资料2）》	江西药科学校

书名	著者
《浙江民间兽医草药（第一集）》	温岭县生产指挥组
《中草药加工炮制手册》	山东医学院附属中医院、山东省中医药研究所
《中草药单方验方汇编（第一册）（第二册）》	驻浙江医科大学工宣队、浙江医科大学教改组
《中草药单方验方选编（第一集）》	朝阳地区卫生局
《中草药单方验方选编（第一辑）》	浙江省生产指挥组科学技术局情报研究所
《中草药单方验方选编（第二集）》	福建省晋江地区医院
《中草药单方验方选编（第二辑）》	浙江省中草药编写小组、浙江省科技局情报研究所、浙江省医药卫生科技情报站
《农村中草药制剂技术》	广州市药品检验所
《陕西中草药生产技术（第一集）》	陕西省药材公司、西安植物园
《草药治疗常见病手册（内部参考）》	古蔺县"六·二六"医疗队
《兽医中草药验方选编》	山东省中草药展览会
《温岭县药物资源名录》	温岭县卫生局
《中草药治肿瘤资料选编》	安徽省人民医院肿瘤科、安徽省卫生局中医中药研究组
《中草药新医疗法资料选编》	内蒙古自治区卫生局、科技局
《中草药新疗法资料选编》	中国人民解放军后字245部队训练部
《吉林省中药栽培与制剂》	吉林省中医中药研究所、药品检验所
《常用中草药单验方汇编》	四川省绵阳地区卫生局
《中草药新医疗法资料汇编（一）》	第四军医大学
《中草药新医疗法资料汇编（一）》	《中草药新医疗法资料汇编》编写组
《中草药新医疗法资料选编（内部资料）》	内蒙古自治区卫生局、科技局
《中草药新医疗法资料汇编》	景德镇市卫生局
《四季青鉴定会议资料汇编》	江苏省南通市生产指挥组科技组
《吉林省中草药栽培与制剂（内部发行）》	吉林省中医中药研究所、吉林省药品检验所
《农村常用中草药加工手册》	湖南中医学院第一附属医院《农村常用中草药加工手册》编写小组
《浙江中草药单方验方选编（第二辑）》	浙江省生产指挥组卫生局
《川楝素生产全过程技术资料（内部资料）》	四川省中药研究所

1949

新 中 国
地 方 中 草 药
文 献 研 究
(1949—1979年)

1979

书名	著者
《中草药新医疗法学习资料选编（内部资料）》	黑龙江省呼伦贝尔盟中草药新医疗法展览会
《介绍十二种防治兽病的中草药》	上海人民出版社
《攻克老年慢性气管炎资料选编》	齐齐哈尔市科学技术局
《银川中草药验方新医疗法手册》	银川市科卫局
《衢县中草药临床应用资料汇编：毒蛇咬伤、断指再接、跌打损伤、水火烫伤》	衢县生产指挥组卫生办公室
《抗癌中草药方剂和药物资料汇编》	陕西省中草药科研组
《山西省医药卫生展览技术资料选编》	山西省医药卫生展览会
《吉林省中草药麻醉座谈会资料选编（内部资料）》	吉林省科学技术情报研究所
《介绍二十二种防治家畜疾病的中草药》	上海人民出版社
《四川省成都地区中药材生产资料汇编（野生部分）》	四川省成都中药材采购供应站
《全国中草药新医疗法展览会资料选编（内部资料）》	全国中草药新医疗法展览会
《祖国医学基本知识新医疗法和中草药医学卫生普及全书》	上海第一医学院《医学卫生普及全书》修订小组
《上海市中草药、新医疗法展览会资料选编》	上海市中草药、新医疗法展览会
《兄弟省市中草药单方验方、新医疗法选编（内部资料）》	湖南省卫生局、湖南省生产指挥组科技情报服务站
《青海省中草药新医疗法展览会资料选编》	青海省中草药新医疗法展览会
《浙江金华地区常用中草药单方验方选编》	金华地区政工组卫生革命办公室、杭州大学生物系
《全国中草药新医疗法展览会技术资料选编（内部资料）》	郑州市计划组、文卫组
《涪陵地区中草药新医疗法展览会资料选编》	四川省涪陵地区卫生局、四川省涪陵地区科学技术委员会、四川省涪陵地区农林局

书名	著者
《徐州市中药全身麻醉剂临床应用 1897 例报告》	徐州市中药麻醉协作小组
《黑龙江省主要野生药用植物的鉴别及中草药新制剂（供内部学习参考）》	黑龙江省中草药进修班、哈尔滨师范学院生物系、黑龙江省祖国医药研究所
《湖南医学院附二院一九七〇年中草药新医新针资料汇编（内部资料）》	湖南医学院第二附属医院
《上海市第一批新增 113 种中草药名称与药用部分暂行规定》	上海市卫生局药品检验所、中国药材公司上海市公司

1972 年

1 月 2 日　《人民日报》以"把群众性的医疗卫生工作办好——关于农村医疗卫生制度的讨论（五十七）"为主题，讨论血吸虫病的防治问题。（《人民日报》）

1 月 20 日　《人民日报》以"把群众性的医疗卫生工作办好——关于农村医疗卫生制度的讨论（五十八）"为主题，讨论血吸虫病的防治问题。（《人民日报》）

2 月 13 日　《人民日报》以"把群众性的医疗卫生工作办好——关于农村医疗卫生制度的讨论（五十九）"为主题，讨论血吸虫病、职业病的防治问题。广西壮族自治区天等县经过研究发现九龙川药效高，能灭螺和杀死血吸虫幼虫。（《人民日报》）

2 月 27 日　《人民日报》以"把群众性的医疗卫生工作办好——关于农村医疗卫生制度的讨论（六十）"为主题，探讨常见病、多发病的治疗问题。（《人民日报》）

3 月 10 日　《人民日报》以"把群众性的医疗卫生工作办好——关于农村医疗卫生制度的讨论（六十一）"为主题，介绍了有关中草药运动的情况。（《人民日报》）

1949

新 中 国
地 方 中 草 药
文 献 研 究
(1949—1979年)

1979

3月25日　《人民日报》以"把群众性的医疗卫生工作办好——关于农村医疗卫生制度的讨论（六十二）"为主题，探讨有关合作医疗制度的问题。（《人民日报》）

4月7日　《人民日报》以"把群众性的医疗卫生工作办好——关于农村医疗卫生制度的讨论（六十三）"为主题，探讨有关合作医疗制度的问题。（《人民日报》）

5月11日　《人民日报》以"把群众性的医疗卫生工作办好——关于农村医疗卫生制度的讨论（六十四）"为主题，介绍了有关中草药运动的情况。江苏省南通县袁桥公社十一大队发表文章，认为当前应该"抓紧时机种植中草药。"（《人民日报》）

5月23日　由上海电影制片厂拍摄完成的《全国中草药新医疗法展览会》纪录片，将于《在延安文艺座谈会上的讲话》发表30周年之日（1972年5月23日）起在全国各地上映。（《人民日报》）

5月26日　《人民日报》以"把群众性的医疗卫生工作办好——关于农村医疗卫生制度的讨论（六十五）"为主题，探讨疾病预防问题。（《人民日报》）

5月31日—6月10日　卫生部与燃化部（燃料化学工业部）、商业部、总后勤部卫生部在北京召开编制国家新药典工作会议，确定1975年内要编写出新药典。7月25日卫生部、燃化部（燃料化学工业部）、商业部、总后勤部卫生部联合发出了《全国药典工作会议纪要》。（《中华人民共和国医药大事记1949—1983》）

6月14日　《人民日报》以"把群众性的医疗卫生工作办好——关于农村医疗卫生制度的讨论（六十六）"为主题，探讨提高"赤脚医生"医疗技术的问题。（《人民日报》）

6月　卫生部委托江西省卫生局在江西省德兴县举办"全国中草药采、种、制、用经验交流学习班"。参加学习的有29个省、市、自治区代表，列席的代表有173人。学习班收到材料 150 多篇，大会交流 40 篇。学习班学习了有关文件，交流了开展"中草药群众运动"的经验。代表们认为会后应抓好扩大中草药资源、提高中草药药品质量、促进中草药的临床应用和科研等工作。（《中华人民共和国医药大事记 1949—1983》）

7 月 28 日　《人民日报》以"把群众性的医疗卫生工作办好——关于农村医疗卫生制度的讨论（六十七）"为主题，探讨"赤脚医生"的教育与培养问题。（《人民日报》）

8 月 23 日　《人民日报》以"把群众性的医疗卫生工作办好——关于农村医疗卫生制度的讨论（六十八）"为主题，介绍了有关中草药运动的情况。广西壮族自治区贵县湛江公社芦山大队自种、自采中草药，充分使用本地中草药，减少了经费开支，巩固了合作医疗。浙江省永康县长城公社建议积极推广和使用中草药。（《人民日报》）

9 月 3 日—9 月 12 日　河北省卫生局和全国肿瘤防治研究所联合在石家庄举办"全国抗肿瘤药物经验交流会"。会上交流了抗肿瘤经验，回顾了 1969 年以来在研究抗肿瘤药物方面取得的进展，特别是在中西医结合方面，"大搞群众运动"，筛选了大量中草药和单方、验方，找出了一些治疗肿瘤的方子和中草药。会上还讨论了全国抗肿瘤药物筛选规程，以及有关专题协作计划。（《中华人民共和国医药大事记 1949—1983》）

9 月 6 日　上海中药制药一厂与中国人民解放军八十八医院等单位，协作研制成功了中麻 II 号注射液。（《中华人民共和国医药大事记 1949—1983》）

9 月 22 日　《人民日报》以"把群众性的医疗卫生工作办好——关于农村医疗卫生制度的讨论（六十九）"为主题，讨论有关勤俭办医的问题。（《人民日报》）

10 月　浙江人民卫生实验院药物研究所与杭州中药厂、浙江中医院、杭州铁路医院等单位协作，对千里光进行了药理、制剂和临床研究。结果表明，千里光对金黄色葡萄球菌、痢疾杆菌等有明显的抑制作用。杭州中药厂生产了千里光的片剂和针剂。1978 年获全国医药卫生科学大奖。（《中华人民共和国医药大事记 1949—1983》）

11 月 10 日　《人民日报》以"把群众性的医疗卫生工作办好——关于农

1949

新 中 国
地 方 中 草 药
文 献 研 究
(1949—1979年)

1979

村医疗卫生制度的讨论（七十）"为主题，讨论加强合作医疗制度的问题。（《人民日报》）

12月16日 《人民日报》以"把群众性的医疗卫生工作办好——关于农村医疗卫生制度的讨论（七十一）"为主题，讨论合作医疗制度。（《人民日报》）

12月 中医研究院在科研方面较好地组织落实了10余项重点科研工作，如组织落实了有关慢性气管炎、肺心病、冠心病、肿瘤、疟疾（与研究青蒿素有关）等疾病治疗方法的研究，对灵芝治疗增生性关节炎、矿泉水治疗关节炎及皮肤病的临床研究，对针麻原理的研究，以及对《全国中草药汇编》《中医术语选释》的编写，直接参加了组织和编写《中华人民共和国药典·炮炙通则》的工作等。（中国中医科学院档案）

12月 在医疗方面，中医研究院有43名队员胜利完成了1年巡回医疗任务回到北京；根据卫生部布置，有35名新队员，带着党中央毛泽东同志和周恩来同志的亲切关怀，分赴西藏阿里、甘肃河西和江西德兴等地区。（中国中医科学院档案）

年内 中医研究院陈列馆接收了"全国中草药新医疗法展览会"的大部分展品。（中国中医科学院档案）

年内 丹参及复方丹参注射液由上海第九制药厂、浙江人民卫生实验院药物研究所与上海华山医院、中山医院等单位协作进行了药理研究。研究证明其具有扩张冠脉、增加冠脉流量的作用，且具有镇静安定作用。1972年在上海通过鉴定。1978年获全国科学大会奖。（《中华人民共和国医药大事记1949—1983》）

年内 上海医工院（上海医药工业研究院）、上海生化制药厂、上海天花粉会战组成功研制天花粉针剂作为中期妊娠引产药。1972年，其由上海市避孕药领导小组组织鉴定，上海南昌制药厂生产。1978年获全国科学大会奖。（《中华人民共和国医药大事记1949—1983》）

编写并出版的中草药书籍：

书名	著者
《中草药学（试用教材）》	福建医科大学
《中草药学》	江苏新医学院教育组
《中药讲义》	包头医学专科学校
《中医学讲义（中草药）（试用教材）》	安徽医学院
《中草药化学（试用教材）》	沈阳药学院
《中草药资料1》	四川省中药研究所情报组
《中草药植物（试用教材）》	中山大学生物系药用植物专业
《成都中草药》	成都市卫生局
《药用植物学（试用教材）》	江西药科学校中草药系植物学教研组
《湖南药物志（第二辑）》	湖南省中医药研究所
《中草药鉴定学（总论部分及显微观察部分教材图）》	广东中医学院
《中草药鉴定学（试用教材）》	广东中医学院药物学教研组
《中药鉴别手册（第一册）》	北京药品生物制品检定所、中国科学院植物研究所
《内蒙古中草药》	内蒙古自治区卫生局
《北京植物名录》	北京市中草药资源普查队
《草药新医疗法（西医学习中医试用教材）》	驻浙江医科大学工军宣队、浙江医科大学教育组
《中草药化学讲义》	北京医学院
《中草药针剂手册》	吉林省通化市卫生局、科技局
《中药制剂学讲义》	重庆市第一中医院附属学校
《四川中草药栽培（第一册）》	四川省中药研究所南川药物试验种植场
《安徽单验方选集》	安徽省卫生局
《中医常用方药手册（供内部参考）》	云南中医学院
《青藏高原药物图鉴（第一册）》	青海省生物研究所、同仁县隆务诊疗所
《贵州药用植物目录》	贵州省中医研究所

1949

新 中 国
地 方 中 草 药
文 献 研 究
(1949—1979年)

1979

续表

书名	著者
《临床常用中药手册》	湖南中医学院
《兽医中草药与针灸（群众经验选编）》	上海市农业科学院畜牧兽医研究所
《中草药化学成分预试（内部参考资料）》	浙江人民卫生实验院药物研究所
《陕西中草药生产技术（第二集）》	陕西省药材公司、西安植物园
《陕西中草药生产技术（第三集）》	陕西省药材公司、西安植物园
《陕西中草药生产技术（第四集）》	陕西省药材公司、西安植物园
《草木灰治疗大骨节病》	中国人民解放军总医院医疗队第八队
《草药四季青资料选编（内部资料）》	南通医学院图书馆
《〈浙江药用植物志〉名录（初稿）》	《浙江药用植物志》编写办公室
《常用中草药植物简编》	中山大学生物系药用植物专业
《草药肌肉松弛剂——八角枫》	浙江医科大学
《常见混淆中草药的识别（上册）》	《常见混淆中草药的识别》编写组
《常用中药加工炮制规范》	兰州市卫生局
《兽医中草药注射剂选编》	广东省农林水科技站、罗定县生产组
《中药材生产栽培技术资料》	四川省安县医药公司
《中草药有效成分提取资料》	旅大市药品检验所
《关于抗肿瘤中草药的研究：190种中草药对动物移植性肿瘤的影响》	中医研究院中药研究所实验肿瘤组
《华南千种草药鉴别与功效》	中山大学生物系药用植物专业
《罗布麻药用研究资料汇编（初集）》	西北植物研究所咸阳罗布麻试验场
《夏秋季常见病中草药便方》	广西壮族自治区医药研究所
《五味子化学药理的初步研究》	中医研究院中药研究所慢性气管炎小组
《中草药临床方剂选编》	上海医药工业研究院
《中草药注射剂参考资料选编》	青岛市卫生局药品检验所
《中药栝楼原植物的调查研究（内部资料）》	中医研究院情报资料室

续表

书名	著者
《中草药有效成分的提取和分离》	上海药物研究所
《中药黄芩的化学及炮炙的研究》	中医研究院情报资料室
《攻克老年慢性气管炎资料选编（内部资料）》	山东省昌潍计划局、卫生局
《北京中草药资源普查资料汇编（第一册）》	北京市中草药资料普查队
《北京中草药资源普查资料汇编（第二册）》（又名《北京植物名录》）	北京市中草药资料普查队
《国外抗肿瘤植物成分研究进展（综述）》	天津市医药科学技术情报站、天津市药品检验所、天津市药物研究所
《〈浙江药用植物志〉名录（初稿）及样稿》	《浙江药用植物志》编写办公室
《老年慢性气管炎防治研究资料选编（第一辑）》	上海市攻克老年慢性气管炎会战组资料选编小组
《汕头地区中草药新医疗法资料选编（第二辑）》	汕头地区科技局、卫生局
《防治老年慢性气管炎药用植物资料（只限国内发行）》	中国科学院植物研究所防治气管炎药用植物资源组
《中西医结合治疗疾病有效药物方剂汇编（供参考）》	安徽医学院医教组
《中草药农吉利治疗宫颈癌 30 例临床小结》	北京医学院肿瘤研究组
《淮南市中草药剂改科研展览会资料选编》	安徽省淮南市卫生局、淮南市生产指挥部科技组
《从天然药物中筛选抗病毒物质的概况（文献综述）》	中医研究院中药研究所病毒组
《中草药对呼吸道病毒致细胞病变作用的影响：初报》	中医研究院中药研究所病毒组
《矮地茶治疗老年慢性气管炎临床和实验研究资料》	湖南省卫生局、湖南医学院
《东北动物药》	吉林医科大学第四临床学院
《中草药学》	广西中医学院中药组
《中医药基本知识》	中国人民解放军驻山西医学院毛泽东思想宣传队、山西医学院
《中草药植物分科鉴定手册（维管束植物部分）》	中草药系植物教研组

1949

新 中 国
地 方 中 草 药
文 献 研 究
(1949—1979年)

1979

续表

书名	著者
《中草药制药讲义》	奉贤县文教卫生局、上海第一医学院药学系赴奉贤教育实践队
《中药学讲义》	大同医专
《中草药鉴定学（中药专业试用教材）》	河南中医学院教育组
《抗癌中草药介绍》	李芝秀
《浙江民间常用草药（第三集）》	浙江省卫生局
《青海常用中草药手册（第二册）》	青海省科学技术委员会、青海省卫生局
《春砂仁》	中国医学科学院药物研究所、广东省药品公司
《中草药有效成分的研究（第二分册）——药物筛选方法》	中国医学科学院药物研究所
《山西中草药》	山西省卫生局
《中草药有效成分的研究（第一分册）——提取、分离、鉴定和含量测定》	中国医学科学院药物研究所
《中草药资料专题目录》	四川省中药研究所情报室
《西昌中草药（上册）》	四川省西昌卫生局
《西昌中草药（下册）》	四川省西昌卫生局

1973 年

1 月 8 日 湖北省郧县太山大队从实践中得出密环菌可以供应天麻的生长，从而将野生天麻培育成家生天麻的经验。河北省满城县郭村公社制出的紫荆皮药膏对牛皮癣有很好的疗效。（《人民日报》）

1 月 16 日 《人民日报》以"把群众性的医疗卫生工作办

好——关于农村医疗卫生制度的讨论（七十二）"为主题，讨论合作医疗。（《人民日报》）

2 月 6 日　《人民日报》以"把群众性的医疗卫生工作办好——关于农村医疗卫生制度的讨论（七十三）"为主题，讨论合作医疗。广东省五华县成立中草药研究分组，开展群众性中草药科学实验研究工作，提高了中草药对感冒、肺炎、胃肠炎、"蚕豆病"的疗效，并发明田艾（白头翁）合剂、田艾针剂治疗"蚕豆病"。（《人民日报》）

3 月 13 日　《人民日报》以"把群众性的医疗卫生工作办好——关于农村医疗卫生制度的讨论（七十四）"为主题，探讨有关合作医疗制度的问题。（《人民日报》）

4 月 3 日　《人民日报》以"把群众性的医疗卫生工作办好——关于农村医疗卫生制度的讨论（七十五）"为主题，探讨有关合作医疗制度的问题。（《人民日报》）

4 月 29 日《人民日报》以"把群众性的医疗卫生工作办好——关于农村医疗卫生制度的讨论（七十六）"为主题，探讨有关合作医疗制度的问题。（《人民日报》）

4 月　中医研究院中药研究所分离提取出有效单一青蒿素结晶。（中国中医科学院档案）

5 月 4 日—5 月 8 日　中国医学科学院药物研究所和黑龙江省祖国医药研究所协作，对满山红进行全面研究，开发满山红制剂。该药对慢性气管炎具有止咳、祛痰作用。满山红中含有微量毒性成分梫木毒素，控制其量，即可保证制剂安全。该药制剂于 5 月 4 日在黑龙江省五常县通过鉴定。黑龙江一面坡制药厂和哈尔滨中药厂投入生产。1978 年获全国科学大会奖。（《中华人民共和国医药大事记 1949—1983》）

5 月 8 日　《人民日报》报道广东省新丰县各种药材长势良好。（《人民日报》）

6 月 4 日　《人民日报》以"把群众性的医疗卫生工作办好——关于农村医疗卫生制度的讨论（七十七）"为主题，探讨有关合作医疗制度的问题。（《人民日报》）

1949

新 中 国
地 方 中 草 药
文 献 研 究
（1949—1979年）

1979

7月25日　《人民日报》以"把群众性的医疗卫生工作办好——关于农村医疗卫生制度的讨论（七十八）"为主题，探讨"预防为主"，深入开展爱国卫生运动的问题。（《人民日报》）

8月21日　《人民日报》以"把群众性的医疗卫生工作办好——关于农村医疗卫生制度的讨论（七十九）"为主题，探讨有关"赤脚医生"的问题。（《人民日报》）

9月16日—9月17日　中国医学科学院药物研究所与黑龙江省祖国医药研究所、北京医院、上海第六制药厂等单位协作，成功从民间草药满山红叶中分离出杜鹃素，并取得杜鹃素人工合成的成功。杜鹃素为祛痰的有效成分。1973年9月通过鉴定。1978年获全国科学大会奖。（《中华人民共和国医药大事记1949—1983》）

9月23日　《人民日报》以"把群众性的医疗卫生工作办好——关于农村医疗卫生制度的讨论（八十）"为主题，探讨"赤脚医生"培养问题。（《人民日报》）

10月4日　《人民日报》以"把群众性的医疗卫生工作办好——关于农村医疗卫生制度的讨论（八十一）"为主题，探讨血吸虫病的防治问题。（《人民日报》）

10月8日—10月11日　中国医学科学院药物研究所成功研制出从番麻麻渣提取番麻皂素的工艺路线。1975年该所又与广西壮族自治区南宁第二制药厂协作，研究从剑麻麻渣提取剑麻皂素的工艺。前者于1973年10月8日通过鉴定，后者于1977年3月25—29日在广西通过鉴定。1978年获全国科学大会奖。（《中华人民共和国医药大事记1949—1983》）

11月4日　《人民日报》以"把群众性的医疗卫生工作办好——关于农村医疗卫生制度的讨论（八十二）"为主题，探讨血吸虫病的防治问题。（《人民日报》）

12月3日　《人民日报》以"把群众性的医疗卫生工作办

好——关于农村医疗卫生制度的讨论（八十三）"为主题，探讨有关合作医疗制度的问题。（《人民日报》）

12月24日 《人民日报》以"把群众性的医疗卫生工作办好——关于农村医疗卫生制度的讨论（八十四）"为主题，介绍了有关中草药运动的情况。贫下中农纷纷称赞合作医疗。（《人民日报》）

年内 中医研究院共进行科研项目 17 项，其中 5 项重点，分别为：针麻原理研究，肿瘤临床及实验研究，冠心病、肺心病研究，慢性气管炎研究和计划生育研究（葛根、九里香的研究）。其中抗疟中草药青蒿的研究、抗病毒中草药防治感冒研究、针麻疼痛反应综合测定、肾上腺素能终末与胆碱能终末在针麻原理中的作用、北五加皮代替洋地黄以及慢性气管炎牡荆子的研究都取得进展。（中国中医科学院档案）

年内 中医研究院完成了第三批医疗队的轮换工作。7 月中组织各医疗队向全院职工做汇报。1974 年元旦向各医疗队寄出慰问信。春节前随同卫生部派出慰问人员赴西北医疗队慰问。3 个地区医疗队情况：西北张掖地区、武威县医疗队 20 人；江西省上饶地区德兴县医疗队 11 人（1973 年 12 月轮换 3 人）；阿里地区医疗队 5 人。共计 36 人。医疗队编印了《医疗简报》《医疗通讯》，共 11 期。西北张掖地区医疗队、阿里地区医疗队均有简报。（中国中医科学院档案）

年内 上海医药工业研究院等单位深入农村、山区，先后进行十几次调研，收集了近千张民间单方、验方、秘方及几百种治疗蛇伤的中草药，研究了蛇药复方，并根据临床要求将口服剂型改进为可供静脉注射的注射液。该药于 1973 年在上海市通过鉴定，由上海中药制药二厂生产。1978 年获全国科学大会奖。（《中华人民共和国医药大事记 1949—1983》）

年内 天津药物研究所从云南省丽江市山慈姑中成功提取出秋水仙碱，并经合成改造后制得秋水仙酰胺。经 14 个省市医疗单位临床试用，证实此药对乳癌有一定疗效。此药于 1973 年通过鉴定，由昆明药厂投产。（《中华人民共和国医药大事记 1949—1983》）

1949

新 中 国
地 方 中 草 药
文 献 研 究
(1949—1979年)

1979

编写并出版的中草药书籍：

书名	著者
《天麻》	中国医学科学院药物研究所、湖北省利川县国营福宝药材场
《中药学》	内蒙古医学院中医系中医基础教研室
《制剂学（试用教材）》	河南中医学院
《中草药学（二年制药剂专业试用教材）》	广东省中等医药专业教材编写组
《中草药学（西医学习中医试用教材）》	浙江省西医学习中医试用教材编写组
《中草药学（试用教材）》	第二军医大学药学系
《中医方药学》	广东中医学院
《中草药手册》	宁夏石咀山市科卫局
《中草药学讲义》	北京医学院药学系
《中药知识手册》	上海市药材公司
《药用作物栽培》	农业出版社
《兽医中草药选》	昆明市畜牧兽医站
《丰顺常用中草药（内部资料）》	中国人民解放军第三十一野战医院
《中草药化学讲义（中药专业试用教材）》	河南中医学院
《中草药成分化学》	中国人民解放军第二军医大学药学系
《中草药参考资料》	广州军区后勤部卫生部
《中草药参考资料（内部资料）》	广西植物研究所
《甘肃中草药手册（第三册）》	甘肃省卫生局
《北京中草药手册续编》	北京中草药资源普查队
《四川中草药栽培（第二册）》	四川省中药研究所南川药物试验种植场
《青海中草药名录》	青海省药品管理检验研究所
《易混中药材鉴别》	沈阳市药品检验所
《兽医常用中草药》	浙江省温岭县生产指挥组、江西省德兴县农业局
《矮地茶研究资料》	湖南省卫生局、湖南医学院
《赣南中药炮制学》	江西省赣州地区卫生局
《中药方剂临床手册》	上海中医学院中医基础理论教研组

书名	著者
《草药肿节风的研究》	江西省贵溪县卫生局
《北京中草药栽培手册》	北京市中草药资源普查队
《辽宁常用中草药手册（续编）》	辽宁中医学院
《陕西中草药生产技术（第五集）》	陕西省药材公司、西安植物园
《历代中药炮制资料辑要》	中医研究院中药研究所
《中国沙漠地区药用植物》	中国科学院甘肃省冰川冻土沙漠研究所沙漠研究室
《北京市中草药栽培手册（第四册）》	北京市中草药资源普查队
《北京市中草药制剂选编》	北京市卫生局
《药用动植物研究资料选编》	杭州药物试验场
《湖南中草药单方验方选编（第二辑）》	湖南省中医药研究所
《中药麻醉的临床应用与探讨》	《中药麻醉的临床应用与探讨》编写组
《南湖公园园林中草药植物名录》	南宁市南湖公园
《灵芝·银耳·蘑菇栽培技术参考资料》	宁夏回族自治区科学技术服务站情报资料室
《紫参治疗慢性气管炎的临床和实验研究》	内蒙古军区后勤部卫生处
《中草药化学》	南京药学院
《常用中成药》	张大宁
《土单验方实践录》	开封公费医疗门诊部
《中药胆汁的基础与应用（文献综述）》	沈阳药学院科技资料室
《灵芝》	中国医学科学院药物研究所
《中药炮制学（试用教材）》	河南中医学院
《云南中草药（续集）》	云南省卫生局
《白术》	浙江中药材栽培技术《白术》编写组
《新编中药学》	河南中医学院
《中药材手册拾遗（北京地区）》	北京市药材公司、北京市药品检验所
《食物中药与便方》	叶橘泉

1949

新 中 国
地 方 中 草 药
文 献 研 究
（1949—1979年）

1979

1974 年

1月17日　《人民日报》以"把群众性的医疗卫生工作办好——关于农村医疗卫生制度的讨论（八十五）"为主题，探讨有关合作医疗制度的问题。（《人民日报》）

2月6日　宁夏回族自治区卫生局组织人力对全区中草药资源的分布、品种、蕴藏量，以及民间用药、单方验方进行普查。在普查的基础上，陆续编写出版了《宁夏中草药手册》等书。（《人民日报》）

3月7日　卫生部直属单位派300人，赴甘肃省张掖、武威、酒泉地区，云南省，江西省德兴县和西藏自治区阿里地区，组成1个医疗大队，下分5个中队。其中，甘肃酒泉医疗队由北京医院与中医研究院人员组成1个中队，队长吴蔚然，中队指导员由中医研究院派出。中医研究院还需派19名队员。西藏阿里医疗队由中国医学科学院和中医研究院人员组成，队长由中国医学科学院派出，中医研究院需派出1名队指导员和5名队员。江西德兴医疗队名称不变，由中医研究院派10名队员，中队干部名单于3月15日前报卫生部，其除了要完成周恩来同志指示的6项任务外，还要侧重研究中草药。（中国中医科学院档案）

3月20日　《人民日报》以"把群众性的医疗卫生工作办好——关于农村医疗卫生制度的讨论（八十六）"为主题，探讨有关合作医疗制度的问题。（《人民日报》）

4月6日　《人民日报》以"把群众性的医疗卫生工作办好——关于农村医疗卫生制度的讨论（八十七）"为主题，探讨有关合作医疗制度的问题。（《人民日报》）

5月11日　研究了中医研究院科教部和中药研究所《关于江西德兴医疗队的任务、领导关系问题的报告》，根据1971年5

月 21 日周恩来同志接见北京医疗队和赴延安医疗队的讲话，以及 1973 年卫生部军事管制委员会《关于北京医疗队轮换的通知》精神，中医研究院决定：①德兴北京医疗队的名称不变；②德兴北京医疗队的任务以研究中草药为主；③该医疗队由中药研究所领导；④该医疗队所需科研经费，从中药研究所科研经费中开支。（中国中医科学院档案）

5 月 23 日　《人民日报》以"把群众性的医疗卫生工作办好——关于农村医疗卫生制度的讨论（八十八）"为主题，探讨有关合作医疗制度的问题。（《人民日报》）

6 月 2 日　云南省思茅地区中草医药研究所对治疗气管炎的药物灯台叶进行了较全面的研究，证明灯台叶制剂具有止咳、化痰、平喘等作用。该制剂于 1974 年通过鉴定，1978 年获全国科学大会奖。（《中华人民共和国医药大事记 1949—1983》）

6 月 16 日　《人民日报》以"把群众性的医疗卫生工作办好——关于农村医疗卫生制度的讨论（八十九）"为主题，探讨有关合作医疗制度的问题。（《人民日报》）

6 月 27 日　《人民日报》发表文章《我国中药材生产蓬勃发展》，指出 1973 年全国中药材种植面积比 1965 年扩大了 75%，国家收购量增长了 12%，供应量增长了 93%；全国已经有上百种野生药材通过改良变成家种药材。（《人民日报》）

7 月 28 日　《人民日报》以"把群众性的医疗卫生工作办好——关于农村医疗卫生制度的讨论（九十）"为主题，探讨有关合作医疗制度的问题。（《人民日报》）

7 月　云南省动物研究所、四川省生物研究所、昆明制药厂等单位深入农村、山区收集整理民间防治毒蛇咬伤的单方及验方后，成功研制云南蛇药，包含紫金龙、夏枯草等 10 余味草药。临床证明该药对各种毒蛇咬伤具有良好疗效。该药于 1974 年 7 月在昆明通过鉴定。1978 年获全国医药卫生科学大会奖。（《中华人民共和国医药大事记 1949—1983》）

9 月 4 日　《人民日报》以"把群众性的医疗卫生工作办好——关于农村医疗卫生制度的讨论（九十一）"为主题，探讨有关合作医疗制度的问题。（《人民日报》）

10 月 8 日　《人民日报》发表了《我国应用中药进行全身麻醉获得成功》的长篇报道。（《人民日报》）

10 月 26 日　卫生部、商业部发出《关于推广试用水牛角的通知》。北京市、天津市、上海市和广东省有关单位开展了对水牛角的研究工作，取得了显著的

1949

新中国
地方中草药
文献研究
(1949—1979年)

1979

成果。5年来，3市1省的50多个医疗单位根据犀角的疗效，选取了流行性乙型脑炎、高热病证等病种对水牛角进行了临床观察，疗效较好。故同意将水牛角推广应用于治疗犀角的适应证、配制含犀角的中成药。配制中成药时一律使用浓缩粉，且水牛角的适用剂量按犀角用量的10倍计。（《中华人民共和国医药大事记1949—1983》）

11月3日　《人民日报》以"把群众性的医疗卫生工作办好——关于农村医疗卫生制度的讨论（九十二）"为主题，探讨有关合作医疗制度的问题。山东省栖霞县官道公社北照大队成功自制穿山龙注射剂。（《人民日报》）

11月27日—11月28日　由中国医学科学院药物研究所和阜外医院、首都钢铁公司医院、北京市耳鼻喉科研究所协作制成的葛根制剂（愈风宁心片）对治疗心血管疾病有作用。该药于1974年通过鉴定，1975年由北京同仁堂制药厂及全国多个药厂生产。1977年通过鉴定。1978年获全国医药卫生科学大会奖。（《中华人民共和国医药大事记1949—1983》）

11月　中医研究院总结本年度科研方面的主要工作，包括：①防治感冒气管炎的研究（中医研究院和江西省上饶地区卫生局协作，用牡荆挥发油胶丸治疗慢性气管炎，取得了良好效果；抗病毒中草药研究方面研制出了抗感合剂，其成分有金银花、牛蒡子、射干、贯众）；②冠心病的防治研究（西苑医院和北京地区部分医院协作，研制出冠心病Ⅱ号方）；③针麻原理的研究；④防治肿瘤的研究（中医研究院中药研究所自1970年开始筛选出120多种抗肿瘤中草药，发现其中13种药，如山豆根、夏枯草等，对小鼠移植实验性肿瘤生长有抑制作用）；⑤防治疟疾的研究（自1971年底以来，中医研究院中药研究所发现中药青蒿有使小鼠疟原虫转阴的明显作用。1972年青蒿粗制剂在海南现场和部队医院被验证有效。1973年在粗制剂的基础上提取了结晶青蒿素Ⅱ，并将之制成片剂。现在一方面改进提取方法，一方

面寻找化学结构，以便降低成本）。（中国中医科学院档案）

12月12日　《人民日报》以"把群众性的医疗卫生工作办好——关于农村医疗卫生制度的讨论（九十三）"为主题，探讨有关合作医疗制度的问题。（《人民日报》）

12月　中医研究院今年共派出队员36名（西北19名、阿里地区5名、德兴县10名、林县2名）。这次医疗队与1973年的医疗队相比，质量有所提高。从职务上看，有1名医院党委副书记及2名基层党委工作人员带队。从技术上看，1973年医疗队员的人数为40人，主治医生4人，占总数的10%；1974年医疗队人数是36人，主治医生6人，占总数的16%。（中国中医科学院档案）

年内　北京医学院药学系从草药锡生藤中分离得到锡生藤甲素，其是一种非去极化类型的肌肉松弛剂。1978年获全国医药卫生科学大会奖。（《中华人民共和国医药大事记1949—1983》）

年内　广东省医药卫生研究所、湛江医学院、广州中医学院、广州医学院附属医院、中山医学院、广州市药品检验所等20个单位协作，对紫花杜鹃的化学、药理、临床等进行全面研究。广东肇庆制药厂生产了紫花杜鹃的口服制剂。1978年获全国医药卫生科学大会奖。（《中华人民共和国医药大事记1949—1983》）

编写并出版的中草药书籍：

书名	著者
《中药学（试用教材）》	贵阳中医学院
《中草药学（函授试用教材）》	上海中医学院
《中草药学（中医专业用）》	上海中医学院
《药用植物学》	江西中医学院
《炮制学讲义》	湖北中医学院
《唐山中草药》	河北省唐山地区科学技术委员会、卫生局、商业局《唐山中草药》编写小组
《广西本草选编》	广西壮族自治区卫生局
《中药炮制手册》	衡阳地区卫生局、衡东县卫生局
《本草整理资料（二）》	江苏省植物研究所

1949

新 中 国
地 方 中 草 药
文 献 研 究
(1949—1979年)

1979

书名	著者
《中草药制剂方法》	上海市松江县泗联中心卫生院、上海市松江县泗联公社张泾大队
《中草药制剂技术》	冯青然
《甘肃中草药手册（第四册）》	甘肃省卫生局
《平贝母栽培技术》	吉林省特产研究所科技情报室
《药材病虫害防治》	浙江省《药材病虫害防治》编绘组
《常用中草药手册（附农村保健室常用药）》	上海第一医学院、上海第二医学院
《中药炮制经验集成》	中医研究院中药研究所、北京药品生物制品检定所
《四季青鞣质的研究》	南通医学院
《贵州中草药验方选》	贵州省中医研究所
《广西中草药栽培资料（第一册）》	广西壮族自治区医药研究所药用植物园
《抗疟药研究资料选编》	南京地区抗疟中草药研究所
《兽医中草药临症应用》	赣州地区农业局
《河南省中药材炮制规范》	河南省卫生局
《上海市中药饮片炮制规范》	上海市卫生局
《广西兽医中草药处方选编》	广西兽医研究所
《云南省中药咀片炮炙规范》	云南省卫生局
《园林常见中草药用法选编》	南宁市南湖公园
《广州市中草药制剂资料选编》	广州市卫生局中草药制剂选编小组
《灵芝的临床实验与人工栽培》	山东省菏泽生产指挥部科技办公室
《德兴百味草药临床应用简介》	德兴县卫生局
《广西医药研究所药用植物园药用植物名录》	广西壮族自治区医药研究所药用植物园
《中药方剂简编》	陕西中医学院中药方剂教研室
《中草药成药手册》	上海中医学院方药教研组
《淮南中草药名录》	安徽省淮南市卫生局
《云南省中药咀片炮炙规范》	云南省卫生局
《中草药栽培技术》	北京医疗队德兴队

书名	著者
《军队药材管理学》	中国人民解放军第七军医大学
《中草药成分化学（药学系试用教材）》	上海中医学院
《人参栽培与加工》	抚松县第一参场
《山西运城地区药用植物名录》	山西大学生物学系植物学教研室
《中国药用真菌》	刘波
《中药制剂手册》	中医研究院中药研究所

1975 年

1月12日 《人民日报》以"把群众性的医疗卫生工作办好——关于农村医疗卫生制度的讨论（九十四）"为主题，探讨"预防为主"，普及卫生知识的问题。（《人民日报》）

3月3日 《人民日报》以"把群众性的医疗卫生工作办好——关于农村医疗卫生制度的讨论（九十五）"为主题，探讨预防疾病的问题。（《人民日报》）

3月17日 《人民日报》以"把群众性的医疗卫生工作办好——关于农村医疗卫生制度的讨论（九十六）"为主题，探讨防病治病的问题。（《人民日报》）

4月21日—4月23日 穿心莲甙、水溶性穿心莲内酯以及复方穿心莲片、喜炎平注射液的鉴定会在安徽省黄山召开。参加会议的有上海市、安徽省、四川省、福建省等9省市的31个单位的56名代表。这些药均通过了与会代表的鉴定，可以正式投产。喜炎平注射液为中药广谱抗菌剂，对肺炎、上呼吸道感染、细菌性痢疾、肠炎、扁桃体炎等病有很好的效果，可静脉注射、肌内注射。（《中华人民共和国医药大事记 1949—1983》）

4月21日—4月26日 从茄科植物山莨菪中提取分离有效物山莨菪碱的过程中，发现具有新化学结构的药物——樟柳碱，四川省科学技术委员会、卫生局、化工局组织在成都召开鉴定会。该项研究是中国科学院药物研究所和青海省医学研究所、成都制药一厂等单位协作进行的。研究者对其化学结构与

1949

新 中 国
地 方 中 草 药
文 献 研 究
(1949—1979年)

1979

绝对构型测定后进行了全合成。1974年该药由成都制药一厂投入生产。1978年获全国医药卫生科学大会奖。(《中华人民共和国医药大事记1949—1983》)

5月27日 《人民日报》以"把群众性的医疗卫生工作办好——关于农村医疗卫生制度的讨论(九十七)"为主题,探讨有关合作医疗制度的问题。(《人民日报》)

6月29日 《人民日报》报道:去年以来上海市有1000多名医务人员组成58个医疗队,奔赴黑龙江、云南、贵州、西藏、安徽、江西、浙江、山东等省或自治区。山东省微山县捕捉蚂蟥6500斤,比去年增长25%。(《人民日报》)

8月25日 《人民日报》以"把群众性的医疗卫生工作办好——关于农村医疗卫生制度的讨论(九十八)"为主题,探讨"赤脚医生"培养问题。(《人民日报》)

9月15日 黑龙江省祖国医药研究所对草药刺五加进行成分分离,并进行药理研究。研究证明刺五加能增加机体抵抗力,增强肾上腺皮质功能,扩张冠状动脉,增加冠脉血流量,抗疲劳。该药于1975年通过鉴定。1978年获全国医药卫生科学大会奖。(《中华人民共和国医药大事记1949—1983》)

9月16日 《人民日报》以"把群众性的医疗卫生工作办好——关于农村医疗卫生制度的讨论(九十九)"为主题,探讨"赤脚医生"培养问题。(《人民日报》)

9月 中医研究院中药研究所、中国医学科学院药物研究所和卫生部药品生物制品检定所主编的《全国中草药汇编(上册)》由人民卫生出版社出版。《全国中草药汇编彩色图谱》和《全国中草药汇编(下册)》分别于1977年与1978年由人民卫生出版社出版。(中国中医科学院档案)

10月28日 江苏省卫生局在镇江主持召开假密环菌(亮菌)鉴定会。该菌系从丹徒县高桥公社的发光柳树朽木上分离的一种真菌,经鉴定为假密环菌。用其发酵制得的制剂,对胆囊炎、急性传染性肝炎、迁移性肝炎、慢性肝炎都有很好的疗效，并具有临床使用方便安全、剂量小、不良反应小等优点。（《中华人民共和国医药大事记 1949—1983》）

11 月 4 日 《人民日报》以"把群众性的医疗卫生工作办好——关于农村医疗卫生制度的讨论（一〇〇）"为主题，探讨有关合作医疗制度的问题。（《人民日报》）

11 月 27 日 《人民日报》以"把群众性的医疗卫生工作办好——关于农村医疗卫生制度的讨论（一〇一）"为主题，探讨有关合作医疗制度的问题。（《人民日报》）

11 月 中医研究院广安门医院防治肿瘤科研小分队下到河北省磁县〔磁县位于太行山东麓，是食管（贲门）癌高发地区之一〕白土、贾壁 2 个公社开展食管癌普查、普治工作。他们在磁县县委统一领导下，和省、县、社、队医务人员及"赤脚医生"共同组成了食管癌普查队。在短短的 1 个多月的时间内（11 月 1 日—12 月 12 日），他们普查了白土、贾壁 2 个公社的 35 岁以上社员 4907 人，普查率为 82.43%，初步查出癌 22 例，可疑癌 11 例，重度增生 69 例，中度增生 187 例，轻度增生 799 例，正常 3819 例。（中国中医科学院档案）

11 月 福建省中医研究所与南平市建阳地区满山白协作组进行药化、药理研究，发现满山白根、叶的醇提部分有祛痰、镇咳作用和一定的降压作用。1978 年获全国医药卫生科学大会奖。（《中华人民共和国医药大事记 1949—1983》）

12 月 10 日 中华人民共和国卫生部经与昔阳县商定准备组织一个 40 人左右的医疗队奔赴昔阳县，以加强医疗卫生工作，为建设高标准"大寨县"服务。这 40 人均为卫生部在京直属单位员工。具体安排如下。①医疗队要按照中央领导同志提出的医疗队 6 项任务做好工作。认真学习"大寨"革命精神，接受贫下中农"再教育"，向当地医务人员、"赤脚医生"学习，改造世界观；学习总结昔阳县开展卫生工作的经验，满怀热情地扶植"赤脚医生"、合作医疗等社会主义新生事物；采取传、帮、带"赤脚医生"，以及举办短期专业训练班等多种形式，培训提高"赤脚医生"和医务人员的技术水平。由中国医学科学院派出的医疗队负责，举办一期 50 人左右的学习班，使之通过 2 年培训，达到医学院校毕业生水平，为县、社、队培养一批卫生技术骨干。②医疗队分 3个小分队。第一小队，8 人，由北京医院派出，地点主要在大寨公社。第二小队，

1949

新　中　国
地方中草药
文献研究
(1949—1979年)

1979

20 人，由中国医学科学院组派，人员组成除临床各科外，还要配备卫生、肿瘤及基础课教学人员，地点在具医院和白羊峪公社。第三小队，10 人，由中医研究院组派，地点主要在东冶头公社、界都公社。③医疗队服务时间暂定 3 年。队员每年进行 1 次轮换。各派出单位的负责同志，要每年至少 1 次下去了解医疗队工作，总结经验。（中国中医科学院档案）

12 月 11 日　《人民日报》以"把群众性的医疗卫生工作办好——关于农村医疗卫生制度的讨论（一〇二）"为主题，探讨有关合作医疗制度的问题。陕西省神木县编写了《药物学》《神木土、单、验方汇集》《神木地产药材介绍》。（《人民日报》）

12 月 18 日至 12 月 24 日　中医研究院肿瘤小分队参观了山西昔阳县大寨公社及河北省武安县贺进医院。（中国中医科学院档案）

12 月　小檗碱（黄连素）全合成新工艺由东北制药总厂、湖南医药工业研究所等单位研究成功，在沈阳通过鉴定。该研究于1978 年获全国医药卫生科学大会奖；1982 年 9 月获国家科学技术委员会发明三等奖。（《中华人民共和国医药大事记 1949—1983》）

编写并出版的中草药书籍：

书名	著者
《卫生教学图片：中草药（第一辑）》	中草药图片编绘组
《中草药学》	上海师范大学生物系
《中草药学（下册）：中草药化学》	南京药学院
《方药备要》	湖南中医学院
《中草药植物：（补充教材）》	中山大学生物系药用植物专业
《野马追研究（防治慢性气管炎资料选编）》	江苏省野马追科研协作组
《常用中草药》	苏州医学院
《新疆中草药》	新疆维吾尔自治区卫生局、新疆生物土壤沙漠研究所、中国人民解放军新疆军区后勤部卫生局

书名	著者
《土单验方汇集》	汉中地区卫生局
《中医药用矿物》	山西人民出版社
《中草医药资料》	云南省红河州科学技术委员会红河州医院
《中药配伍应用》	梁嵚五、周桂芳
《中药临床应用》	中山医学院《中药临床应用》编写组
《浙南本草新编》	《浙南本草新编》编写组
《湖南药材手册》	湖南省医药器材公司
《新编中药歌诀》	周登成
《山东中药材栽培》	山东省卫生局、山东省商业局
《千山药用植物名录》	鞍钢铁东医院图书馆
《云南中药材栽培》	云南省商业局医药公司
《中草药成分化学》	北京医学院药学系
《中草药制剂选编》	湖北省麻城县卫生局
《恩施地区中草医药代表座谈会中草药资料选编》	湖北省恩施地区中草医药研究小组
《青岛中草药手册》	青岛市中草药手册编写组
《兽医中草药方集》	铜仁地区农业局
《云南药用植物名录（内部资料）》	云南省药物研究所
《中草药土单验方选》	省医疗队红会医院驻紫阳红椿区医疗队
《中草药药理学讲义》	山东大学生物系
《中草药栽培学讲义》	保定地区中草药学习班、安国县药材种植试验场
《青藏高原药物图鉴（第三册）》	青海省生物研究所、同仁县隆务卫生所
《枳实研究情况介绍》	湖南医学院第二附属医院
《辽宁省中药炮制规范》	辽宁省卫生局
《延安地区中草药手册》	延安地区卫生局
《肿瘤中草药治疗选编》	江苏省肿瘤防治研究所
《常用中草药栽培技术》	山东泰安药材采购供应站药材培植场
《山东省中草药炮制规范》	山东省卫生局

1949

新 中 国
地 方 中 草 药
文 献 研 究
（1949—1979年）

1979

续表

书名	著者
《中草药黄酮类成分化学》	广州军区后勤部卫生部
《药用植物专业英语词汇》	中山大学
《贵州中药饮片炮制规范》	贵州省卫生局
《黑龙江省中药炮制标准（1975）》	黑龙江省卫生局
《糙苏防治感冒资料汇编》	河南省卫生局防治气管炎办公室
《杭州植物园药用植物名录》	杭州植物园
《临床常用中草药参考资料（内部交流）》	中医研究院中药研究所资料室
《山东省中草药资源调查报告》	山东省中医药研究所
《中草药方剂和制剂资料汇编（供内部参考）》	福建省三明地区第一医院
《中草药临床应用的一些原则和药理（内部资料）》	天津市医药科学技术情报站
《中草药有效成分研究中的一些参考情况》	王宪楷
《银耳、灵芝、茯苓菌菌丝体的试制及畜用药用的研究（试验资料选编）（1972—1975）》	浙江省粮食科学研究所
《广西壮族自治区南宁市中草药展览交易会资料选编》	广西壮族自治区医药公司、南宁市医药公司、南宁市南湖公园
《中草药制剂实录》	温西卫生院
《中草药药理》	上海中医学院
《银耳栽培技术》	上海市农业科学院园艺研究所
《蛤蟆草研究资料》	山东省烟台地区卫生局、山东省青岛市卫生局、青岛医学院、青岛医学院附属医院蛤蟆草研究协作组
《中草药化学讲义》	上海第一医学院
《全国中草药汇编（上册）》	《全国中草药汇编》编写组
《中药材商品养护》	商业部医药局
《中药学讲义》	黑龙江中医学院方剂中药教研组
《中草药验方选》	上海中医学院图书馆
《安徽中草药（植物药部分）》	安徽省卫生局《安徽中草药》编写组

1976 年

1 月 30 日　《人民日报》以"把群众性的医疗卫生工作办好——关于农村医疗卫生制度的讨论（一〇三）"为主题，介绍了有关中草药运动的情况。（《人民日报》）

2 月 25 日　《人民日报》以"把群众性的医疗卫生工作办好——关于农村医疗卫生制度的讨论（一〇四）"为主题，介绍了有关中草药运动的情况。（《人民日报》）

3 月 16 日　《人民日报》以"把群众性的医疗卫生工作办好——关于农村医疗卫生制度的讨论（一〇五）"为主题，介绍了有关中草药运动的情况。中国医学科学院中草药科研小分队坚持开门办科研，在韶关地区开展了研究、利用和推广中草药的群众运动，先后研制出鹿茸草注射液、独虎龙片和虎杖片等 51 种中草药制剂。（《人民日报》）

6 月 11 日　《人民日报》以"把群众性的医疗卫生工作办好——关于农村医疗卫生制度的讨论（一〇六）"为主题，介绍了有关中草药运动的情况。（《人民日报》）

6 月 11 日　广安门医院邯郸地区防治肿瘤医疗队由原来的 6 人增加到 20人左右，准备在去年普查的基础上，同当地医务人员一起继续开展防治食管癌的工作。同时他们还在医院开展了学习湖南省东安县大盛公社卫生院用中草药治癌经验的临床研究工作。中医研究院中药研究所除继续派科研小分队在湖北省钟祥县开展应用六味地黄丸治疗食管癌的研究工作以外，还进一步加强了中药"757"（猪苓）防治肿瘤的研究工作。西苑医院加强了中药墓回头防治白血病的临床研究工作。（中国中医科学院档案）

6 月 24 日　中医研究院深入农村，开门办院、开门办学、开门办科研的医疗卫生人员已达 517 名，约占应下农村人数的 36.3%。按照计划，七八月以后，下农村的人员可达应下农村人数的 40% 左右。在下农村的 517 人中，东直门医院和中医系的 165 人，主要到唐山地区迁西、丰润、玉田、遵化、卢龙、抚宁 6

1949

新 中 国
地方中草药
文 献 研 究
(1949—1979年)

1979

个县开门办学；广安门医院 103 人，主要到河北省武安县、磁县开展防治食管癌的研究工作，并担负一部分开门办学任务；西苑医院、针灸经络研究所 143 人，主要到山西省稷山县办"赤脚医生"社，开展针麻原理研究和防治肝炎、气管炎、冠心病的研究；中药系 70 人，主要到江西省德兴县开展中草药的研究，并进行巡回医疗，开门办学；直属机关工作人员 36 人，主要到"五七干校"劳动锻炼，种植中草药。下农村的人员，除到上述地区外，还有去西北地区、阿里地区、定县、怀柔县、昔阳县、龙溪县、高邮县等地的。（中国中医科学院档案）

8月10日　西藏自治区拉萨市藏医院开始整理藏医药重要古代文献。（《人民日报》）

8月21日　抗癌药"757"研究获可喜成果。"757"是中药猪苓提取物猪苓多糖的代号。中医研究院中药研究所肿瘤组在筛选中草药抗肿瘤的动物实验中，发现它有明显的抗肿瘤作用。1976 年 6 月"757"在广安门医院、东直门医院进行临床验证。到目前为止，除 5 例因治疗时间短或中断治疗外，所有病人用药后皆无不良反应。（中国中医科学院档案）

8月31日　《人民日报》以"把群众性的医疗卫生工作办好——关于农村医疗卫生制度的讨论（一〇七）"为主题，介绍了有关中草药运动的情况。（《人民日报》）

11月10日　具有抗血小板凝集和扩张小动脉作用的新药——川芎嗪，是北京制药工业研究所、西苑医院和中国医学科学院药物研究所在对川芎有效成分进行分离和药理研究时发现的，可用于治疗闭塞性脑血管病。其被收载于 1977 年版《中华人民共和国药典》。1978 年获全国医药卫生科学大会奖。（《中华人民共和国医药大事记 1949—1983》）

11月16日　密环菌是天麻生长中不可缺少的因素。中国医学科学院药物研究所用人工发酵培养法生产密环菌，并对其进行药理和化学研究。在临床上将其与天麻进行比较，结果表明密环菌也具有镇静、安定作用，对椎－基底动脉供血不足和动脉硬化所致的眩晕症等疗效很好。1978 年获全国医药卫生科学大会奖。（《中华人民共和国医药大事记 1949—1983》）

编写并出版的中草药书籍：

书名	著者
《灵芝》	中国科学院北京植物研究所、北京医学院药理教研组
《卫生教学图片：中草药（第二辑）》	中草药图片编绘组
《穿心莲》	中国医学科学院药物研究所
《中草药学（中册）》	南京药学院《中草药学》编写组
《中草药学（"赤脚医生"函授班试用教材）》	江西中医学院函授部
《中药化学》	北京中医学院
《中药参考》	黑龙江省呼伦贝尔盟医药卫生学会
《验方汇编》	广东省惠阳地区卫生局
《土验单方选》	丹东市卫生局《土验单方选》编辑组
《中医学讲义：中医学基础、中草药部分（上册）》	赣南医学专科学校
《中草药手册》	中草药教研组
《中草药方选（第一集）》	福建省医药研究所
《中草药方剂》	福建省医药研究所
《中草药制剂（试用本）》	旅大市卫生局医药卫生资料室
《中草药概述》	广西壮族自治区医药公司、广西壮族自治区植物研究所
《广西草药简介（第一集）》	广西植物研究所、广西区医药公司
《广西药用动物》	林吕何
《中草药药理学》	山东医学院药理学教研室
《中药研究资料》	中医研究院中药研究所资料室
《农村常用药物》	绥化地区卫生局
《采药参考手册》	鞍钢铁东医院图书馆
《常用中药提要》	青岛医学院
《中草药方剂选编》	浙江省常山县卫生局、医药卫生科技情报组

1949

新　中　国
地 方 中 草 药
文　献　研　究
(1949—1979年)

1979

书名	著者
《中草药参考资料》	江苏省医学会
《中草药栽培讲义（中药专业试用）》	山东省中医药学校
《中草药栽培技术》	湖北省中药材公司
《江西中草药栽培》	江西省医药公司
《农村中草药制剂资料选编》	云南省红河州科学技术委员会、药品检验所
《兽医常用中草药》	福建省农业科学院畜牧兽医研究所
《常用中草药手册》	中草药教育组等
《赤脚医生——中草药中毒与急救》	重庆《赤脚医生》编辑组
《常用中药类辨》	张香圃
《中草药中毒与急救》	第四军医大学
《中草药单验方选编》	金华地区卫生学校中草药教研组、金华地区医疗卫生科技情报站
《中草药治疗关节炎》	湖北省洪湖县卫生局
《中草药炮制学讲义（中药专业试用）》	山东省中医药学校
《中草药栽培与制剂（试用教材）》	锦州医学院
《中草药栽培学讲义（中药专业试用）》	山东省中医药学校
《中药临床应用手册》	上海第一医学院华山医院中医科
《内蒙古中草药栽培》	内蒙古农牧学院
《我国药用海洋生物（修改稿）》	海军后勤部卫生部、上海医药工业研究院
《灵芝的栽培与药用》	《灵芝的栽培与药用》编写组
《常用中医方药手册》	衡阳医学专科学校
《常用中药药性括要》	广东中医学院药学教研组
《新疆中草药处方选》	新疆部队军医训练队药剂班、《新疆中草药处方选》编写组
《中草药与药剂学基础》	湖北医学院附属第二医院
《中草药化学实验讲义（试用教材）》	上海第一医学院药学系

书名	著者
《中草药炮制基本知识（中草药学补充教材）》	江西中医学院函授部
《中药麻醉脑电图记录》	济南军区后勤部卫生部
《中药麻醉学习班讲义（试用本）（内部参考）》	济南军区后勤部卫生部
《中草药药理研究参考资料（内部资料）》	河北省衡水地区新医药研究所
《临床应用中草药参考资料（内部交流）》	中医研究院中药研究所资料室、新疆维吾尔自治区卫生局
《临床常用中草药参考资料》	中国人民解放军第五二九九七部队卫生处
《基础化学与中草药制剂学选编（农村开门办学教材）》	上海第一医学院药学系赴吴兴县农村基地小分队
《黑龙江省中草药制剂汇编（第一集）》	黑龙江省药品检验所
《兽医中草药制剂技术选编》	《兽医中草药制剂技术选编》编写组
《湖南中草药制剂方剂选编》	湖南省卫生局药品检验所
《中草药的现代药理研究资料》	河北新医大学
《北京地区中草药教学参考资料》	北京中医学院中药方剂教研室
《防治感冒及气管炎中草药手册》	中国医学科学院药物研究所
《艾叶油防治慢性气管炎研究资料汇编（1971—1976）》	浙江省防治慢性气管炎艾叶油研究协作组
《国内中草药防治心血管疾病研究概况》	湖南医药工业研究所技术情报研究室
《常用中成药》	叶显纯
《中草药有效成分提取和分离》	上海市化工七·二一工人大学
《中草药学》	沈阳药学院
《中草药经验方选编（一）》	上海中医学院、上海中医研究所情报资料组
《中药科研简报（内部资料）》	北京市中药科学研究所
《药物与方剂》	陈育鸣
《中草药学》	四川医学院
《北京新草药选编》	北京市药品检验所、北京市药材公司

1949

新 中 国
地 方 中 草 药
文 献 研 究
（1949—1979年）

1979

1977 年

5 月 林启寿编写的《中草药成分化学》由科学出版社出版。（《中华人民共和国医药大事记 1949—1983》）

7 月 江苏新医学院编写的《中药大辞典》由上海科学技术出版社出版。该书是中华人民共和国成立以来较全面的巨型中药工具书之一。（《中华人民共和国医药大事记 1949—1983》）

年内 中国中医中药研究所承担的"治疗慢性气管炎新药——牧荆、荆条、黄荆叶挥发油的研究"获全国科学大会奖。（《中华人民共和国医药大事记 1949—1983》）

年内 中医研究院科研工作主要科研项目 15 项，其中需要集中力量抓好 5 个：针麻原理研究、中西医结合防治肿瘤研究、抗疟中草药青蒿素研究、中西医结合防治慢性气管炎研究、中西医结合防治心血管研究。对中西医结合治疗白内障、泌尿系统结石、肛肠疾病的研究要继续深入，并搞好普及推广。对静电 X 线摄影、中西医结合防治肝炎、中药蒨草的研究要进一步加强。对中医基础理论的研究以中西医结合防治骨折和软组织损伤、计划生育、中药麻醉的研究，要积极创造条件，开展起来。积极准备，开好关于经络感传、中草药防治肿瘤、中西医结合防治肛肠疾患等研究的座谈会；开好关于青蒿、黄荆和静电 X 线摄影技术的鉴定会。努力做好负责牵头的全国性有关科研项目的联络工作。组织好医疗队和教学小分队分赴西北地区、德兴县、昔阳县、阿里地区、稷山县、邯郸地区、唐山市等地。（中国中医科学院档案）

1976 年后出版的 1966—1976 年间编写的中草药书籍：

书名	著者
《卫生教学图片：中草药（第三辑）》	中草药图片编绘组
《卫生教学图片：中草药（第四辑）》	中草药图片编绘组
《卫生教学图片：中草药（第五辑）》	中草药图片编绘组
《中草药学》	江苏新医学院药学系
《中草药（试用教材）》	湖北医学院
《中草药药理与临床应用（上）》	四川医学院药理教研组、重庆医学院药理学教研组、泸州医学院药理学教研组、四川省中药研究所药理室
《中草药学》	青海医学院中医教研组
《采药知识》	广东省植物研究所《采药知识》编写组
《草药讲义》	云南省玉溪地区卫生局
《资料汇编：中麻、针麻专刊》	广西壮族自治区博白县卫生局、科技局、县医院
《人参的研究》	王筠默
《万县中草药》	《万县中草药》编写组
《中草药手册》	福建省龙岩地区科学技术委员会、福建省龙岩地区医药研究所
《中草药化学》	沈阳药学院
《中草药化学（中药专业试用教材）》	山东省中医药学校
《中药大辞典（上册）》	江苏新医学院
《中药大辞典（下册）》	江苏新医学院
《中药大辞典（附编）》	江苏新医学院
《中药鉴定学》	成都中医学院
《中药鉴定学》	北京中医学院
《江苏植物志》	江苏省植物研究所
《抗癌中草药》	谢永光
《河北中草药》	河北省卫生局、河北省商业局
《福鼎中草药》	福鼎县医药研究所
《中草药学讲义》	湖南中医学院
《中药临床手册》	上海中医学院方药教研组
《中药检验讲义》	安徽省药品检验所

1949

新　中　国
地　方　中　草　药
文　献　研　究
(1949—1979年)

1979

书名	著者
《用药心得十讲》	焦树德
《采药基本知识》	鞍钢铁东医院图书馆
《药用植物栽培》	杭州药物试验场、上海市药材公司、南京药学院药用植物园
《开封地区中草药》	开封卫生局、登封县卫生局
《中草药成分化学》	林启寿
《中草药研究资料（虎杖烧伤药鉴定会议资料专辑）（内部资料）》	四川省中药研究所
《中草药验方选编：续＜麻城土方汇编＞第三集（内部资料）》	麻城县卫生局
《中草药栽培与炮制》	江苏省卫生局
《全国中草药汇编（彩色图谱）》	《全国中草药汇编》编写组
《农村中草药制剂》	湖北省恩施医学专科学校
《新疆药用植物志（第一册）》	新疆生物土壤沙漠研究所
《中国药用海洋生物》	中国人民解放军海军后勤部卫生部、上海医药工业研究院
《中草药方剂学讲义（试用教材）》	山东省中医药学校
《中草药防治结核病（内部资料）》	江苏省卫生防疫站
《中草药单验方选编》	四川省安岳县医药卫生科技情报站
《昭盟土单验方选集》	辽宁省昭乌达盟卫生局
《重庆市中草药栽培》	重庆市中草药协作组
《中草药土单验方选编（第一集）》	济宁卫生局
《中草药技术文献索引》	湖南医药工业研究所技术情报研究室
《中草药制剂（资料汇编）》	广州市药品检验所
《中草药单方验方选编》	咸宁地区卫生局
《中草药临床应用归类》	中国人民解放军昆明军区军医学校
《皮肤病方剂药物手册》	西安医学院第一、二附属医院皮肤科及药剂科
《昆明中草药制剂选编》	昆明市科学技术委员会、昆明市卫生局
《贵州农村中草药制剂》	贵州省药品检验所
《临床常用中草药选编》	陈源生

书名	著者
《浙江中草药制剂技术》	浙江省药品检验所、杭州第一中药厂、浙江省人民卫生实验院、杭州铁路医院《浙江中草药制剂技术》编写组
《七百味常用中草药歌括》	熊寥笙
《中草药药理与临床应用（下册）》	四川医学院药理学教研组、重庆医学院药理学教研组、泸州医学院药理学教研组、四川省中药研究所药理室
《中草药急性中毒与解救》	马兴民
《四川中药饮片炮制规范》	四川省卫生局
《吉林省易混中草药鉴别》	《吉林省易混中草药鉴别》编写组
《毕业实习药学专题汇编》	上海中医学院药学系 76 届工农兵学员
《湖南省中药材炮制规范》	湖南省卫生厅
《中草药剂型改革资料汇编》	广东省海南农垦海口医院
《临床应用中草药参考资料》	江西省医学科学研究所
《梧州地区中草药制剂选编》	梧州地区中西医结合办公室
《云南省农村中草药制剂规范（第一集）》	云南省药品标准编审领导小组办公室、云南省药品检验所
《中草药制剂新产品展品简介》	石化系统中草药科技情报协作组、石油化工部科学技术情报研究所
《青海省中草药野外辨认手册》	青海医学院中医教研组
《浙江省中草药加工炮制标准》	浙江省卫生局
《全国兽医中草药制剂经验选编》	《全国兽医中草药制剂经验选编》编写组
《临床常见疾病中草药外治疗法》	黄宗勖
《内蒙古自治区中药饮片切制规范》	内蒙古自治区卫生局
《包头市药用植物初步调查与整理》	包头市药品检验所
《中草药方剂抗微生物作用研究文集》	陕西省中医研究所、陕西中医学院
《西藏阿里地区中草药药源初步调查》	西藏阿里北京医疗队
《兽用中草药剂型改进及临床应用效果》	福建省农业科学院畜牧兽医研究所
《中医方药学讲义（试用教材）》	甘肃省中医学校
《天麻的人工栽培》	云南省昭通地区科学技术委员会
《癌的中草药防治》	太原市科技局情报科、太原市医药卫生情报站
《中药学》	武汉市第一医院

1949

新 中 国
地 方 中 草 药
文 献 研 究
(1949—1979年)

1979

续表

书名	著者
《中草药化学》	上海第一医学院药学系中草药化学教研组
《茯苓》	广西壮族自治区医药研究所、广西壮族自治区昭平县医药公司
《茯苓》	福建三明地区真菌试验站
《中草药》	江西中医学院
《中草药》	黑龙江省祖国医药研究所
《中药制剂》	成都中医学院附属医院药房
《中草药应用》	中医研究院中药研究所《中草药应用》编写组
《四川中药志》	《四川中药志》协作编写组
《炮制学讲义》	上海中医学院中药系
《天麻栽培技术》	四川省中药研究所南川药物试验种植场
《云南中草药选（续集）》	中国科学院昆明植物研究所
《中药临床基础》	陈阳春、李忠、翟明义
《农村常用药物》	湖北省卫生局"赤脚医生"教材编写组
《药用植物选择》	上海农业科学院科技情报资料室
《贵州民间方药集》	杨济秋、杨济中
《眼科临床药物：附中药方选》	杨维周
《常用方药类编》	上海中医学院药学系中药方剂教研组
《湖北中草药志（一）》	湖北省卫生局
《湖北中草药志（二）》	湖北省卫生局
《癌的中药治疗》	杨宝印
《中药加工与炮制》	福建省光泽县卫生局、福建省光泽县中医院
《中药材识别图说》	天津市药材公司、天津市中药研究所
《中药鉴别学讲义（中药专业试用）》	山东省中医药学校
《北方中草药栽培》	河北省保定地区卫生局、河北省安国县药材种植试验场
《全国中草药汇编（下册）》	《全国中草药汇编》编写组
《山东中草药验方选（1977年）》	山东省卫生局

书名	著者
《中文科技资料目录（中草药）》	湖南医药工业研究所
《农村常见儿科病的防治》	济宁地区人民医院儿科
《莆田中药加工炮制》	吕达初
《中药饮片炮制与应用（参考提纲）》	王孝涛
《农村中草药制剂技术》	广州市药品检验所
《河北中药材鉴别资料》	河北省药品检验药物研究所、河北师大生物系、河北新医大学药学系
《常用中草药彩色图谱（第三册）》	中国科学院华南植物研究所、广东省药品公司
《新乡地区中草药选编》	新乡地区卫生局、新乡地区医药公司、新乡师范学院
《药性歌括四百味白话解（第三版）》	北京中医学院中药方剂教研组
《重庆市中草药制剂选编》	重庆市药品检验所
《四季青的研究与临床应用》	江苏省四季青科研协作组
《吉林省中草药栽培与制剂（修订本）》	吉林省药品检验所
《农村中草药制剂资料选编》	山东省昌潍地区卫生局
《薄层层离及其在中草药分析中的应用》	中国医学科学院药物研究所
《验方汇编（第四集）》	宝鸡县中医学会
《青藏高原药物图鉴（第二册）》	青海高原生物研究所植物室
《常用中草药彩色图谱（第二册）》	中国科学院华南植物研究所
《厦门市中草药验方选编（第一集）》	厦门市医药研究所
《香屯中草药手册》	北京医疗队江西德兴队、江西德兴县香屯公社
《中药材科技》	全国商业系统中药材科技情报中心站协作组

主要参考文献：

《人民日报》（1958—1978 年）、中国中医科学院档案（1958—1978 年）、《中国卫生年鉴（1983 年）》（《中国卫生年鉴》编委会编，人民卫生出版社，1984 年）、《中华人民共和国医药大事记 1949—1983》（《当代中国的医药事业》编辑部，1985 年）。

中国国家图书馆、首都图书馆、中国中医科学院图书馆、中国科学院图书馆、

1949

新　中　国
地 方 中 草 药
文　献　研　究
(1949—1979年)

1979

中国中医科学院中药研究所资料室、中国中医科学院中国医史文献研究所资料室、中国科学院文献情报中心、北京大学图书馆（包括北京大学医学部图书馆）、北京中医药大学图书馆、中国农业大学图书馆、中国农业科学院图书馆、中国林业大学图书馆、清华大学图书馆、常章富私家藏书、复旦大学图书馆、上海中医药大学图书馆、上海图书馆、上海交通大学医学院图书馆、第二军医大学图书馆、天津图书馆、天津医科大学图书馆、天津中医药大学图书馆、天津市医学科技信息研究所、南开大学图书馆、天津市医学高等专科学校图书馆、天津市商业大学图书馆、浙江图书馆、浙江中医药大学图书馆、浙江大学医学院图书馆、南京医科大学图书馆、苏州大学图书馆、金陵图书馆、南京农业大学图书馆、南京邮电大学图书馆、南京林业大学图书馆、南京师范大学图书馆、南京理工大学图书馆、江苏第二师范学院图书馆、常州工学院图书馆、南京中医药大学图书馆、南京中医药大学中医药文献研究所、东南大学图书馆、中国药科大学图书馆、南京图书馆、南京大学图书馆、福建中医药大学图书馆、福建医科大学图书馆、厦门大学图书馆、福建省图书馆、福建师范大学图书馆、厦门市图书馆、河北省药品检验所资料室、河北省图书馆、河北中医学院图书馆、郑州大学图书馆、河南中医药大学图书馆、山东中医药大学图书馆、山东大学图书馆、山东省图书馆、陕西省中医研究院图书馆、广州中医药大学图书馆、黑龙江省图书馆、黑龙江中医药大学图书馆、哈尔滨市图书馆、江西省图书馆、江西师范大学图书馆、南昌大学图书馆、江西中医药大学图书馆、辽宁省图书馆、辽宁中医药大学图书馆、沈阳市图书馆、长春中医药大学图书馆、吉林省图书馆、长春市图书馆、四川大学图书馆华西分馆、成都中医药大学图书馆、湖南中医药大学图书馆、武汉张汉宜私家藏书、桂林市灵川县图书馆、广西中医药大学图书馆、广西壮族自治区医药公司资料室凡81家图书馆馆藏或私家藏书书目。

·下 篇·
口述纪实

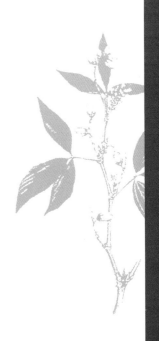

1949

新 中 国
地 方 中 草 药
文 献 研 究
(1949—1979年)

1979

胡世林 ●━━━━━━━━━━━━━━━━━━━▶

胡世林谈所经历的中草药运动

时间：2008 年 1 月 6 日

地点：中国中医科学院中药研究所 4 楼

被采访者：中国中医科学院中药研究所　胡世林研究员（生药学专家）

采访者：中国中医科学院中药研究所　张卫

张卫：胡老师您好！我国 20 世纪 60—70 年代开展了"一根针、一把草"的中草药运动，国家组织科学工作者到地方开展中草药科研工作，听说您作为当时中医研究院（现中国中医科学院）中药研究所的科研骨干人员领导或参加了很多这样的工作，能请您介绍下这项运动的背景和您所参与的主要工作吗？

胡世林：20 世纪 60—70 年代，全国大搞"备战、备荒、为人民"运动，在医药卫生方面，研究、运用中草药是主要的工作内容。过去红军缺医疗药品，常用中草药，所以中央也说中草药是打不烂、炸不垮的天然药库。其中最有代表性的就是云南省。云南省号称是中草药王国，所以在开展中草药运动方面走在全国的前列。他们先在各个州办了中草药的展览，然后又办了一个全省的展览，将各地精华集中展现出来。这引起了卫生部的重视，当然他们也向卫生部汇报了情况。因此，卫生部就派了一个考察团去参观云南省的中草药展览。考察团由卫生部军代表边齐同志带队，本人有幸作为考察团成员之一。1970 年 1 月 4 日，考察团从北京飞到昆明，这是我第一次坐飞机。我们到昆明的当晚就赶上了大地震。那个地震是 7 级多的大地震（美国报道称 8 级、日本报道称 7.5 级、中国台湾报道称 7.8 级），史称"通海大地震"，是中华人民共和国成立以来经历的三次大震（其余两次即唐山和汶川大地震）中的第一次，也是云南省 176 年以来发生的最大的一次地震，受灾面积 4500 多平方千米，近 30 个重灾村庄的死亡人数占到震前总人数的 20%～50%，直接经济损失折现达 38 亿元人民币。本来第二天的任务是去参观展览，结果半夜里发生了这个大的灾害以后，云南省委卫生厅（那时还不叫卫生厅，叫卫生局，还是军事管制阶段）早晨就告诉我们，参观之事暂停，国务院要派中央慰问团慰问重灾区，于是我们这个考察团就变成了中央慰问团。

第二天我们就奔赴灾区。我们这些人有来自中国医学科学院药物研究所的，有来自中医研究院中药研究所的，分了几个组，分别到各个灾区县慰问。我去的就是通海县，当时那里余震不断，房屋 90% 倒塌，遇难者无数。那里常用土方桉树叶熬汤预防感冒。因为人们都住到外面来了，那时是 1 月份，虽说昆明四季如春，但天气还是很冷的。在慰问后，我们于 1 月 16 日回到昆明，24 日结束参观回京。在展览结束后，昆明军区后勤部卫生部开始根据展览会资料编写《云南中草药选》，一开始不用拉丁名，因为拉丁名是西方的东西，那个主管的军代表不懂。如果不用拉丁名，那用什么东西来达到国内外交流的目的呢？这件事情争论了很久，我和乐老师还是竭力主张用拉丁名来确定基源，最终我们的观点被采纳。有了中草药运动的这么一个基础，当时全国就搞起"中草药群众运动"，云南省也就起到了这么一个带头的作用，搞得比较早，搞得声势也比较大。1970 年的时候，我就做了这么一点事情。由于对云南省也不是很熟悉，所以对我来说，这既是一个帮助他们的过程，也是一个学习的过程。

在这个事情完了之后，那几年我跟云南省的关系很密切。医药工作的重点要放到农村，要开门办科研，就要派科研小分队。我们因为参观了那个展览，知道他们的战备止血药特别好，回来后就向卫生部进行了汇报。卫生部就跟中医研究院的领导（当时院长是鲁之俊）说让中医研究院派一个科研小分队到云南省去。我做队长，已故的刘溥做副队长，带领杨守业、乐崇熙等科研人员和医生就奔赴云南省去了。这次去的是楚雄州。到当地住下后，我们重点研究战备止血药。后来到了 1970 年年底，我就离开了，被调到湖北省咸宁地区科研小分队去了，由李泽琳老师接替我。

1970 年 7—8 月时我还在楚雄州的时候，周恩来同志接见了全国合作医疗搞

1949

新　中　国
地方中草药
文　献　研　究
(1949—1979年)

1979

得好的典型，其中就有云南省。云南省说他们的合作医疗"一片红"，每个村寨都搞了合作医疗（合作医疗的一个重点就是利用中草药防病治病）。周恩来同志听了后表示不大相信真的是"一片红"，说你们说全省合作医疗"一片红"，难道就没有一点死角？所以，他就指示国务院派调查组前往调查。调查组由国务院的陈迹同志任组长，卫生部军代表张宁秀和中医司的司长林伟参加。当时我就在云南省楚雄州的科研小分队里，由于他们人手不够，卫生部就让我参加了调查组。这时我就离开了楚雄州到昆明市报到。经讨论，调查组又分几组前往云南省各地调查，我被派到了文山、红河两州。云南日报和新华社昆明分社的记者也参与了调查。回到昆明市后，调查组汇总各组调查报告，形成一个总的调查报告上报。我亲历的情况表明当地的中草药运动和合作医疗确实搞得很好。我感觉他们是狂热的，但也是实实在在地在干工作。当时所做的工作得出的结果有些一直沿用到现在，如从民族药灯盏花中开发出的灯盏花素制剂。还有一个治疗肌肉松弛的药物，也是当时从云南草药中开发出来的，还被《中华人民共和国药典》收录，一时记不起它的名字了。

　　我可以说是见证了这段历史，亲身经历了许多大大小小的历史事件。从1970年1月去云南省参观中草药展览起，我就算加入了这场中草药运动。我认为毛泽东同志所说的"把医疗卫生工作的重点放到农村去"这个方针是对的。1966年前我就从事了基层中草药的研究。我1964年毕业后被分配到中医研究院中药研究所，不到1年，著名的"六·二六"指示就发出了。院领导立即行动，决定在山西省稷山县建立农村疾病研究所，把很多骨干都放到稷山县去。陈可冀、余桂清、朱湘杰等都是那时候和我一起去的。他们当时比我大，我就是个小不点。在那里搞中草药的就我一个人。我把稷山县的山山水水都跑遍了，主要工作就是采集一些标本，同时拍些照片。后来稷山县好像自己就编了一本中草药手册。我回来后，就把采集的这些标本交给了标本室。所以说，1965 年时卫生工作重点就开始转向农村了，只不过当时还没有形成群众运动。1966 年科研人员就全被调回北京了。后来我就再也没去过稷山县了。

再后来就是前面我说过的那段历史了。1970 年 11 月我就离开了楚雄州。因为我们当时去了不只是搞科研，还带有一定的监督性质。时间长了队长就要轮换，所以我就走了，去了湖北省的阳新县。1970 年 2 月 13 日为中药所迁三线，我和老干部严荣、谢宗万教授一起，前往湖北省咸宁地区和湖南桃源县考察。考察后的初步意见是迁往湖北省咸宁地区，我们向领导进行了汇报。他们同意了，并派章国镇老师带了一个科研小分队前往进一步落实。

1970 年下半年我再次到湖北省，与章国镇老师一起研究中草药对于血吸虫的防治，但我在那儿待的时间不长。由于战备形势趋缓，中医研究院中药研究所也就没有搬迁。然而中国医学科学院药物研究所的动作比我们快，他们把很多仪器设备都搬到三线去了，不久又把它们搬回来。

1971 年时，我就去了德兴县。4 月是映山红开得最好的时候，当时我还在《闪闪的红星》的拍摄地看了映山红。1970 年 12 月，卫生部在北京举办了"全国中草药新医疗法展览会"，周恩来同志在国务繁忙、日理万机的情况下还参观了展览，对全国中西医结合工作会议确定的 22 个先进典型之一的江西省德兴县断指再植和"百药山"创举给予了充分的肯定。"百药山"还上了《人民画报》。在决定派北京医疗队到德兴县之前，卫生部和中医研究院让我和李泽琳老师于 1971 年 4 月去帮忙总结"百药山"的经验。从 3 月 28 日到 4 月 7 日，县委何兰芝同志、杨德森同志和县卫生局董主任、汪长生同志向我们做了详细介绍，并带我们参观了"百药山"和香屯、密川、付家墩、福泉山等县中草药和医疗卫生工作的典型单位。老区人民自力更生，大办合作医疗的积极性和创造性给我们留下了深刻的印象。我们回来后汇报了情况。很快卫生部决定要派医疗队去德兴县，于是我和李泽琳老师又以医疗队成员的身份去了德兴县。我任队长，李泽琳老师任副队长。5 月 21 日晚上 8 时，是难忘的时刻，敬爱的周恩来同志亲自接见了赴各地的北京医疗队的队长及部分队员，指示我们要全心全意为贫下中农服务。6 月 1 日全体队员到达上饶地区时，由于洪水冲毁了通往德兴县的公路，短期内不能通车，我们只得绕道乐平县，乘船到戴村，将行李用拖拉机运往德兴县，人则步行前往，几百里路程走了一周，7 日才到达。医疗队中有中

1949

新 中 国
地 方 中 草 药
文 献 研 究
（1949—1979年）

1979

医研究院中药研究所的科研人员，还有广安门医院和西苑医院的一些医生。在德兴县我们考察了很多地方，如三清山等。我们这些人是第一批到德兴县的医疗队，后来第二批时乐崇熙、高晓山老师也去了。在那里乐崇熙老师帮助当地编写了《香屯中草药手册》一书。后来樊菊芬老师搞的牡荆液油治疗气管炎的研究就是在那里开始的。我在德兴县共待了5个月的时间。后来汪长生同志在20世纪90年代还让我写了一篇回忆在德兴县搞科研前前后后经历的文章，我就给他写了，而且把文章寄给了他。

我5个月后离开德兴县时李泽琳老师他们还留在那里，为什么要离开呢？因为当时这场中草药运动在国外的影响也很大。当时国内新闻渠道较少，国内的媒体对当时的情况做了一些报道，引起了世界卫生组织的兴趣。世界卫生组织与卫生部联系，卫生部就决定对外做些宣传，拍一部中草药的科教片。卫生部打电报到医疗队，让我协助上海科教电影制片厂拍有关中草药的彩色科教片（要知道在那个年代彩色影片在国内还很少见，这很可能是中医药题材的第一部）。当时卫生部联系我的是军管会业务组徐毅同志（女）。于是我就直接从德兴县赶到了上海市。之后我们先去考察这些拍摄的地点，就是决定在什么地方拍什么东西。我们去了全国中草药搞得比较好的几个典型地区，其中有德兴县的"百药山"。回到北京进行了简短的汇报后，我就奔赴各地进行拍摄了。当时的导演姓陈，叫陈冀，现在他已经去世了。摄影师是个男的，大家经常以"阿根"呼之。当时我们去了遵义会议的旧址、革命根据地井冈山等很多地方进行拍摄。当时云南省有一个很有名的藏族女"赤脚医生"，叫青翁。《人民画报》刊登了她的事迹，于是我们就去中甸，也就是现在的香格里拉采访她。当然我们还对群防群治的大锅汤进行了拍摄。我们还拍摄了云南白药。所以说1970—1972年这三年中我反反复复去了云南省好几次。

在云南省的这两年时间里我遇到过两次危及生命的危险。后一次是在访问"赤脚医生"青翁后返程时发生的。当时云南省委托卫生局派了一个英国产的吉普车（算是当时比较好的车子了）来拉我们这些人。1972 年 1 月 20 日，吉普车在剑川境内玉龙雪山盘山公路下坡时，因道路有冰凌而极滑，加速向路边冲去，幸被护路沙堆挡住，不然就掉下悬崖了，现在也不能坐在这里讲这段历史了。还有一次非常恐怖的经历，发生在 1970 年 7 月参加国务院调查组工作期间。我与云南日报记者、新华社昆明分社记者坐云南省委的华沙轿车，7 月 25 日从开远县去个旧市，途经蒙自县时遇险。在法国人修的窄轨铁路和公路的一个交叉口，无栏杆、无信号灯，也没有人管理，而且铁道两旁都是长得很高的桉树。火车过来时没鸣笛，我们车的前轮刚上了铁轨，火车就过来了，也没减速。司机当机立断，猛踩油门，我们的车屁股几乎擦着火车而过。之后我们的车停了，火车也停了，大家都惊出了一身冷汗。中草药运动和遇险经历实在是太令人难忘了。

1949

新 中 国
地 方 中 草 药
文 献 研 究
(1949—1979年)

1979

《全国中草药汇编彩色图谱》的编写回忆

时间：2008 年 1 月 9 日

地点：中国中医科学院中药研究所 4 楼

被采访者：中国中医科学院中药研究所　胡世林研究员（生药学专家）

采访者：中国中医科学院中药研究所　张卫

张卫：胡老师您好，能请您具体谈一下您参与编写《全国中草药汇编彩色图谱》的经过吗？

胡世林：1971—1972 年我在外地拍第一部彩色科教电影《中草药》（参看另一篇采访"胡世林谈经历的中草药运动"）的时候，中医研究院中药研究所已经开始组织编写《全国中草药汇编》了。全国那么多小册子，使用起来不方便，所以就把它们汇总到一起。当时是由中医研究院中药研究所谢宗万老师牵头，中国医学科学院药用植物研究所、中国科学院植物研究所等全国许多单位的专家都参与进来，在大白楼编写的。

1972 年 9 月下旬我回来的时候，谢宗万老师交给我一个任务，就是编写《全国中草药汇编彩色图谱》。当时彩色胶卷极为稀缺，而且很昂贵，所以我们就请人画彩图。已经出的那么多全国中草药小册子，有的有彩图，有的没有，有彩图的我可以借来用，没有的我就教绘图员怎么构图、怎么画。最后整理出 1000 多幅图。《全国中草药汇编》的编写当时是通过全国协作完成的，作者署名是《全国中草药汇编》编写组。全国很多省市都有参与，有江西的范崔生老师，以及云南省药物研究所的专家、天津的专家。编完以后，这本书的反响还不错。这次编写对各地方的小册子中的内容做了一些修改和调整，最后就形成了我们现在看到的《全国中草药汇编》第一版（人民卫生出版社出版，1977年）。由于这部书很受欢迎，所以后来又经谢宗万老师修订，于1996年出了第二版。

张卫：当时全国中草药运动的开始有没有一个标志性的事件？

胡世林：1970年5月5—30日，卫生部在昆明举办了全国中草药学习班，参加的人很多。这就是一个标志，标志着中草药运动达到了高潮，标志着云南省在全国中草药运动中走在了前列，标志着卫生部官方对它的一个认可。我当时去这个学习班讲过课，还谈了谈对中草药某一个问题的看法等。这个学习班的规模不小，大概全国各省市都曾派相关专业的人员参加。大家当时住在翠湖宾馆（在当时是很好的一个宾馆）。当然，其他各个省市也有类似的学习班，只不过声势不如云南省的这么大，范围也没有云南省的这么广。所以应该说标志性的事件，就是全国中草药学习班。

张卫：我们在调查时发现有些手册在1969年时已经出版了，那么是否可以证明这场中草药运动在1969年以前就已经开展了呢？

胡世林：是的。包括这本《云南中草药》。你们还没有采访周超凡老师，他当时就在北京，参加编写了《河北中草药手册》。也就是说编写这些手册可以说是一个自下而上的行为，也可以说是一个少数人的行为。像云南省这样大的规模，是其他地方所不能相比的。编写手册确实是1969年就有，有可能1968年就已经有了，也很难说。这些手册都是小本的书，后来也有大本的。像云南省编的，最开始是墨线图本，后来就有了彩图本。1970年以后编的手册也有很多是彩图本。编《中草药汇编彩色图谱》时有相当一部分图取自地方书稿现成的图（当时没有版权限制，用完后寄回），大概能占1/3 ~ 1/2。

张卫：我们在调查时发现一本书叫《全国中草药汇编品种名单》，是在《全国中草药汇编》之前印制的。是不是在编写《全国中草药汇编》之前，所要编写的药物就已经定了？

胡世林：据我估计这本书就是谢宗万老师提供的编写《全国中草药汇编》的药物名单。它作为编写《全国中草药汇编》的一个名单，不是公开出版的，是铅印的（32开本，分上下两本，其实很薄，是给编写者提供的工具）。其中（内容）全是植物（动物、矿物及其他）名称、拉丁名称，且所有植物均按照科属排列。后来在编写《全国中草药汇编》时，对其中很多内容进行了修改。

1949

新 中 国
地 方 中 草 药
文 献 研 究
（1949—1979年）

1979

张卫：谢宗万老师在《全国中草药汇编》前言中提到这次编写是全国中草药第三次运动的成果，请问前两次全国中草药运动指的是哪两次？

胡世林：这恐怕不是公认的。据我所知20世纪50年代搞的资源普查，是少数单位、少数专家进行的，未必算得上全国性中草药运动。20世纪60年代正赶上严重困难时期，印象中没有过类似的全国性的运动。

张卫：能请您谈一下编写《全国中草药汇编》的情况吗？

胡世林：在《全国中草药汇编》编写开始的时候，我不如周超凡老师、乐崇熙老师了解得多。周超凡老师也参加得晚，他跟我一起到江西医疗队去了。《全国中草药汇编》是1971年开始编写的，项目启动时我并不在北京。乐崇熙老师是一开始就与谢宗万老师一起参加的。朱兆仪、范崔生等老师，也是最开始与谢宗万老师一起筹划这本书的。1972年，我完成那个彩色科教片电影《中草药》的业务指导和顾问工作回到北京后，谢宗万老师让我参与统稿、审稿、校对（要三校）工作，任务也很多。我参加的时候稿件正好处在这个阶段。后来我的主要工作还是编写《全国中草药汇编彩色图谱》。《全国中草药汇编》分文字编写和墨线图的绘制两部分，文字编写又分了几个组，有形态组、化学组、药理组、临床组。当时遇到了一个很大的问题，当时很多中草药是没有性味的，因为是民间的，过去的资料中没有记载。当时费开扬老师等临床专家根据植物学上的亲缘关系、化学成分或治疗的疾病来创新性地确定这些药物的性味、功能、主治，这类药有100多种。

在编写时他们先根据刚才我们所说的《全国中草药汇编品种名单》在各个小册子中找，再把每一味药的各方面内容统起来。这大概是个规律性的东西。先根据各个专家专业的不同进行分工编写，然后再由主编统稿，最后不同部分再由不同专家进行审稿。如形态部分由诚静容老师审，临床部分由费开扬、周超凡等老师审。审稿后，这本书算基本上定稿了，经过出版社编辑、排版，再进行校对。印象中一共校对了 3 次，在 1977 年正式出版。

张卫：当时有些中草药手册记录不全，您怎么来判定它是哪种植物呢？比如说有些植物它就写了中文名字，也没有形态的描述，也没有拉丁名。

胡世林：主要是按照《全国中草药汇编品种名单》。《全国中草药汇编》有上下两册，上册收载的药物比较常用，下册的不太常用。它不是按科属排列的。比如说菊科的植物，上册也有，下册也有，先易后难。对那些记载过于简单的药物的处理，主要有两种情况。第一种情况是由于有些小册子中的药物内容抄自别的书，这本书没有可以到别的书中去寻找线索。还有一种情况是实在查不到的，这个药就不要了。

为《全国中草药汇编彩色图谱》绘图的主要有陈月明、刘素娟、冯增华、马淑云等老师，都没有署名。人民卫生出版社孙祖基是此书的责任编辑，他推荐了一些人，这些人是计件付费的，当时好像是一幅图 5 元钱。著名画家黄冑的太太郑女士也参与了绘图工作。《全国中草药汇编彩色图谱》共收载彩图 1152 幅，其中植物药图 1121 幅，动物药图 31 幅。编写说明是我拟稿，谢宗万老师定稿的。人民卫生出版社于 1978 年出版了此书，其出版时间比《全国中草药汇编》晚了 1 年。

张卫：当时中医研究院中药研究所的医疗队都去过哪些地方？

胡世林：当时不叫医疗队，叫科研小分队。我参加了 3 次，第一次去了云南省楚雄州，第二次去了湖北省咸宁县，第三次去了江西省德兴县。去德兴县的叫医疗队，是周恩来同志派去的。中医研究院中药研究所派出去的科研小分队主要去了这 3 个地方。去云南省的坚持了两三次。咸宁县只去了 1 次。去德兴县的医疗队是两院（北京中医学院和中医研究院）共同组织的，所以当时北京中医学院也有很多人去了那里。德兴县当地有一名叫王若水的"赤脚医生"用中草药接骨，治疗效果特别好，所以就将医疗队的目的地定在了德兴县。一年一批，坚持了七八年，至少也有五六年。那时卫生部在江西省永修县还有"五七干校"。当时中国医学科学院药物研究所科研小分队去了永修县后，还在当地办了药厂。我们所也有一些老师去了永修县的"五七干校"。

如果再追溯一点当时的情况，就是 1969 年卫生部派医疗队（包括中医研究院、

1949

新 中 国
地 方 中 草 药
文 献 研 究
(1949—1979年)

1979

中国医学科学院等单位的人）到河南省洛河地区观察研究流行性乙型脑炎的流行情况及治疗方案。1970 年，周恩来同志还派医疗队（包括中医研究院中药研究所、广安门医院等单位的人）到甘肃省酒泉市观察研究氢弹爆炸后辐射的影响。当时已经意识到计划生育的重要性，卫生部军管会要中医研究院中药研究所派一个小组到海南省调查一味据说吃了能够避孕的中草药，但他们在当地待的时间都不长。

张卫：当时编写《全国中草药汇编彩色图谱》时为什么不用彩色照片而用手绘图？

胡世林：前面我实际上已经回答了这个问题。一方面当时的彩色胶卷十分稀缺，而且很昂贵，所以当时名为彩色图谱的书，都是绘画而成的。另一方面要想获得彩色照片就必须去拍摄野外鲜活的标本，时间来不及，也缺少出差经费，而绘图只要根据描述和干的变了颜色的腊叶标本绘画就可以了。所以我当时就用干的腊叶标本给绘图员做参考，给他们描述这些植物在鲜活的时候是什么样子的，应该怎样表现等，这是很麻烦的一件事。比如绿色绿到什么程度、红色红到什么程度、花的结构怎么画等，都要进行描述。因为当时时间紧，出差对原植物进行拍照需要耗费相当多的人力和物力，而绘图在室内就可以完成，所以当然首选绘图了。在照相机和彩色胶卷发明之前，中草药彩色绘图，至少也有千年历史了，所以《全国中草药汇编彩色图谱》还是有其特定阶段的价值的。绘图的缺点是再怎么逼真也达不到完全真实的效果。

张卫：除《全国中草药汇编》外，当时还出版了一部中草药巨著——《中药大辞典》，您对这本书的编写情况了解吗？

胡世林：略知一二。《中药大辞典》的编写起步要比《全国中草药汇编》早得多，1958 年就启动了，但其出版时间则与《全国中草药汇编》相同（都是 1977 年）。《中药大辞典》的主编是纯研究中医文献的老师，他们对中药基源不是很熟悉，中间有一段时间编不下去了，后来又找了一些学植物学的老师参与编写工作。他们最开始确定的要编写的中草药名单是从《本草纲目》的目录上摘录下来的，其中难免有对不上或同名异物的现象发生，所以就进行不下去了。《中药大辞典》的索引编得很好。其文献部分附的方子也很全面，且所引文献均标有出处，这是其最大的特点。《中药大辞典》出版后的反响也很好。可以说当时南北两地同时在进行这项比较大的工作，二者优势和优点互补，成就了当代中药的历史性全面总结。当时《中药大辞典》编写任务的主要承担单位是南京新医学院。

1949

新　中　国
地 方 中 草 药
文 献 研 究

（1949—1979年）

1979

常章富

难忘的当"赤脚医生"的经历

时间：2008 年 2 月 16 日

地点：北京中医药大学

被采访者：北京中医药大学　常章富教授（中药学专家）

采访者：北京中医药大学　李梅浠

李梅浠：常老师，我知道您年轻的时候曾经当过"赤脚医生"，您能讲讲当时是怎么成为"赤脚医生"的吗？

常章富：当时是北京中医学院和中医研究院给国务院打报告，从部队退伍军人中抽调 63、64、65 届的干部学习中医。周恩来同志批示同意从干部学校的学员中抽干部学中医。我是干部学校 64 级毕业的，被抽调去学习中医，还成了"赤脚医生"。

李梅浠：您能具体讲讲当时成为"赤脚医生"的经历吗？

常章富：我成为"赤脚医生"是从 1976 年 5 月 30 日开始，1976 年 12 月就结束了。地点是在河北省唐山市附近的一个山区。当时是响应国家号召——"到最艰苦的地方去"。其实我也就是做了应该做的事情，没什么崇高的。我开始的工作主要是上山采药，给当地老百姓做一些日常的治疗。我那时吃、住都在老百姓家，白天和当地农民一起下地干农活，收板栗、玉米，割麦子等。那时组织纪律很严格，我们从来不多吃，也不多拿，就是一颗板栗都不会私自拿走。

当时的医疗设备很简单，我记得我的医疗箱里只有 2 个针头、1 个注射器、1 瓶酒精棉球、1 副听诊器和 1 副针灸针。治病用的草药有 1/3 ~ 1/2 是自己和药农一起在山里采的，有黄芩、玉竹、桔梗、知母、防风、荆芥等。

后来遇到唐山大地震，我们参加了抗震救灾的工作。那段经历令我难以忘记。我一直有下夜的习惯。记得 1976 年 7 月 28 日的凌晨，我起床的时候，感觉到地震，当时的时间是凌晨 3：40。我赶紧叫醒其他人，让他们先出去躲避。到了 7 月 28 日下午，天气特别反常，很热，天很黑。到了晚上，公社卫生院召集"赤脚医生"开会，因为有紧急的任务——抢救地震中的伤病员。那时条件有限，伤病员都是用拉煤车运到医务室抢救的。我连续 10 天没怎么睡觉，太困了就坐着睡一会儿。

后来，我上了大学，毕业后又参加了卫生部下派的西北医疗队。待了 1 年以后，一起去的大学生都走了，公社给我盖了 3 间大瓦房，想留我，说我人"实在"。我说自己的老家有父母，就婉言谢绝了。

1949
新中国
地方中草药
文献研究
(1949—1979年)
1979

费开扬

参与"全国中草药新医疗法展览会"的经历

时间：2008 年 3 月 21 日

地点：中国中医科学院门诊部

被采访者：中国中医科学院门诊部　费开扬研究员（主任医师，原广安门医院院长）

采访者：中国中医科学院中药研究所　张卫

张卫：费老师您好！1971 年 2 月 8 日到 10 月 15 日，当时的卫生部、商业部和燃化部（燃料化学工业部）在北京联合举办了"全国中草药新医疗法展览会"，周恩来同志在展览期间多次亲临审查参观。听说您作为主要人员参与了这次展览会的筹划与布展工作，之后还编写了与此相关的图书，能给我们讲一讲展览会以及与您相关的故事吗？

费开扬：当时全国各个省、市、县把他们的材料（这些资料大部分都是关于中草药的手稿和实物。比如杜鹃花，手稿上记载杜鹃花的形态、疗效以及具体治疗的病例等方面的内容；实物是指药用的原植物，他们用塑料袋把原植物的样品包好）都拿来，谢宗万老师（中国中医科学院研究员，生药学专家）主要看材料里面的品种，看看品种是否全面，是否正确。我主要掌握它（中草药）的疗效是否可靠，有没有浮夸。送来的材料很多，我们把材料中品种比较真实，疗效也没有被夸大的中草药弄上展览馆的版（就是作为展品展出）。其他的则不上版。凡是上版的都要材料齐全、单位正确、品种真且全、疗效可靠不浮夸，而且要有一定的病例。这些材料在拿来（北京）之前，在当地都已经筛选过了，拿来以后我们又进行了第二次筛选。

上版的材料还要掌握一个平衡。不能只登上海市、广东省这些材料基础较好的地方，对新疆维吾尔自治区、西藏自治区这些地方也要照顾，因为是全国范围的中草药材料展览，所以要全面照顾。

卫生部有个瘦瘦的女同志叫徐毅，她主要负责这项工作。参加这项工作的有很多人，有新疆维吾尔自治区的张加玲，中国医学科学院搞中西医结合的高昌烈，中国医学科学院药物研究所的刘维杰，人民卫生出版社的沈培元（音），南京市主要搞药物的阎永清（音），还有谢宗万和我。还有 2 个人我记不清了。我们一起讨论哪些药可以上版，哪些药不能上版。

展览实际上是 1969 年或 1970 年在中国美术馆举办的。我们在中国美术馆最上层的一个大房间里一起工作。在这个房间里大家可以自由讨论，互相学习，工作得还蛮有意思的。楼下是展览室，当时请了很多讲解员，这些讲解员来自全国各地，大都是 20 岁左右的年轻小姑娘。展览持续了大概 1 年的时间。

展览开始的时候我们还做了另外一项工作，就是把展览的资料录入，编成稿子。后来大家都走了以后，因为我是搞编辑工作的，所以由我进行了汇总，最后总结为《中草药新医疗法汇编》这么一本书。我做展览资料汇总工作的时间大概在 1972 年。从真正开始编书到书编写完一共用了两三个月的时间，期间还做了一些别的工作。其实资料都已经有了，主要都是上版展出的药物的资料。我按照展出的顺序，把中草药的各个品种进行排列，就将这本书编完了。这本书并不是很厚，最后也没有正式出版，只是作为内部的一个参考资料。

张卫：展出的资料是如何排列的，是按照展出中草药的品种顺序排列的，还是以各个省为单位排列的？或者是按照疾病归类进行排列的？

费开扬：是按疾病归类进行排列的。如把治疗咳嗽的药排在一起，把治疗感冒的药排在一起。先把各个病的顺序排好，再把各个药物放在相应的疾病下面。有些草药可上可不上，就先放着，最后看看版面上还有没有位置，有位置就尽量把它们放上去。

张卫：这样好，以疾病分类排列，老百姓会比较感兴趣。那些没上版的资料是怎么处理的呢？

费开扬：没上版的资料放在底下，最后有没有寄回各个省我也就不知道了。

1949

新 中 国
地 方 中 草 药
文 献 研 究
(1949—1979年)

1979

张卫：您说展览要照顾到各个省的平衡，这个平衡有没有一个具体的标准，比如说要求每个省至少要展出多少个中草药的品种？

费开扬：没有这样的标准。主要是根据送来资料的质量。如北京、上海、广州、南京这些大城市送来的资料比较好，上版的内容就多；西藏、新疆、青海等地送来的资料有好多不全，质量不好，上版的内容就少。实在不行，其中相对好一些的内容也上版了。起码每个省和自治区都要有，这样才可以体现中草药运动的全国性。

张卫：对，要体现全国性。我们查了一些资料，发现当时以全国中草药新医疗法展览会编写组为作者的书有很多，如有《全国中草药新医疗法展览会资料选编（内部资料）》《全国中草药新医疗法展览会资料选编（技术资料部分）》《全国中草药新医疗法展览会技术资料选编（中草药栽培）》《全国中草药新医疗法展览会技术资料选编（皮肤、五官、口腔疾病）》《全国中草药新医疗法展览会技术资料选编（内科疾病）》《全国中草药新医疗法展览会技术资料选编（中西医结合新医疗法）》《全国中草药新医疗法展览会技术资料选编（传染病）》《全国中草药新医疗法展览会技术资料选编（外科疾病）》《全国中草药新医疗法展览会技术资料选编（新药、剂型改革）》《全国中草药新医疗法展览会技术资料选编（肿瘤）》等，这些书有一些没有正式出版，比较可惜。其中哪本是您编写的呢？

费开扬：我们就编写了一本书，应该是你所说的《全国中草药新医疗法展览会资料选编（内部资料）》。我编完这本书就走了，其他的书我就不知道了。我还编写过一本书叫《全国单味验方汇总选编》，也是内部资料。

张卫：谢谢费老！祝您身体健康！

费开扬：不客气！

高晓山

谈《香屯中草药手册》的编写及参加德兴医疗队的经历

时间：2008 年 1 月 16 日

地点：高晓山家中

被采访者：中国中医科学院中药研究所　高晓山研究员（中药药性理论专家）

采访者：中国中医科学院中药研究所　张瑞贤、张卫

张瑞贤：高老师您好，听说您参与编写了《香屯中草药手册》一书，并且参加医疗队被派往江西省德兴县，能把这些事情的经过给我们讲讲吗？

高晓山：当时大搞中草药运动，提倡"一根针、一把草"把病治好。我们作为中央派到德兴县的医疗队，要出一本书，觉得理所当然。我与他们不一样，我是后去德兴县的，在我之前已经有 2 批队员去过那儿了。但是我去了以后并没有参与编书。当时中药研究所的医疗队下去要办学校，要讲课。章国镇老师就提出来让我去，有两个原因，一是我做过临床，二是我教过学生。崔书记说让我作为一个临床人员下去。我去了之后在当地的学校讲了几次课，更多的时间是研究中草药。

我当时到山里去采了标本。当地蛇很多，曾抓过几条蛇。竹叶青蛇也看到过，但是没抓过。我跟当地的吴龙辉老师一起去采药，但由于我不是学生药的，所以做得也不专业，就是比较喜欢。我有一个标本夹，采了标本就在标本夹里放好，还找诚静容先生看过。她把我的标本学名写得不对的地方都改过来了。这批标本后来都给了艾铁民老师，他在任药学院系主任时都拿走了。他是诚静容先生的学生。

《香屯中草药手册》主要是乐崇熙老师写的，我只是"打杂"的。吴龙辉老师给乐崇熙老师提供了一些资料。书中的药物功效，乐崇熙老师参考了一些其他资料，我并没有参与编写。

1949
新 中 国
地 方 中 草 药
文 献 研 究
(1949—1979年)
1979

往德兴县派医疗队时，院里很重视。当时院党委办公室主任高合年去考察过，回来后说德兴县这个地方的草药很多，多到一屁股坐下去就有3棵草药，但是没有人整理，需要有人整理。于是中药研究所就成为医疗队的主要组成单位。除中药研究所外，还有针灸研究所、中医基础理论所、西苑医院等单位都曾派人去过，各有各的任务。下去的医疗队的前2批主力是谢宗万老师，还有章国镇老师，他们都是研究生药的。《香屯中草药手册》最开始是谢宗万老师做的。谢宗万老师很注重业务，也上山采标本。他回来后还一直和吴龙辉老师通信，需要什么标本就告诉吴龙辉老师，吴龙辉老师就在当地采完标本给他寄到北京来。其中有哪些内容写到《香屯中草药手册》这本书里我就不太清楚了，按说应该有。我与吴龙辉老师很熟悉，他不但在植物分类学方面自学成才，对药物的功效也很清楚，虽然他原来是中学老师。由于医疗队是中央派去的机构，级别很高，所以当地的人都很热情地帮助我们做些事情，比如吴龙辉老师就是这样。这本书最后是在当地的一个印刷所印刷并出版的。这本书没有对当地植物分类学的描述，质量不是很高。

我们在当地所研究的草药有薯草和水飞蓟。医疗队认为水飞蓟在治疗咳嗽、支气管炎方面有很好的效果，还写了论文来论述它。我们所的刘美兰就是主要研究这个的。医疗队还在当地办过学习班，培训过"赤脚医生"。乐崇熙老师给他们授过课。当时医疗队还有一个人，是针灸研究所的蒋大树，这个人是踏实做学问的人，在当地还用针灸给人治过病。

医疗队规定每个人都需要下去待1年，后来我得了甲肝，半年就回来了。回来后不久我的病就好了。所以后来我又补了半年。德兴县卫生局局长汪长生认识很多草药，而且很熟悉它们的功能主治。他做了很多工作。

我在德兴县主要是在香屯驻点。中药研究所当时还在那里盖了中草药研究所，后来就送给当地了。

张卫：您是哪年去的德兴县？

高晓山：1977 年 5 月。

张瑞贤：中药研究所都有谁去过德兴县呢？

高晓山：黄黎。她做抗肿瘤药的筛选，是在我之前去的。还有李曼玲、王彦虞（他也是生药室的）、王其昌、李荣生、杨庆荣、姜廷良。

张瑞贤：谢谢高老师！

高晓山：不客气！

1949

新　中　国
地 方 中 草 药
文　献　研　究
（1949—1979年）

1979

郝近大

我所了解的《全国中草药汇编》的编写经历

时间：2008 年 3 月 28 日

地点：中国中医科学院中药研究所 6 楼

被采访者：中国中医科学院中药研究所　郝近大研究员（生药学专家）

采访者：中国中医科学院中药研究所　张瑞贤、张卫

张卫：郝老师您好，这次来找您主要想了解一下《全国中草药汇编》这本具有重要学术价值的书。据我们所知，谢宗万老师当年主持编写了《全国中草药汇编》，您是谢老师的弟子，对这本书的编写过程有所了解吗？

郝近大：原来谢老师的很多手稿和当时画的图，后来在搬家时就都处理了。谢老师他们是通过"小红书"（指当时各地组织编写的中草药手册）整理成《全国中草药汇编》的。谢老师舍不得扔这些手稿，其实这些东西（手稿）在成书后，就只还有些文物价值罢了。

谢老师从 1971 年开始主持编写《全国中草药汇编》。一方面他对这些"小红书"进行收集，另一方面他发动全国各地药品检验所、研究所、县卫生局派人来，全都住在大白楼，跟办一个班似的。谢老师给他们安排住处，买脸盆、水壶和打扫卫生的工具等。他（谢宗万）说多的时候有三四十人呢。这很像宋代编写《本草图经》时候的情景。有经验的献经验，有材料的献材料。当时最大的编写问题就是统一品种的问题。实际上地方上的很多人弄不清药物品种。比如一种治疗气管炎的药都叫鱼腥草，实际上是不是真的鱼腥草他们也不知道。谢老师就根据图、文字描述来进

行品种鉴定。比如东北的暴马丁香治疗气管炎，江苏也有暴马丁香治疗气管炎，这两种药是不是一回事不能确定，但是其功用却合在一起了，所以就需要鉴定品种。如果是一个品种就合在一起，如果不是一个品种，就变成同名异物了。这样就会单列一条，再根据植物的特点等起一个新名字。

谢老师当时说，就民间经验来说，这本书里有很多是十分珍贵并且值得保留的。当时的人都争先恐后地献上了自己的经验。前些日子有个深圳的人来找我，他说他是搞计算机的，拿了一个药来找我鉴定。他说他得了肝炎，在很多地方求医都没治好。后来他在老家，浙江省海边的一个岛上，发现了这种药，把药煮着吃了病就好了。他还说，他把这种药推荐给许多人吃，他们也都好了。我把他拿来的标本与《全国中草药汇编》上的图一对比，发现是蕨类的大花金沸草，书上就明确地记载着"治疗肝炎"。可见《全国中草药汇编》上真实记载了一些很有效用的药物。

南方的中草药很多就是单味药，而且生长期也长。福建省讲究用青草药，用的就是鲜药，不用煎。

《全国中草药汇编》中药物的品种由谢老师负责，功能主治内容由周超凡老师负责。编写《全国中草药汇编》的倡议最早是由谢老师提出来的。他觉得这么多的各地中草药手册中一定有不少宝贵的经验。谢老师对中草药十分热爱，热衷于收集中草药的标本。他见到各地编写的中草药"小红书"就买。后来各地都认为中药研究所是一个国家的机构，地方上出了小册子，就往中药研究所送。当时不光是省一级出这种中草药的小册子，有些县也编写了这种小册子，如江西省德兴县就出过小册子。谢老师认为应该把这些小册子整理起来。如果不整理，品种就统一不了，基源搞不清，也就没法传承下去。

张卫：谢老师在《全国中草药汇编》中说这次中草药运动是第三次全国性的群众运动，您知不知道前两次指的是哪两次？

郝近大：第一次应该是 1958—1960 年，当时不叫中草药运动，应该叫广泛献方。中药研究所高晓山教授整理出版的书就是在 1960 年。第二次是 1960—1962 年，卫生部发文对常用中草药进行普查，出版了 4 卷《中药志》。该书收载常用中药 500 多种，成为中华人民共和国成立后我国首部有关中药资源的专门学术著作。

1949

新 中 国
地 方 中 草 药
文 献 研 究
(1949—1979年)

1979

张卫：您能谈谈"全国中草药新医疗法展览会"吗？

郝近大：那个展览会不是偏重于中草药的展览，当然中草药展览也有，它偏重于各地民间独特的治疗方法。后来出了一本《全国中草药新医疗法汇编》。

张卫：《全国中草药汇编》的再版都做了哪些改动？

郝近大：第一版印了十几次，后来出版社说要再改改，于是就编写了第二版。主要是修订了药理、化学方面的内容，这些工作主要是梁爱华教授做的。新增的内容不多，当时出版社要求得急，大概只用了两三个月的时间。

张卫：《全国中草药汇编》书中的图是谁画的？

郝近大：冯德华，她什么都能画。还有一个姓刘的女老师，专门画植物。前些日子这位老师还来要她以前画过的手稿呢。还有一个姓马的老师专门画动物的。书中大多数图是根据《中国高等植物图鉴》和《中国植物志》描的，真正照原植物或标本画出来的不多。

张卫：谢谢郝老师！

郝近大：不客气！

《全国中草药汇编》的编写经历

时间：2008年1月27日

地点：四川省成都市姜凤梧家中

被采访者：中国中医科学院中药研究所　姜凤梧研究员（药用动物学专家）

采访者：中国中医科学院中药研究所　李健

李健：姜老师您好！您是我国药用动物学专家，听说您在20世纪60—70年代参与了《全国中草药汇编》的编写工作，能请您就您的专业背景，给我们介绍下您所参与的这项工作吗？

姜凤梧：《全国中草药汇编》是在全国大搞中草药运动的背景下编写的。为了摸清全国的中草药情况，各省都在做这方面的工作，各个地方都出了许多小册子。当时所编的小册子比较杂乱，各地品种混乱，所以卫生部立了一个课题，就是《全国中草药汇编》的编写，以把各地出版的中草药手册汇集起来。当时为把小册子收集起来确定提纲的问题，把全国搞中草药普查的人都召集了起来。当时以中医研究院中药研究所为牵头单位，集中当时全国各方面的专家（各个省地方院校、研究所的专家）于北京，以澄清各种混乱的情况。在处理品种澄清方面的问题时所花的时间比较多。如在分类方面，找了北京医学院、中医研究院中药研究所和地方的专家；对于品种比较复杂的药物，就找本省搞这个药的人负责该品种的鉴别。一般是把当地采的标本送来鉴定，植物药由谢宗万负责，动物药由我负责。当时出版了上、下两册，后来又出了一个图谱，收了几万种药物。在当时情况下这本书是比较权威的，也是全国合作的产物。后来《中华本草》的编写就是在此基础上完成的，《全国中草药汇编》比较好地搞清一些品种混乱的情况，如大黄，找了陕西省本来就是搞大黄这个品种的人来整理。他们对大黄的品种比较清楚，其他地方不能鉴定的一些品种可以找他们去鉴定。

1949

新　中　国
地　方　中　草　药
文　献　研　究
（1949—1979年）

1979

这样就搞清了品种问题。这本书除了把全国中药的名录搞清楚了之外，最大的贡献就是搞清了中药品种的问题。不足的就是其对少数民族的药物收录相对较少。虽然有少数民族药物的文献报道，但搞中药的人很难确定少数民族药物的品种，如藏药就需要搞藏医药的人来研究。所以后来在编写《中华本草》时就考虑到这点了。当时是卫生部的一个副部长，作为《中华本草》主编，我们作为编委。西医院校的专家也参与了编写。《中华本草》药理、化学、临床等方面的内容，比《全国中草药汇编》要写得清楚。当时《全国中草药汇编》在确定一些药物化学成分是否就对应这个品种时面临很大问题，至于药效、临床一般就是按收来的资料写。后来《中华本草》就组织各方面的研究者，参考日本、韩国的有关资料，又找了全国一些搞化学、药理的专家负责相关方面内容的编写。《中华本草》就是在《全国中草药汇编》的基础上编写的，其在品种、化学、药理、临床方面都比较权威。

我1959年到中医研究院，开始在广安门医院，后才到中药研究所。当时是和高晓山、谢宗万、王孝涛一起去的。我当时在中药研究所负责有关动物药的一科室。其实在当时我已经准备写一些书了。就是在编《全国中草药汇编》的时候，我也写了其他的一些书，如《中国药用动物志》《药用动物史料学》《药用动物图鉴》。我当时年轻，住在西单，每晚都工作到两三点。当时从农大过来的小伙子郝近大也在那边，常敲我的窗户问我怎么还不休息。全国卫生工作组下地方时，我去了全国很多地方，因为当时以我们所（中医研究院中药研究所）和长春中医学院、四川省中医研究所3个单位为主，对全国各地的动物药进行了普查。主要还是为了本学科——"中国药用动物学"的建设。后来在写《中国海洋药物》时，对海洋药物也进行了调查。当时1年最多2个月在北京，其他时间都在外地。当时交通不便，条件是比较艰苦的。到西藏自治区去调查，走的是川藏公路，有几次都是死里逃生。记得有一次，我们的司机喝了酒，还强行要开车出发。当时是晚上，我们就不让他开，当时想耽误一点时间就算了。后来没过一会儿就传来前方好几里长的公路塌方的消息，如果真出发了，肯定就没命了。当时对海洋药物进行调查的时候，我们去了西沙群岛。当时那里还没有像现在这样开放，是坐军队从海南岛运淡水的补给船去的。

关于药用动物相关研究内容，我们首先还是要搞清楚药物品种，拿到那些品种的标本，筛选出可以作药用的，然后查文献弄清楚。当时我们跟中国科学院动物研究所的人还是比较熟的，知道哪些人是搞脊椎动物研究的，先从他们那里拿到这方面的标本，然后到各个省去考察、核对，把品种搞清楚后，再查药理、化学、临床的相关资料。当时工作量比较大，不过参与的人也不少，除了上面提到的3个单位的人，还有广西中医学院等很多单位的人都参与了。

《全国中草药汇编》的药物品种也是大部分通过标本来核实的，有些是通过书信去当地核实的。先以各省拿来的小册子中的药物为基础，然后对各个药进行核对，有文献记载的才收入，不是只要小册子上有的药物、有报道的药物就都收入，必须有文献出处的才能收入。编写《全国中草药汇编》时的主要问题是确定品种问题。以动物为例，拿到动物标本后，要找中国科学院动物研究所和四川省生物研究所专门研究这个科属的专家去确定一下其品种，比如拿到爬行类动物标本，就找黄素坚确定品种。不过一般作为药用的都是常见的动物，鉴定问题一般不大，如中药用的蛇类的品种还是不难鉴别的。

对于《全国中草药汇编》编写遇到的困难，一般来讲品种问题不是太难，困难的是药用部位、成分的确定。所以，这本书在这方面也是有不足的。对于药物药理、化学方面的内容，也要查一下出处，不是照搬别人的。

《全国中草药汇编》搞清了混乱品种，保证了临床用药的准确性。比如对于比较相近的品种，鉴定清楚各个品种，可保证临床用药的准确性，如木通有好几个品种，有些品种就对肾脏有损害。另外，这本书对中药生产也起到了指导作用。

我开始做的第一个关于中草药的工作是对中国药用动物的调查。当时几个单位合作写一本关于中国药用动物的书时，我搞清楚了全国药用动物的概况。先搞的这个，后来才负责《全国中草药汇编》的动物药部分，这相对来说比较简单。《全国中草药汇编》收的动物药基本就是《中国药用动物志》的一部分。

1949

新中国
地方中草药
文献研究
(1949—1979年)

1979

当时在调查动物药的时候还研发了一些新药，比如海洋胃药。

当时和我们一起参加这个工作的有好几十人，现在好多都退休了。和我一起搞动物药的有长春中医学院的邓名鲁、四川省的陈恩渝，还有广西中医学院的人，其他记不太清了。

当时我也参加了下乡的医疗卫生队。我学过中医，会看病，按照"六·二六"指示上山下乡。当时我们所（中医研究院中药研究所）有两个人，我和刘美兰。此外，还有中国医学科学院协和医院的医生。

当时关于药图的绘制，首先以小册子上的为主要依据，先考察对不对，如果情况属实，就用书中的图。我们也找了专门的绘图员，如我们所（中医研究院中药研究所）的冯增华、马淑云，还有北京医学院及其他单位的，主要是根据送过来的标本画图。

《全国中草药汇编》的编写经历

时间：2008 年 1 月 15 日

地点：中国中医科学院中药研究所

被采访者：中国中医科学院中药研究所　乐崇熙研究员（生药学专家）

采访者：中国中医科学院中药研究所　张卫

张卫：乐老师，听说您参与了《全国中草药汇编》的全部编写过程，能请您给我们讲讲当时的编写经历吗？

乐崇熙：《全国中草药汇编》的编写，我从准备工作开始一直坚持到最后这本书的编写完成。当时全国各地出版了很多关于中草药的小册子，虽然写出一个册子价值有限，但要是把全国的这种小册子系统地整理出来，这个价值就大了。最先是中国医学科学院药物研究所的一些领导跟中医研究院的谢宗万先生一起研究用什么方法来写。因为是大书，需要大家全力合作，所以请了多省市的科研人员，希望通过群策群力来完成本书的编写。参与编写的在京单位主要有中医研究院中药研究所（所里原来就有调查研究民间药物的基础）、中国医学科学院药物研究所、卫生部药品检验所。这 3 个单位向来都是在一起合作的，如《中药材手册》中 517 种常用药，就是以卫生部药品检验所为主编写的，《中药志》就是以中国医学科学院药物研究所为主编写的。以这 3 个单位为核心，黑龙江、辽宁、陕西、浙江、江西、湖南、广东、四川、云南等省的多个单位和北京医学院药学系、北京中医学院中药系、北京市药品检验所、北京药材公司共同参加了这部大书的编写。

参加人员到齐以后，第一个工作就是拆书做卡片，把各个小册子全拆成单片纸，再把同一种药放在一起，如把当归搁在一起、龟板搁在一起、鹿茸搁在一起等。《全国中草药汇编》中收集的药物一共 2200 余种，另外还有附录。附

1949

新　中　国
地 方 中 草 药
文　献　研　究
(1949—1979年)

1979

录在下册最后部分，按哈钦松系统分科，每科下有药名、拉丁名，且有简单疗效。

所有的编写人员大致分为两组：一部分人搞植物分类、形态等，算作一个组；另外一部分人搞药物的疗效、功能主治，算作另一组。总的审稿人是谢宗万老师，他是组长。副组长是江西药科学校的范崔生老师和中国医学科学院药物研究所的朱兆仪老师。我参与的是植物分类、形态组。

我们这组人员在编写过程中遇到很多问题。首先，植物有正名，有别名，而且别名多得不得了，不可能全部都录上。于是我们规定别名不超过 6 个，选重要的录用。其次就是要解决植物的来源问题，就是确定本品植物是什么科、什么种的，它的入药部位是根茎还是花或果实等，它的形态特征是什么，它的生境分布是怎样的等。中国医学院药物研究所的刘铁城老师提出要增添药物的栽培（饲养）一项，《中药大辞典》中也有栽培这项。最开始，附方中的药是不准备给出服用剂量的，因为如果给了剂量，病人要是吃出了毛病就会找你。但最后考虑到有了药物剂量对病人的帮助会更大些，就加进来药物的使用剂量，最初使用的计量单位是钱，后来又改为克。如小棕包是百合科藜芦属植物，有毒，治跌打骨折，用须根，0.05 ~ 0.1 分（不超过 0.2 分）。具体编写时，我们按哈钦松系统分工，谁擅长哪科就让他做哪科。所以分配给我的是从葫芦科到豆科这一段（科号 103 ~ 148），其中有蔷薇科（科号 123）等。中国科学院植物研究所也派来了 2 位同志，中年的叫杨汉碧，青年的叫吉占和。杨汉碧做玄参科（科号253），吉占和做兰科（科号 332）。最后分配下来相当于每人分到几十种植物的编写任务。对于目录药物的排列，我提出按照药物功能主治来排列，认为这是一个尊重民族信仰、重视民族传统的做法。范崔生老师说我的论点提的很高，也很对，但为了群众的使用方便，最后还是按照笔画排列的。这一点与《中药大辞典》对于药物的排序是一致的。

《全国中草药汇编》的优点是抓住重点，写得简明扼要。更重要的是还有一本彩色图谱。《全国中草药汇编彩色图谱》中收集了 1100 种药物，能有这么多的彩图，在当时是很不简单的。这主要都是胡世林老师的功劳。

张卫：在《全国中草药汇编》一书编写的同时，《中药大辞典》一书也在编写，这两本书都是对当时中国中草药的一次系统全面的总结，您觉得这两本书的优缺点都表现在哪些方面？

乐崇熙：从两书的药物图片来说，《全国中草药汇编》的图大，而《中药大辞典》的图比《全国中草药汇编》的图小一半。还有就是《全国中草药汇编》有彩图，而《中药大辞典》没有彩图。

从两书所收录的药物总数来说，《全国中草药汇编》分上、下两册，共收有 2202 种药物。此外，其附录中还收录了编号 2203 至 3941 的 1739 种药物。《中药大辞典》收了 5760 多种药物。

从两书的编写体例上来说，《中药大辞典》写得比较烦琐，显得不如《全国中草药汇编》简洁。《全国中草药汇编》每册书后都有检索表，而《中药大辞典》则在另外一本附录中列有检索表，这样查起来就比较费事。但是要想解决一个问题，如在查金莲花雄蕊的长度和花瓣的关系时，在《全国中草药汇编》上查不到，而在《中药大辞典》上就可以查到。所以说多写几句也有好处。我当初写《昆明民间常用草药》一书时，写得就比较烦琐，这与当时要求简洁的风气是相违的。（编写《昆明民间常用草药》一书时有个姓宣的女同志，是吴征镒的助手，给我帮了一段时间忙，可惜后来没几年就去世了。她就认为图很重要。）

此外，《中药大辞典》上还有选方、各家讲述、备考、宜忌、临床报道等，分得比较细；而《全国中草药汇编》把十八反、十九畏写在药物功能主治下面，我认为这样写也就够了。功能主治下列有方剂，可以帮助认识药物的配伍应用。《全国中草药汇编》对药物的性、味、产地等写得比较简单。如祖师麻是陕西的一个名药，苦、辛，温，有小毒。我认为这样写就可以了。

张卫：您能提供一份当时参与编写《全国中草药汇编》的人员名单吗？

乐崇熙：当然可以，主要有下面这些人。

北京中医医院的邓居林大夫。

黑龙江省祖国医药研究所的许正斌研究员，他主要是搞植物分类的。

1949

新 中 国
地 方 中 草 药
文 献 研 究
(1949—1979年)

1979

重庆市的朱正仪、戴天伦和张康。朱正仪主要搞动物药，基本上按照《动物志》上的内容来编写。戴天伦主要负责采集标本。张康主要负责药物疗效的编写。

中国医学科学院药物研究所的朱兆仪和刘铁城。朱兆仪是副组长，刘铁城主要搞药物栽培。

中国科学院植物研究所的吉占和和杨汉碧，前面我已经做过介绍。

我们所（中医研究院中药研究所）的同志除了我还有谢宗万、沈节、腾兰英、朱颜、陈超、周超凡、胡世林、姜凤梧和施月华。谢宗万是组长。沈节主要搞组织学。朱颜、陈超和周超凡都做过大夫，周超凡是杨树千老大夫的徒弟。姜凤梧主要搞动物药。胡世林主要参与编写《全国中草药汇编彩色图谱》。施月华主要搞药理，她是施今墨的女儿。

湖南中医研究所的李钟文。他是药物疗效组的。

江西药科学校的范崔生。他也是副组长。

陕西省的周叔竽。他是搞植物形态的。

北京中医学院的研究生杨春澍。

卫生部药品检验所的上海姑娘章淑僎。

中国药材公司的曾毓卿。他是一位老师傅，文化程度不高，但喜欢与知识分子接触，好学，后来曾在同仁堂工作过。

辽宁中医学院的付宝庆。他是位老先生，主要搞药物疗效。

浙江中医学院的阙良寿，主要搞药物疗效。

广东中医学院的廖达仁。他也是位老先生，主要搞药物疗效。他的父亲在他编《全国中草药汇编》时去世，但他一直坚守岗位，也没回去，这种认真对待工作的态度很值得我们学习。

我所经历的中草药运动和《云南昆明民间常用草药》的编写

时间：2008 年 1 月 22 日

地点：中国中医科学院中药研究所

被采访者：中国中医科学院中药研究所　乐崇熙研究员（生药学专家）

采访者：中国中医科学院中药研究所　张卫

张卫：乐老师您好，上次我们向您了解了《全国中草药汇编》的编写情况，这次想向您了解下当时搞"一根针、一把草"的中草药运动时，您作为中医研究院中药研究所的科研人员一定参加了，能请您给我们讲讲当时的经历吗？

乐崇熙：先说说当时的时代大背景。党的政策向广大人民群众，特别是基层群众倾斜，并且提出让西医学习中医。20 世纪 60 年代经历了 3 年严重困难时期，吃、住、用无不匮乏，全国药材供应亦是如此。在这种情况下，草药被破格提升为中药（中医药与草药的关系我是这样理解的：中药为正规军，草药为民兵。正规军可以退居二线成为民兵，当然民兵也可以被提升成为正规军）。

1968 年我正式工作时，被派去海南调查一种民间避孕药。

1963 年，中医研究院中药研究所生药室毛华训、刘仲则 2 位同志去南方出差，路过昆明市时，当地卫生局提出要求，希望我所（中医研究院中药研究所）派人帮助他们编写一本介绍昆明市草药的书。昆明地处中国南方，气候四季如春，植物资源丰富，素有"植物王国"之名，当地更有谚语"一坐三棵药"形容药用植物的繁茂。毛华训、刘仲则把这一消息向所里汇报，所里决定派我去昆明协助完成这一任务，时间为 1 年。去之前，我在玻璃板下留下一张"再相逢又是一年春"的字条。

我 1964 年正月初七启程，先坐 2 天火车到柳州市，再换车去贵阳市。当时我年轻，又接受了一个同学的请求去黔东南凯里县了解一种用于接骨的草药。

1949

新 中 国
地 方 中 草 药
文 献 研 究
（1949—1979年）

1979

途中恰逢40年不遇的大雪，耽误了很长时间。回到贵阳市后又换火车到安顺，下火车后再换乘汽车到沾益。在沾益我们一行人住旅馆时，由于房间床位不够，女同志留宿，男同志只能烤火过夜。后来我们又换乘窄轨小火车到昆明市。前后算来用了半个月才到昆明。一到昆明，我就感冒了。虽说当地四季如春，但风很大，日夜温差也很大，不注意很容易感冒。

当时我住在黑龙潭康复医院即昆明第二医院。由于这里离云南省药用植物研究所仅一站路之遥，所以我有了经常拜见吴征镒先生的机会。

我经常买好晚餐不吃，先到吴征镒先生家中去问问题。到他家时他刚用完晚餐。他就笑着对我说："你很会钻空子啊！"因为吴征镒先生是植物学界的名人，工作很繁忙，应酬也多，我要是平时去不一定能见到他。在昆明草药的编写和栝楼属诸多问题上吴征镒先生都给予了我很大的帮助。

之前我曾跟随我室谢宗万主任出过3次差，都是为了调查民间药（即草药）。1957年我们先后到过江苏、安徽、浙江、福建、江西及山东省，1959年到过四川、陕西等省，1960年到过福建、广西等省或自治区。谢先生是想穷毕生精力收集《本草纲目》以外的所有药物。我跟随他出去工作，学习了他的工作方法与认药知识。谢先生每次出差之前都要很认真地预习一下当地有什么药，各药都有什么特点，充分做好准备工作。出去后，干活都加班加点。去采访时，谢先生多用客气礼貌的方式与别人进行交谈。在遇到个别不太友好的人时，谢先生则采取讲道理的方式，告诉对方调查草药的重要性。这样往往可以达到预期的结果。我从这些经历中也学到了很多的工作方法。

在昆明市编写当地草药的书籍是我个人第一次独立完成任务，所以我决心搞好这一工作。当时可以借鉴的资料不多，只有一本《中国种子植物科属辞典》和昆明市卫生局提供的40余幅照片，那时尚无彩色照片，照相技术也不是很高明。

经过考虑，我对该书的编写制定了几条原则：一是要收集《中药材手册》中 517 种药物以外的药；二是要收集 300 种当地草药；三是药物各方面描述要写得扼要，文字要不简不繁，且每个药物前面要有拉丁学名；第四也是最要紧的一方面，是一定要有准确的图。画图人是在当地图片社找到的，是该社所有人中水平最高的 2 位。一个叫李志杰，年长一些，三十一二岁；一个叫陈跃虎，年轻一些，二十六七岁。李志杰画得好，书中第一幅图就是他画的，从图中可以看出他画图的水平。由于他们没有受过专门画植物的训练，我就教他们如何"解剖"植物花、果，让他们画的植物更能反映出植物的特点。

云南省药品检验所人员较多，而昆明市药品检验所刚成立不久，只有 2 个人。多数时间参加本书编写的人就只有我和 2 位绘图员。我们一起干了半年。后来他们走了，我又自己干了半年。

1965 年 3 月该书初稿写好了，但当时没有出版。1968 年搞中草药运动，大家都出小册子时，他们才再次整理此书。当时昆明市卫生局想要我把药物疗效也负责起来。我没答应。该书中药物的疗效和所选复方都是别人写的。直到 1970 年 8 月该书才得以出版。对于书的出版，昆明市方面提出要出大本，一页文字一页图，我同意了。我最初建议该书名为《昆明草药》，出版时被改名为《昆明民间常用草药》。

书印出来以后，新华书店 3 次找过卫生局想收购这本书。然而他们高估了自己，认为卖 5 万册不成问题，就都没同意，结果最后只卖出去 1 万册，很可惜。

张卫：这本书药物下编写内容有"别名""形态识别""采收加工""性味""功效""主治用法""用量"几部分，哪部分是您写的？

乐崇熙：这本书中除了药物性味、功效、主治、用量外，其他部分都是我写的。他们原来的意见是疗效这部分也归我写，我说我承担不了这些，就给他们建议一定要前面出药，后面出方子，前后要对应，后面的方子一定要有前面的药。

张卫：当时您的参考书只有《中国种子植物科属辞典》一书，所有认药都是通过植物特点按照 ABC 字母顺序查字典查出来的。那么我想《中国种子植物科属辞典》不可能涵盖您所写的所有地方草药的名称，那么《中国种子植物科属辞典》中没有的那些地方草药的正名、学名和拉丁名您都是如何确定的呢？

乐崇熙：正名还是调查的，根据当地草医他们的习惯定的。

1949

新 中 国
地 方 中 草 药
文 献 研 究
(1949—1979年)

1979

张卫：那学名呢？

乐崇熙：《中国植物科属辞典》是分科分属的辞典，上面会说某某科有什么特点，某某属有什么特点，根是什么样的，花是什么样的，叶是什么样的，是对生的还是互生的，根据这些描述的特点就可以分析这个植物是什么科、什么属。只要能把该植物鉴定到属，然后再到云南植物研究所去，问他们要这个属的标本，然后挨个对，最后总能找到所要的那个。

张卫：那药物的别名呢？

乐崇熙：别名还是尊重当地草医的叫法。

张卫：我看您书上写的有植物的开花时间、结果时间。我知道您在那里待了1年的时间，您所写的这些时间都是您亲身经历、调查出来的吗？

乐崇熙：亲身经历只能作为参考。当地人在那生活一辈子，知道得清清楚楚，你知道的只是一星半点。如红花龙胆，我从正月去了就没见到它开花。这个植物又叫"雪盖被"，一直要到12月份才能开花。

张卫：其实您在云南昆明只待了1年，您是1964年正月去的，1965年3月书写完就回来了？

乐崇熙：对，我1965年3月将稿子完成就交上去了。但他们并没有马上出书，等到后来，全国都开始出中草药的书籍，他们也跟着出书，这本书才得以出版。

张卫：书中所记载的植物的叶柄多长、果实直径多大等，这些具体数值都是您自己亲自去测量的吗？

乐崇熙：对，这些都是我自己测定的。

张卫：书中的药物是按照功效来分类的。据我了解，古代主流本草书籍对于药物最开始并不是按照药物的功效来分类的，而且随着年代的更迭，药物的分类方法逐渐向西方科学的植物、动物学的分类方法靠拢，也就是说根据植物或动物的形态学特征来进行分类，您当时为什么想到要根据植物的功效来分类呢？

乐崇熙：因为我从小接触到的就是药物的疗效，而且咱们搞的就是中草药，所以我认为这样分是合理的，也是应该的。

张卫：您所写的这本书名字叫《昆明民间常用草药》，然而在这本书中却有一味动物药"倒推车"，当时为什么要把这味动物药收入到这本草药书籍之中呢？

乐崇熙：当时的情况，他们都认为倒推车这味药的疗效非常好。这个图是陈幼虎画的。此外，我还要补充一句：《中药志》已经把草血竭等一些草药都收入其中，这也反映出中药与草药的界线正在逐渐被打破。

1949
新 中 国
地 方 中 草 药
文 献 研 究
(1949—1979年)
1979

《香屯中草药手册》的编写情况

时间：2008 年 1 月 22 日

地点：中国中医科学院中药研究所

被采访者：中国中医科学院中药研究所　乐崇熙研究员（生药学专家）

采访者：中国中医科学院中药研究所　张卫

张卫：乐老师您好，上次您提到过您还编写过《香屯中草药手册》，能请您将编写这本书的经过再给我们做一次详细的介绍吗？

乐崇熙：《香屯中草药手册》是 1977 年夏天我们科研小分队在江西省上饶地区德兴县香屯公社时的一项工作。1958 年第一次干部下放就有我。我被下放在河南省武陟县，搞四大怀药（牛膝、山药、菊花、地黄）的研究，一直到 1977 年春节协助编完《中华人民共和国药典》才回来。1977 年三四月，中医研究院中药研究所又组织科研小分队到江西省德兴县，我参加了这个小分队。这次是中医研究院中药研究所最后一次派科研小分队下地方。

我们上一批医疗队员在香屯公社编写了一部《香屯中草药手册》的初稿，内容实际上大部分抄自《全国中草药汇编》。只有疗效部分是他们通过在当地访问一些草医后记录的。我们所做的工作就是将这本书的内容全部加以提高。该书植物方面的编写工作由我来负责，部分内容重新依实物改写。药物疗效方面则由高晓山老师和蒋大澍老师来负责。高晓山老师是我所（中医研究院中药研究所）药理室的，学问深广，是我所第一批研究员，也是我最佩服的人。我写的稿子请他看，他在字面上稍修改一下，就能将整篇文章提高一截。蒋大澍老师是我院（中医研究院）针灸研究所有才能的一位老师。

香屯公社是德兴县一个中草药搞得很不错的有一定代表性的公社。整个调查工作，对我来讲，花的力气比别项任务要小得多。《香屯中草药手册》也是16开的大开本。大概收集了草药200种。

他们县里首次印刷这么大的书。由于当地的印刷厂没有印过这样的书，以致书中出现很大的错误，乃是领导阅后弄乱了忘记编写页码的底稿所致。我就让他们重新编排次序，又再一次印刷。这本书也算对中草药运动起到了一定的推广作用。这就是我们医疗队在当地的一项成果。我在编写这本书时下的功夫没有在编写《昆明民间常用草药》时下得大，书中也没有图。对我们来讲，这就是一个学术交流的产物，所以此书的价值也就不是很大了。

1949

新　中　国
地 方 中 草 药
文 献 研 究
(1949—1979年)

1979

李泽琳 ···▶

我在江西、云南医疗队的经历

时间：2008 年 2 月 25 日

地点：北京工业大学

被采访者：北京工业大学　李泽琳教授（药理学专家）

采访者：中国中医科学院中药研究所　张瑞贤、张卫

张瑞贤：李老师您好！我们在采访胡世林老师时听他谈起您，说您也参加了去云南省和德兴县的医疗队，并且作为副队长、队长组织医疗队在当地开展工作，能请您回忆一下那段时间的经历吗？

李泽琳：当时叫科研小分队，胡世林先去了云南省，他做队长。后来又派我们去。我去的时候他就走了，被调到别处去了，于是我去就做队长了。当时一起去的还有乐崇熙、潘陈杰、张毅、杨守业和广安门医院的 2 个人。我在云南省待了 4 个月，他也没待到 1 年。当时规定不到 1 年不算数，所以还要再下去。后来，我们因故被调回来了，也就不再去了。我是 1970 年国庆节以后去的，1971 年初回来的，回来过春节。过完春节后，又组织医疗队下乡，因为我下地方不满 1 年，所以不算数，所以我就又去了江西省德兴县。当时让我跟胡世林先去德兴县考察，我们就去考察了。后来就定下来了。

当时全国共派出 9 个队，去 6 个省。有的省被派去的是 2 个队，如被派去江西省的就是 2 个队。一个是协和医院的医疗队，他们去江西省星子县，考察血吸虫病。我们去的是德兴县。

1970 年，周恩来同志在主持全国中医药的会议和参观中草药

展览时，评出 20 多个中草药搞得好的先进典型，其中有云南省的陈子山和江西省的德兴县。我在云南省时胡世林已经走了，我跟着当地楚雄地区 4 个县的卫生局局长去了陈子山参观。我从云南省回来后去的就是江西省德兴县。记得当时我们准备妥当去德兴县之前，上级领导让暂时停下来，让大家再等等。我们隐约知道是因为周恩来同志要接见的事情。大概等了两三个星期。接见的前一夜领导通知我们明天周恩来同志要接见我们，并说不能带包，不能带录音机、照相机等。第二天周恩来同志在人民大会堂小礼堂接见了我们。先是卫生部宣布一共有 9 个医疗队，并告知了每个队的活动地点。然后是周恩来同志讲话。前面讲的是"六·二六"指示的重要性，以及怎么样改善缺医少药的情况等，然后对我们提出了要求，指出了这 9 个队共同都要做到的几项，以及每个队各自的任务。

周恩来同志提出的总的要求是：①要送医送药上门；②积极开展爱国卫生运动；③改造卫生环境；④积极宣传计划生育等。每个队都需要做到。

周恩来同志还提出了对每个队的不同要求。我们队去的是德兴县。德兴县是中草药标兵，所以要求我们要对当地中草药的认、采、种、制、用的经验加以总结和应用。其他队如协和医院是去研究血吸虫病。去云南省、东北的 2 个队主要研究克山病。

布置完任务之后没几天我们就出发了。先到江西省上饶地区的卫生局去报道。然后他们安排我们去德兴县。从上饶地区到德兴县要坐汽车。这是一个半山区，早晨出发，要 3 个小时才能到。我们去时是夏天，正好遇到发大水，有一段公路塌方了，公共汽车开不过去了。我们不能总在上饶地区等，于是就从弋阳县绕个大圈过去了，先坐汽车，再乘船，最后还坐了一段拖拉机。

到德兴县后我们根据周恩来同志提出的要求与当地的县长、县委书记等一起讨论计划。因为必须要先调查，才能总结经验，然后才能学习，所以我们决定去德兴县三分之一的公社调查，每个公社去三分之一的大队，然后再在大队中去各个小队。我们利用 3 个月的时间去调查了解当地对中草药认、采、种、制、用的经验，以便进行总结。

当时一共去了 10 个人，分成 2 个组，每组 5 个人。我与冯青然、广安门医院的一个医生、西苑医院检验科的一个医生和周超凡一组。由于当地提出希望

1949
新 中 国
地 方 中 草 药
文 献 研 究
(1949—1979年)
1979

我们在当地开展教学来提高他们的中医药知识水平，且周超凡之前曾经到下面教过书，所以就让他来从事教学工作，没让他参加调查工作。另外一组是胡世林、朱湘杰和广安门医院的陈殿琴、高文，还有一个人记不得了。调查时，我们就住在公社的卫生院里。去离公社远的大队时，我们就住在大队的卫生所。每一天都往小队那里跑。我们一方面向他们了解当地的草医用些什么药治些什么病，有什么特殊的用法和疗效，并与当地的草医一起上山采药；另一方面还给当地群众看病。我们当时分组时，一个组里既有搞医的也有搞药的。我本来是搞药的，但是自己也看医书，再有广安门医院的医生也给了我一些指导，所以我也就跟着治些小毛病。我们还要给小队里的人宣传爱国卫生运动、计划生育之类的事情。当时调查完后，我们每个人几乎都能认识百十种中药呢。

当地的中草药资源非常丰富，植物特别多，如枳壳就多得不得了。当时是夏天，天热，但我们每天来回都要跑几十里的路。我们头上戴个草帽，一只手拿一根竹棍，另一只手拿个网兜，网兜里装一双筷子、一个碗、一支笔、一个本子、一条手绢，还有一个手电筒。当地大队的年轻卫生员有经验，也会给我们带队。中午走到哪就在哪家吃饭，有时中午他们还会给我们张席子，我们就可以将草帽当成枕头，躺着休息一下。当时虽然苦，但是大家还都挺愉快的。

我们就这样一个大队接着一个大队地走。有一个大队是朱湘杰去的，他发现当地有个人得了一种病很像营养不良，腿肿，也查不出是什么病。他就给她开了一点药，之后就转到另外一个队去了。谁知这个大队的小队中得这种病的并不只有一个人。朱湘杰当时治疗的是一个老妈妈，后来发现她的大儿子也有这种病，而且挺重的。她儿子在县医院里看病。再后来逐渐发现这个村子180多人中，有110多人都不同程度地得了这种病。最开始当地的卫生局并没有告诉我们，他们让县医院的医生去看，县医院的医生也看不出是什么病；他们就请上饶地区医院的一个内科主任来看，治疗后也没什么效果。这时卫生部的军管会来了，把我和胡世林叫回了县城。他跟我们说，我们北京医疗队来了就是要解决群众的疾病问题，这是一个普遍的要求，既然现在出现了这个问题，北京医疗队就必须上。由于我们并不了解之前这个病的发展情况，我们大致汇报了一下所了解的情况，就应下了。我们从原来的2个组中各抽出几个人，以学医的为主，后来就住在了这个小村，由朱湘杰负责。大家用中医中药为他们治病，给他们熬药，并且为他们送药到家。当时正是双抢的时候，武装部还派了解放军帮他们收割麦子，我们也去帮忙了。记得当时老乡家的粮食都没了，我们就在装粮食的木头上铺上被子，睡在上面，半夜里还能听见耗子跑来跑去的声音。

他们村中病情最重的2个人是那个老妈妈和她的大儿子。县里来人，把他们接到县医院里去观察。这个病很有意思，先是腿肿，接着肿就慢慢往上发展，喘不过气来，然后就泄，泄完肿就消一些，然后又肿。那个老妈妈的儿子经过县医院的一段时间的治疗，情况有所改善，他们就要求回家，不肯在那儿再治疗了。回来后那个老妈妈还坚持干活，家里吃的东西少，她总让她的5个孩子先吃。后来到了国庆节，上级领导让我们回到县里，我们不肯，说当地还有这个病，我们要求坚守岗位。上级领导又说一定让我们与方主任一起到县城去总结工作，没办法我们就只好回去了，其实是上级领导想让我们休息一下，请我们吃饭、看电影。

国庆节的前一天，我们正在电影院看电影，突然就有一个人跑进来大叫："朱队长，朱队长，不好了！"我们一看才知道这个人正是那个老妈妈的大儿子。我们就问他怎么了，他说他的妈妈快不行了，就剩下一口气了，让我们快去救人。我们就通知了当地的卫生局局长，不久卫生局长和一位姓夏的年轻同志一起来了。我们商量之后决定一起过去。我们拿着火把，跑了10里地到了他们家。我们看到这个老妈妈时她已经死了。由于我们不知道这个病到底是什么原因，大家最后商议做个尸体解剖，再去做培养，弄清病因。由于解剖这件事不是小事，我们得跟她家人商量。这家里是那个老妈妈的婆婆说了算，而她婆婆比较传统。我们很为难，村里的书记说他帮忙去说，问我们都需要解剖哪？我们就说开个口，取一点标本做检查。于是书记就跟那个婆婆边比量边说就开一个小口，就像开刀子一样，之后还缝上，看不出来。那个婆婆就同意了。医院里没有装尸体的

1949

新　中　国
地方中草药
文　献　研　究
(1949—1979年)

1979

冰窖，附近却有一个防空洞，我们就把尸体放到了防空洞里。之后我们马上联系卫生局，再联系江西医学院，江西医学院派了2个人，一个是搞解剖的副教授，另一个是年轻的技术员。等他们赶来时已经是下午了。当时就在医院的太平间里做了解剖。标本取出后一部分让朱湘杰拿回北京做实验，另一部分让他们带回南昌市。我和陈殿琴在旁边做助手。由于我们没有做过解剖，当那个副教授做解剖时我们才发现实际情况跟我们想象的不一样。解剖的第一刀就是从胸部一直割到腹部。头部更是开了个环形大口，取脑的标本。由于第二天早晨要送去埋葬，所以解剖是连夜做的。解剖时把胸、腹腔破开后，把心、肺、脾、胃等重要器官都取出来了，所以要缝合时胸腹腔就是瘪的了，就得往里填东西。于是我们到医院里去找，但是什么都没有找到，最后没办法只能用稻糠填了进去。当夜我们费了很大力气，把尸体收拾好后，就回去休息了，准备明早早起再收拾收拾交给家属。

等到第二天早晨8:00我们去看尸体时，发现尸体已经不见了。后来才知道，家属在5:00时就过来把锁撬开，把尸体抬走了。这下可不得了了，我们急忙赶去。死者的婆婆紧抓住大队书记不饶，说你们不是说就开个小口吗，你看看怎么成了这样。我们一看尸体前面从胸部到腹部开了一个大长口，头部也是，而且还留着血水，样子很可怕。那个书记就埋怨我们。后来由于那里的老乡单纯朴实，我们做了一段时间思想工作，讲明利弊后，他们算是原谅了我们。后来这种病逐渐在当地就被治好了，搞了半天也不知道是什么原因引起的，是什么病。我们给这种病起名叫"掉中病"，是根据这个村的村名命名的。

但是由于不知道这种病会不会再发生，我们就考虑到了几个情况。一是水的问题。我们调查水的来源，给水取样，交与有关部门检测。我们还与上海医学院公共卫生学院取得联系，他们派来几个教授去查当地的辐射，因为这个县周围有很多矿厂，有铅锌矿、铜矿等。我们还听说那里有铀。查过之后，发现这些都没有问题。之后我们又做了许多宣传公共卫生的工作，进行厕所水的改造等。病基本被治好了以后，我们的调查工作基本上算是结束了。

周恩来同志提出了要认、采、种、制、用，研究中草药的指示，我们后一阶段的主要工作就是针对周恩来同志的这一指示而开展。我们把治疗气管炎作为主要研究方向。当地有很多治疗气管炎较好的方药。我们在当地建立动物房，做药理实验；搞化学的就建立化学实验室，做化学研究。除此之外，我们还研究了当地的一味抗菌药物，并建立了抗菌实验室。我们住的地方离县医院比较近，县医院给我们分出几间房子，一部分做细菌研究，一部分做药理实验。我们住的是药厂的房子，他们也给我们分出几间房子搞实验。我们自己饲养动物，开展药理、化学的研究。我们做的牡荆研究不错。后来开展起来的牡荆油的研究就是从我们开始的。

我们这批搞实验的有了自己的实验研究室，但搞临床的不能做实验，于是就被组织起来，专门上门治病。朱湘杰、广安门医院的刘志明等就到我们上一次没去过的地方选点，进行医疗活动。

当地止血药物的疗效比较好，我们还开展了对止血药物的实验研究。由于江西省狗特别多，我们就做了狗的动物实验。

张瑞贤：插问一句，胡世林老师是什么时候回去的？

李泽琳：胡世林是在"掉中病"之后，第二批队员来之前走的。中医研究院让他去参加中草药的科教片的拍摄。

张卫：请您继续讲。

李泽琳：我们将消炎的药物做成注射剂，还用自己做过实验。第二批队员到这来的时候将牡荆油进一步开发，做成滴丸，并做了临床观察等。第三批队员也是如此。来的人以中药研究所为主，还有北京中医学院中药系的。

我们这一队结束时，我与朱湘杰先到省里去汇报 1 年的工作。省里说非常感谢北京医疗队为江西省所做的工作，就请我们到井冈山去玩。我很不幸，因为胆结石越来越严重，被他们送到医院。我打了阿托品，稍微好一些，但当时也诊断不出来是什么。肝功检查结果显示转氨酶特别高。我回北京后在北京医院做了手术，取出 2 块大石头，病就好了。

记得当时军代表老郭不让大家中午睡觉，所以一些同志就出来晒太阳，还

1949

新 中 国
地 方 中 草 药
文 献 研 究
(1949—1979年)

1979

有一些同志靠织毛衣来消除睡意，我当时就劈柴。当时大家相处得都非常好。一个叫孟光的同志一到中午睡意就特别足，记得当时他一打瞌睡大家就说孟光又要"抽鸦片"了。还有一次，有一个山头着火了，县里广播动员大家去救火，村头有大卡车会带着大家去。大家都非常积极，有的拿着扫帚，有的拿着棍子，就冲出去了。当时是晚上，汽车只能开到有公路的地方。大家下车后，就互相拉着往着火的山头跑，老郭带头。我们翻了一个又一个山头，结果还没到那里，就看到火灭了，我们又都回来了。回来一看我们个个脸上都是灰尘。大家互相看着都哈哈大笑。当地人对我们也非常热情，过年的时候经常请我们去吃饭。

第二批去的队员有刘静明、樊菊芬，刘静明是队长。我们回来汇报后，他们主要做牡荆油的研究，并与药厂联系将其做成滴丸制剂。第三批是1974年去的，由王宝强带队，他以前做过中医研究院中药研究所的所长。他在那待了2年。1976年地震，他就回来参加了地震救援的工作。由于他工作辛苦，吃饭也不太注意，后来他胆结石发作，在协和医院没抢救过来。

我所了解的《全国中草药汇编》的编写过程

时间：2008年2月29日

地点：北京方庄芳城园

被采访者：中国医学科学院药物研究所　刘铁城研究员（中药栽培学专家）

采访者：中国中医科学院中药研究所　张卫、李健

张卫：刘老师您好，能请您谈一下您参与编写《全国中草药汇编》的情况吗？

刘铁城：1970年左右全国搞中草药运动，在北京市东四展览全国中草药，当时全国各个地方有名的中草药都拿来展览。展览期间卫生部提出来要做一本中草药及新医疗法的汇编。当时就把我找去参加这个汇编的编写。当时各个方面的专家都有，谢宗万老师也去了，他主要负责总结中草药方面的内容。栽培方面的内容主要由我负责。下面反映上来的一些曾经种植过的中草药，我就把它们汇总起来。在这基础上，卫生部提出要编写《全国中草药汇编》。我和朱兆仪代表中国医学科学院药物研究所参加了编写工作。当时此项工作主要由中医研究院中药研究所、中国医学科学院药物研究所和卫生部药品检验所承担。此外，其他七八个省市（如浙江、天津）也派来一些人。北京中医学院、中国药材公司、北京医学院、中国科学院植物所等单位也参与了编写。当时谢宗万老师是组长，我们所的朱兆仪和江西省的范崔生是副组长，我们都是组员。这个工作耗时比较长，有3年左右。这本书1973年开始编写，1975年出版。时间大概是这样，我记不太清楚了。

当时各个省市都在编写小册子。我们编写《全国中草药汇编》时先把各个小册子汇总起来，然后把它们拆开，做成卡片。然后折起来，把相同的品种（比如山西省有这个品种，陕西省也有这个品种）放在一起，积累起来，这样可以避免重复、方便查找。把资料整理好后，我们才开始编写。当时提倡"四自"运动（包

1949

新　中　国
地 方 中 草 药
文　献　研　究
(1949—1979年)

1979

括自采、自种、自制和自用），所以我们就根据这样一个原则来编写。我主要负责栽培、生态环境、产区及产区加工等内容的编写。只要能做的就努力去做，当时大家都这样。

当时的编写人员都是各个方面的人才，有搞临床的、搞药理的、搞植物的。还有一些老教授做指导，如陈跃荣教授等。当时大家热情都很高，都脱产统一在中医研究院中药研究所编写。编了几年总算编出来了。这本书共有上下两册，还有一个图谱。当时不能个人出书，只能是单位，所以就以编写组的名义出版了第一版。这一版是 1975 年出版的。由于时间很紧凑，所以其质量不一定很高。后来又重新修改，于 1996 年再版。

李健：当时第二版修订时您都做了哪些方面工作呢？

刘铁城：修订时我没参加，可能一些编写第一版的主要内容（如药理、化学、植物等方面的内容）的人参加了。

张卫：您对当时小册子上所记载的药物在栽培方面描述的不详细或者对于同一种植物记载不同的情况是怎么处理的？

刘铁城：对于这样的情况，我们会在当地进行一些追访。对于下面反映的一些验方等，我们也都进行追访。不一样时，首先专家要有一定的判断。这些专家都来自不同的地方，他们对当地所产的药物都是很熟悉的。碰到药物记载不一致时就找当地的专家先进行判定。当品种不一样时，如黄连主要产自四川，那么就写《四川中草药手册》上记载的栽培。还有一种情况，如地黄是河南的，但北京也种过，并且研究过地黄的品种、种植，形成了一套经验，那么在编写时就把过去地区的经验和新研究出来的经验都编写进去，但主要总结产区的经验。20 世纪 50 年代时我就总结过全国道地药材产区的栽培经验。当时苏联专家来中国，主张下到地方上去总结栽培经验，当时我就下去做了调查，并做了记录。所以我具备这些方面的资料，根据这些资料编写就方便多了。

李健：您觉得《全国中草药汇编》的优点在哪？

刘铁城：这本书收的药物比较全。李时珍编写的《本草纲目》

收药 1892 种，而《全国中草药汇编》及其附录收中草药近 4000 种。在当时来看这本书收载的药物是很全的。书中的墨线图是专门从中国科学院、中国医学科学院药物研究所调来绘图人员画的。这些材料都是一手材料。

张卫：您除了参与编写《全国中草药汇编》外，还编写或参与编写过其他的中草药小册子吗？

刘铁城：我 1968—1969 年写过《中草药栽培手册》。我原来是搞标本的，所以累积了一些繁殖、栽培方面的资料。另外，我也有一些植物方面的经验。之后我又做了药用植物栽培技术及加工等方面的工作。我最初把这些东西都写成了资料，后来这些资料让军代表看到了，他说："你现在可不可以把这些资料整理成一本书？"我就写了。再以前，我也写过药用植物栽培方面的书。

张卫：您有没有下乡做过什么医疗科研活动？

刘铁城：当时书写出来后，上级领导要求到下面去征求意见。出版社就和我们一起下到地方上去征求意见。当时要求与当地农民同吃、同住、同劳动，在下面工作 3 个月，后来是半年。我主要调查了植物资源，从 1964 年到 1969 年基本在东北山区农村。

李健：在此期间有什么让您怀念的事情或经历吗？

刘铁成：我 1965 年开始着手避孕药的原料研究。这是周恩来同志提出的任务。我们单位就提出让我到东北地区 3 个省去调查。从 1966 年开始，一直工作到 1969 年。我当时每年都要去蹲点几个月。我在东北把东北的山区基本上都走遍了，去过大、小兴安岭，以及鸡西市、牡丹江市等。要调查能够生产（避孕药）的植物资源量有多少，要求很具体，所以必须跑山里。当时住在老乡家，确实很辛苦，但是咬着牙也要干。参加这个课题的还有哈尔滨制药厂的人，当地一些学校的人也参加了。

张卫：您对当时中国医学科学院药物研究所其他同志都做了哪些工作有了解吗？

刘铁城：有的去了江西省"五七干校"，有的去了西北旺，具体情况不太清楚。当时我没去江西省"五七干校"，主要是因为我接受了周恩来同志给的任务，去了东北。

李健：中国医学科学院药物研究所的徐锦堂老师在研究天麻栽培方面做了

1949

新　中　国
地方中草药
文　献　研　究
(1949—1979年)

1979

很大的贡献，湖北省利川县还专门为他立了雕像，您对他的印象如何呢？

刘铁城：他对天麻栽培做了非常大的贡献。当时国内天麻数量很少，中医开方子天麻都不够用。1958年，他到陕西省、湖北省产区去调查，发现陕西省、湖北省这些地方天麻紧缺，回来后就汇报了产区情况。所里就派他去当地栽培天麻。他在那里待了好多年，很艰苦。天麻是兰科的，它的生长需要一种菌。他就在那里与他的学生一起解决了这个问题。他在当地取得的成果也起到了一定的扶贫作用，所以当地的人们为了感谢他，就为他立了雕像。

我所了解的《全国中草药汇编》的编写经历

时间：2008 年 2 月 29 日

地点：北京方庄芳城园

被采访者：中国中医科学院中药研究所　施月华研究员

采访者：中国中医科学院中药研究所　张卫、李健

张卫：施老师您好！能请您把当时编写《全国中草药汇编》时所从事的工作，以及工作的具体情况给我们叙述一下吗？

施月华：当时从 9 省 2 市抽出一些人一起做这项工作。谢老师（谢宗万）最熟悉的是东北地区，因为他毕业后就被分配到那边工作了一段时间，教过好多年书。西南地区、江苏省一带、西北方面等地都有人参加。这些人主要有谢老师的学生、教授、科研人员以及对中草药有兴趣有研究的人。谢老师将他们都请来了。西南地区的有邬家林老师，四川省的，既是谢老师的学生，又是他的忘年交。天津市的老师中有好几位是搞炮制、药学的，名字记不起来了。

我们的材料是全国性的。谢老师是搞品种的，可以鉴别哪些药是同名异物，哪些药是同物异名。把这些分清后才能知道哪些中药能入药，哪些中药不良反应大得选择性入药。为了这点，他们还去当地采访了中草药专家，收集了标本。这项工程是挺浩大的，1972 年就开始了，也许还早，一直做到 1996 年。《全国中草药汇编》第一次出版是在 1975 年。1978 年以后我就离开了。我是退休后被返聘回来参加这本书的编写的。

我们中医研究院中药研究所过去有个叫张永列的大夫，他也参加过编写。除了鉴别品种之外，还要编写药物的性状、功用、疗效等。所以参加编写的人不光是搞药的，还有搞医的。比如周超凡大夫也参加了编写，但他是后来参加的，主要搞医疗方面的内容。

李健：1972 年参加编写后您主要做了哪些工作？

1949

新 中 国
地 方 中 草 药
文 献 研 究
(1949—1979年)

1979

施月华：我的工作很简单。因为我的字比较呆板，所以他们让我把字迹比较潦草的地方重新抄一下。我后来才参加整理药物的用途、药理等工作。因为药物的品种多得不得了，而且还要鉴别真假、确定名称等，所以我们就没有做药理实验。有一本书是朱颜大夫写的，名字不记得了。朱颜本身是搞医的，但是他对药也有研究，做过很多实验。他把实验的结果都整理到了他这本书中。如果手册上记载的某种药物没有药理研究内容，我们就在朱颜编的这本书中把该书对这个药物的药理描述摘录下来。当时我主要就是做的这个工作。当时除了朱颜大夫外，还有其他一些大夫也既搞医又搞药，写了类似的书，我们也拿过来进行参考。除了药理方面的内容外，其他如性能、炮制等方面的内容我看到了而谢老师他们没看到的，我也进行了摘抄。

这本书（《全国中草药汇编》）既能给"赤脚医生"用，也能成为当地的大夫、中药老师的参考书，还可以为不是大夫但喜欢研究中医、中药的人提供一些参考。当时书籍出版时，谢老师说这本书应该大量地印，以作为普及之用。一些人同意，一些人不同意，认为书不好卖，后来证明谢老师的观点是对的。书籍刚出来，一下就被卖光了。有些人因为买不到书，很不满意。到第二次出版时，印的数量就比较多了。

王孝涛

我所经历的关于中药炮制方面图书的编写工作

时间：2008 年 3 月 6 日

地点：中国中医科学院中药研究所王孝涛办公室

被采访者：中国中医科学院中药研究所　王孝涛研究员（中药炮制专家）

采访者：中国中医科学院中药研究所　张瑞贤、李健

张瑞贤：王老师，能请您讲讲 20 世纪 60—70 年代您编写中药炮制学书籍的情况吗？

王孝涛：中草药运动开始于 1966 年"六·二六"指示发出之后。后来办了个全国中草药新医疗法展览会，我不知这是第几次中草药运动，当时我被调去搞行政了。但运动中到全国各地去调查时，我是去了的。当时有一个女司长，她带队到井冈山等地方去调查。后来中草药展览会的标本被中医研究院中药研究所拿走了一部分，卫生部药品检验所拿走了一部分。中草药运动最后是由我接手的，当时我主要管三项，一是青蒿素研究，二是清开灵研究，三就是《全国中草药汇编》。当时第一批参加《全国中草药汇编》编写的编委照片，我还有呢。我当时是第一批到中医研究院的，当时叫中央卫生院。1954 年来的有吴帮俌、我，后来有李泽琳。谢宗万等是第三批，他们是从中医研究班调来的。

后来我们下药厂了。当时好像是卫生部要整理炮制方面的内容。我们去全国各地的中药饮片厂，调查了炮制的情况，当时各厂的炮制方法都是保密的，炮制方法都是口传心授的。整理这些东西时，首先组织老工人座谈，后又找了一批刚毕业的人整理，我们也参与了整理，这样就编写成了《中药炮制经验集成》。当时我们不懂文献，主要的炮制方法有了，但文献很不齐。所以又组织了一批人，有北京中医学院的人，有陕西的人，也有我们（中医研究院中药研究所）的人，对文献进行整理。后来就出了那个黄色的《历代中药炮制辑要》。后来对《中

1949

新 中 国
地 方 中 草 药
文 献 研 究
(1949—1979年)

1979

药炮制经验集成》进行修订，把其中古代部分拿掉了，这就出了1974年的那本关于炮制工艺的书。为什么要修订呢？主要是因为当时我们对中医药文献学知识不熟，除了赵橘黄先生懂一点，其他人都知之甚少，而古代炮制学书籍的有些版本需要鉴定，比如《雷公炮炙论》到底是赵宋时期的还是刘宋时期的，在当时就没有一个定论。后来我去了干校。回来后，资料都没有了，当时把我急死了。最后找到了，我打报告给军管会，想要把它印出来。当时我同学在军管会，他们也听我说过这个资料，也认为这个资料很重要，就找了北京第三印刷厂去印制。印了之后又有问题了，没有人做校对工作了，他们都去搞实验去了。我就一个人校对。当时那本书那么厚，又没有人整理过，前后有很多重复的，又没有卷数、页数，很难校对的。现在我眼睛的后遗症就是那个时候造成的。

叶显纯

我所经历的中草药运动

时间：2008 年 5 月 20 日

地点：上海中医药大学老校区零陵路

被采访者：上海中医药大学　叶显纯教授（主任医师）

采访者：中国中医科学院中药研究所　袁秀荣、张瑞贤

张瑞贤：叶老师您好！您亲历了我国20世纪60—70年代开展的中草药运动，能请您谈谈对这场运动的认识以及您当时从事的主要工作吗？

叶显纯：中草药运动是群众运动，深入村户，轰轰烈烈。此时期出现了许多与民间中草药相关的专书。在运动中培养的许多"赤脚医生"，对中医药发展有很大的推动作用。《全国中草药汇编》是对这个运动的总结，之后的《中药大辞典》《中华本草》与之一脉相承，没有中草药运动，也就没有《中华本草》。

当时运动很广泛，民族医药（包括藏医藏药）、地方医药（包括南医南药），当时都有所发展。我国每个民族，甚至每个乡镇都有自己的草药，也有中药。草药虽然在理论上差一些，但却是中药的基础、源泉，《神农本草经》中的药也是从草药发展来的。

"赤脚医生"和当时形势有一定关系，中草药和"赤脚医生"也有一定关系。现在的社区医院的医生就如同当时的"赤脚医生"，填补了大医院服务的空白。"赤脚医生"主要由公社卫生院培养。当时"赤脚医生"还有一种叫法，即"红医工"。

我 1956 年毕业后被分配到中药教研室，下乡到过江镇卫生院（属浦东区）。当时我自己采集药材、炮制药材。

我们也给"赤脚医生"讲学，如在奉贤县结合当地草药讲授中草药知识，

1949

新 中 国
地 方 中 草 药
文 献 研 究
(1949—1979年)

1979

当时不仅讲授应用知识，还讲授理论，并组织学员实习。当时还有学员生病后师生共同给其治疗的经历。许多学员是有一定基础的。这些学员学过以后就回到乡村去了，有些人工作很努力，后来到了卫生院，成了有编制的国家干部。在"赤脚医生"站里，不仅有草药，也有少量西药。因为条件限制，草药治疗是主要手段，培养草药医是主要目的。当时农村的医疗是一个大问题，不依靠草药很难解决。

上海中医学院最早培养的就是部队的卫生员。1958年已经有新庄卫校，一二十个人一班，3个月一期。在川沙、南汇、奉贤等县都有上海中医学院培养出的"赤脚医生"，这些"赤脚医生"大部分是经过公社卫生院培训后（卫生院有定期培训任务），又到上海中医学院深造的。我们也带领他们去实习，但在草药方面，他们常比我们更熟悉，所以我们也向他们学习，教学相长。当时师生同吃同住同劳动。这些学员有些后来非常勤奋用功，在当地也很有名气。

我还到过吉林省延边朝鲜族自治州开门办学，去过珲春、龙井等几个县，上海中医学院也派了两三个人去。

最早培训"赤脚医生"时没有教材，后期是有教材的。由于当时课程非常紧，满堂灌，师生都很劳累。记得有一次在江镇公社讲课，3天时间上午、下午、晚上连轴转，把中药学全部讲完，讲得喉咙肿痛发炎，用白萝卜才治好。在教学过程中，有一个"赤脚医生"急性阑尾炎发作后，用芒硝外敷、中药内服治好了。还有一个学员月经量多，吃了一付药就好了。学员们感觉到了中草药的神奇疗效。由于经常以医疗实践的例子教学生，他们认识到中医不是空口说白话，而是切切实实有效的。在南汇县中心卫生院的时候，有一天来了一位小便不通的农民病人，他先后在公社卫生院做过几次导尿术，但术后即复发。南江县中心医院诊断为急性尿潴留，病因待查，收于观察室，给予导尿并建议中医会诊。于是我们带领"赤脚医生"学员同往诊视，辨证为湿热内蕴、膀胱气化失司，于是定治法为清化湿热、佐以温运膀胱气化，方用滋肾通关丸合五苓散，并改用汤剂加减。当时一位有经验的"赤脚医生"建议配合针灸治疗，于是选刺气海、关元、三阴交诸穴。次日调整处方，3日后病人基本恢复正常，投以补气为主的方剂保元汤以扶正。后来我把这个病案收录在了《叶显纯论方药》一书中。

1949

新 中 国
地 方 中 草 药
文 献 研 究
(1949—1979年)

1979

周超凡 .... ▶

《河北中草药》的编写经历

时间：2008 年 1 月 29 日

地点：中国中医科学院大白楼 228 会议室

被采访者：中国中医科学院　周超凡研究员（主任医师）

采访者：中国中医科学院　张瑞贤

张瑞贤：周老师您好！能请您谈一下主持编写《河北中草药》的经历吗？

周超凡：这次先谈《河北中草药》有关的事情。《河北中草药》是我院（中国中医科学院）和中国科学院植物研究所合作编写的。我院（中国中医科学院）参加的人员还有耿鉴庭老师、西苑医院消化科的王奇章（王奇章是我同学，从上海中医学院毕业后分来的，我当时在中医研究院中药研究所）。中国科学院植物研究所也有三四名同志参加，而且他们是主要编写者，我们负责协助他们编写。编写的地点主要在植物园附近的中国科学院植物研究所内。他们提供了很好的编写条件，中国科学院植物研究所的同志负责形态学方面（包括植物分类、科属等）的编写，我们负责药物的性味、功能主治等内容的编写。当时没有写药理、化学之类的内容，用了将近 1 年的时间才编写完成。中国科学院植物研究所负责把关。我们在编写过程中参考了一些古今中草药方面的著作，尤其是《本草纲目》等。我们不仅利用书本查资料，还深入基层进行调研，做了许多工作。如听说香山红叶（黄栌叶）可以治疗肝炎，我们就根据报道进行了调查，还走访了病人。

《河北中草药》是这类书籍中较早的，所以后来的《江西中草药》《云南中草药》在质量上都超过了它，但它的编写起到了领头作用，所以它的影响还是比较大的。由于我是中药研究所的，又年轻，所以承担的任务多一些。当时耿鉴庭老师年岁比较大，主要负责后期文字加工，他非常认真谨慎，文字功夫非常好。王奇章后来被调到了中国民用航空局工作。

我到中医研究院工作时参加了第一批医疗队，响应"六·二六"指示，到了山西省稷山县。回来后，又到武汉军区待了十几个月，办"西医学习中医班"，同去的还有西苑医院的李保平。当时武汉军区卫生部部长是鲁之俊院长的老部下，对我们很关照。我们在讲课的同时编写了《中医基础理论》教材。这个教材我们当时没有编完，其内容是以我们讲课内容为主的。后期湖北中医学院的同志将它编写完成了，是梅国强老师负责此事的。共出了一套书，以武汉军区卫生部中西医结合班名义发表。之后我又到江西省德兴县医疗队工作了 1 年，回来后就赶上了编写《全国中草药汇编》。

《全国中草药汇编》增加了很多内容，我负责功能、主治、归经、药理、毒理等方面的内容。《滇南本草》对我的编写工作起了很大作用，我写的许多内容来自这部著作。当时几乎每个省都出版了中草药手册，所以编写的时候每个省来一个人。各省来的同志完成了他们的任务就走了，我们所（中医研究院中药研究所）的同志负责统稿。施月华同志给我当助手。她是一个很好的同志，有水平，字也写得好，很谨慎。本来她也能够参加编写的，但她甘愿承担整理工作，我至今都非常感谢她。

1949

新 中 国
地 方 中 草 药
文 献 研 究
(1949—1979年)

1979

朱兆仪

我所经历的《全国中草药汇编》的编写工作

时间：2008 年 9 月 18 日

地点：中国医学科学院药物研究所

被采访者：中国医学科学院药物研究所　朱兆仪教授（生药学专家）

采访者：中国中医科学院中药研究所　张卫、李健

张卫：朱老师您好！在 20 世纪 60—70 年代，您参与编写了《全国中草药汇编》，能请您结合自身专业谈一下参与编写这部书的经历与过程吗？

朱兆仪：我 1958 年参加全国中草药普查，当时 23 岁。我去的是青海省，跟当地卫生厅一起去的。我们下去时交通工具只有马和骆驼。我们去了柴达木盆地，跑了很多地方，基本上把当地我们认识的可以做药用的植物，或者通过看书或采访当地草医、民族医认识的药都采了。我们白天采药，晚上压标本。对当地的资源进行调查之后我们编写了一个材料，主要反映有哪些植物是当地的，哪些是当地有收购的，哪些是当地没有收购的，哪些资源比较少，哪些是成片且将来可以收购利用的。我们把当时做的标本带回北京一份，在当地也留了一份。多少年之后他们当地来人跟我说：朱老师您当年做的那些标本我们现在还留着呢。我们拿回来的标本和资料就保存在资源室，后来之所以谢宗万老师找我去参加编写《全国中草药汇编》，就是因为他知道我们室的标本非常多，是可以利用的。

我 1956 年去四川省待了 10 个月，后来能够认识很多草药与这个经历是分不开的。四川省草药医非常多。我 3 月 1 日出发，

12月31日回到北京。我找到2个非常有名的草药医，一个叫顾象衡，一个叫周世华。峨眉山上的药几乎没有他们不认识的，问这个药叫什么名字，还叫什么名字，哪一部分作药用，怎么用，他们都知道。我从他们那里学到非常多的知识，临走时他们还送了我一本他们手写的植物小册子，我将它带回了北京。那本书非常有用，在我身边保存了十几年，后来被烧掉了，很可惜。

我们做了普查之后就对植物做了分类鉴定，并将之总结成书，这就有了现在的《中药志》。因为家里很小，我将我所编的书大部分都捐给单位了，只留了几本常用的工具书在手头。

我在《全国中草药汇编》编写中除了承担品种鉴定部分的内容外，还承担了一些绘图工作。《全国中草药汇编》墨线图的主要绘图工作是我们绘图室的陈袁鸣承担的，现在他已经去世了。中医研究院中药研究所搞绘图时还找了几个临时工。一个叫张素娟，是美术学院毕业的。还有2个比较短期的临时工，一个男孩，一个女孩。还有一个老师傅，是从人民卫生出版社请来的，名字我记不住了。

因为我有很多事情记不清了，我就根据我所能回忆起来的简单说一下《全国中草药汇编》的编写工作。先说一下编写的背景。1969年我们植物室被下放到西北旺劳动。后来中央提出"把医疗卫生工作的重点放到农村去"，我们植物室又被抽回来编写《中草药图谱手册》。1969年下半年我们就开始编写这本书了。因为有基础，所以我们编得很快，到年底就编完了。1970年这本书就出版了。编写《全国中草药汇编》的任务下来后，所里就让我去参加了。

1969年底，毛泽东同志提出"把医疗卫生工作的重点放到农村去"的要求，广大医药人员和医务工作者纷纷响应毛泽东同志的号召，上山下乡，为农村医疗服务。此时，在农村普遍建立起合作医疗，为当地培养了大批"赤脚医生"；进行了大量调查、采集中草药，采访有经验的老中医和民间医生，总结他们自己和祖传的治疗经验的工作。此时，全国的中草药运动进入了高潮。在这些工作的基础之上，各地纷纷举办中草药展览会，并将展出的资料汇编成中草药小册子。在此基础上，卫生部于1968年组织举办了全国性的中草药展览。为落实毛泽东同志"备战、备荒、为人民"的指示，卫生部军管会提出将全国中草药展览会展出的资料汇编成书的要求，于是1970年正式成立了《全国中草药汇编》

1949

新 中 国
地 方 中 草 药
文 献 研 究
(1949—1979年)

1979

编写组。

卫生部在下达编写任务时指出，编写工作要以中医研究院中药研究所、中国医学科学院药物研究所和卫生部药品检验所3个单位为主，并组织全国有关单位人员参加，共同完成编写任务。经共同研究后，确定19个单位、30多人参加此书的编写。各个单位不能所有的人都来参加，来的都是具有代表性的人。各单位的主要人员来京集中在中医研究院中药研究所参加编写工作。主要人员有：组长谢宗万（中医研究院中药研究所），副组长范崔生（江西药科学校）、朱兆仪（原工作单位为中国医学科学院药物研究所，现工作单位为中国医学科学院药用植物研究所）。

编写人员按不同学科专业和编写内容进行了分工。品种组也就是植物组，负责正名、别名、来源、形态特征、生境分布、采集加工、附注等内容的编写。比如正名，一个药物在全国各地可能出现二三十个名字，在确定用哪一个时，有的时候要讨论，不是哪一个人说了算的，要根据哪一个名字更符合它的疗效，更大众化，或在书中出现的频率比较多等因素确定。别名方面，只能取几个，不能太多，太多就会占版面。来源方面，要确定植物来源于什么科什么属。以哈钦松系统为标准，进行学名的鉴别，此工作很费工夫。各地的小册子中出现的学名中有8个是相同的，2个不同，你可能会认为这8个相同的学名是对的，但是它不一定是正确的。这要通过考察分类鉴定、历史、来源来确定。只有具有相当扎实的分类学的知识才能做到。但在考察之后你可能会发现其实两个名称都不是正确的学名，可能是它们的变种、亚种的名称。形态特征方面内容的编写相对简单。它是什么形态你就怎么写，只要参考一定的格式，统一一些术语就可以了。有些很难区别的种就写在附注里面。附注是面向各个学科的。

谢宗万老师除了编写部分品种外，还负责全书的审稿、统稿。我除编写部分品种外，还负责大部分品种的供图和全书图文的对照、审核，以及编图号等工作。这一定要认真，不能弄错了，张冠李戴。乐崇熙是中医研究院中药研究所的，主要是研究栝楼；杨汉碧、吉占和是中国医学科学院植物研究所的，主要是研究兰科；戴天伦是四川省中医研究所的，做事很踏实，写的稿子很通顺，基本上没有什么错误；沈节是中医研究院中药研究所的；杨春澍是北京中医学院的；胡世林是中医研究院中药研究所的，主要参加了第二版的彩图整理工作，加入得比较晚，之前去参加科教片的拍摄了。还有一个叫周叔竿的。

栽培方面内容由刘铁城负责。他原来也是我们组的，西北旺建成后就被调到栽培室去了。因为好多植物是野生的，只有栽培品种才有这方面的简述，所以栽培方面工作量不大，只有他一个人。

化学成分及药理作用主要是章淑儇负责，她是卫生部药品检验所的，就她一个人负责。她所要做的工作比较多，要查很多资料，但是她也有一定基础。

疗效组人很多，主要有范崔生、李钟文。李钟文是湖南省中医研究所的。其他有朱颜、陈超、周超凡、施月华、费开扬，他们都是中医研究院的；还有中国药材公司的曾毓卿、付宝庆，浙江省中医研究所的阙良寿，广东省中医研究所的廖达仁。他们的主要工作是认药，辨别哪些药物质量好，哪些质量不好。腾兰英主要做一些幕后工作，如整理一些卡片，做一些说明什么的。

负责动物药的有姜凤梧和朱正义，朱正义是重庆市药品检验所的。

在整个编撰过程的前期情况是这样的：我们先把小册子拆掉，做成卡片；然后再归类，为了编写方便我们按照药物归类，并未按科归类。那时大家的思想觉悟都很高，不会对工作挑三拣四，被安排干什么就干什么，干得都很愉快。当时谢宗万老师对我们的要求也很严。有一段时间谢宗万老师要求我们几个家在北京市的同志晚上 8 点走。他自己带头，他不走，我们就也都不走。当时我已经有了孩子，有一次坐车回家（坐 106 路公交车到天坛），一下车就看到我的孩子，黑咕隆咚的，坐在车站那儿哭。我当时心里特别难过。但当时在想那都是个人的事情，要自己克服，不能影响工作。编这个卡片的目的主要是便于查阅、整理、核实。从 1971 年 7 月到 1972 年 2 月《全国中草药汇编》的品种名单才整理完成，形成很薄的一本小册子。它就是把卡片里的东西摘录出来，编成的。这个名单很难弄，不能照抄收集上来的资料，因为其中可能会有一个药材有 3 个或 4 个名字的情况，而且这些名字可能有一个正确，也可能都不正确，

1949

新 中 国
地 方 中 草 药
文 献 研 究
(1949—1979年)

1979

这就需要考证。比如紫苏应该是白苏的变种名称，白苏是正种，紫苏是变种，这都需要通过查阅很多资料，还要与植物所的标本比对来确定。此外，当地小册子里的很多图都是从其他书中抄的，所以必须对药物品种进行核对。用了至少 1 年的时间，我们才编成一个全国中草药品种名单，一共 2 本。这个名单是编写《全国中草药汇编》的基础。

参加工作的科研人员严格按照规定的内容和要求及进度来完成自己的编写任务。初稿大部分是在 1972 年底完成的。最后是审稿、定稿工作。这个工作持续了 1 年时间，终于在 1973 年 12 月全部工作完成。全书有上下两册，1975 年 9 月出版。修订本在 1996 年出版，我没参加修订版的修订。

这本书是在群众运动的基础上全面、系统、科学地总结出来的，总结了群众在认药、采药、制药、用药方面的经验，也吸取了当时国内外的研究资料。在当时来讲，它突出了中医药的特色，深受广大医药工作者的欢迎，有很好的社会效应。1978 年它还获得了全国科学大会奖。时隔 20 年，各个学科都在发展，资料也在逐渐增多，这本书需要修订了。1996 年的修订版新增加了一些资料，还是很有价值的，是一本大型的工具书。